2016

□浙江省医疗机构管理与诊疗技术规范丛书

放射科管理与技术规范（第二版）

Management and Technical Specifications of Radiology Department

主　　编◎袁建华

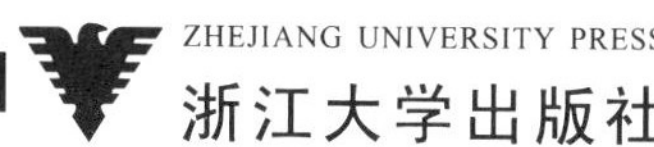

图书在版编目(CIP)数据

放射科管理与技术规范 / 袁建华主编. —2版. —杭州:浙江大学出版社,2016.3

ISBN 978-7-308-15375-1

Ⅰ.①放… Ⅱ.①袁… Ⅲ.①放射医学—技术规范 Ⅳ.①R141-65

中国版本图书馆CIP数据核字(2015)第286247号

放射科管理与技术规范(第二版)

主编 袁建华

策　　划 陈晓嘉
责任编辑 徐素君
责任校对 冯其华 林允照
封面设计 黄晓意
出版发行 浙江大学出版社
(杭州市天目山路148号 邮政编码310007)
(网址:http://www.zjupress.com)
排　　版 杭州中大图文设计有限公司
印　　刷 富阳市育才印刷有限公司
开　　本 889mm×1194mm 1/16
印　　张 17
字　　数 448千
版 印 次 2016年3月第2版 2016年3月第1次印刷
书　　号 ISBN 978-7-308-15375-1
定　　价 40.00元

第二版编委会

主　　审　黄东胜

主　　编　袁建华

副 主 编　章士正　许顺良

顾　　问　章熙道　张德钧　杨德琪

编　　委　（按姓氏笔画排序）

王楚雄（杭州市第一人民医院）
刘　铁（浙江医院）
许茂盛（浙江中医药大学附属第一医院）
许顺良（浙江大学医学院附属第一医院）
狄幸波（浙江省人民医院）
沈国惠（浙江大学医学院附属邵逸夫医院）
陈文辉（杭州市第一人民医院）
陈兴灿（解放军 117 医院）
俞文强（浙江省人民医院）
袁建华（浙江省人民医院）
柴春华（浙江大学医学院附属第一医院）
章士正（浙江大学医学院附属邵逸夫医院）
章伟敏（浙江大学医学院附属第二医院）
蒋定尧（浙江大学医学院附属第二医院）
谢锡治（杭州市卫生监督所）

第二版序言

为进一步规范医疗服务行为,原浙江省卫生厅于2003年编辑出版了《浙江省医疗机构管理与诊疗技术规范丛书》。该丛书出版以来,作为我省各级医疗机构和医务人员日常管理和技术规范化的工具书,起到了重要作用。

随着科学技术的进步和社会经济的发展,作为全省医务人员和医疗行政机构管理和技术规范化的工具书,本丛书需要不断地完善。为此,本丛书编委会组织了我省各相关学科的诸多资深专家,本着以实践应用为主,兼备各种理论和基础阐释,理论联系实践,经验和科学发展并存的指导思想,开展了第二版的编写工作。新一版丛书在保留上一版中经实践证明有效的经验的同时,也根据我省的医院管理与临床实践的发展加入了许多新的内容,完善了新的制度以及各种技术规范。在第二版的编写中,病历、护理、药事、麻醉、病理、检验、肿瘤等各质控中心发挥了重要的组织协调作用,在此,我谨向参与第二版丛书编写工作的各地卫生行政部门、各有关医疗机构、质控中心和医学院校及全体编审人员表示衷心的感谢。

随着医疗事业的发展,管理规范也必须与时俱进,我诚恳地希望读者不吝赐教并批评指正,以便再版时修订。

浙江省卫生和计划生育委员会主任

杨敬

2014年1月

前　言

作为浙江省医疗机构管理与诊疗技术规范丛书之一,《放射科管理与技术规范》于2004年正式出版至今已有10年余。10年来,放射学的发展日新月异,原《放射科管理与技术规范》许多内容已经不能适应现代放射科质控管理要求。2010年浙江省卫生厅制订了第三周期等级医院评审标准,浙江省国家卫生计生委相继出台了三级综合医院评审标准(2011年版)、CT检查操作规程(WS/T 391—2012)、医学X线检查操作规程(WS/T 389—2012)、神经介入管理规范、外周血管介入诊疗技术管理规范和综合介入诊疗技术管理规范等行业管理规范和标准。为适应放射学的发展,加强我省各级医院放射科自身建设和管理,进一步规范放射科工作人员医疗服务行为,不断提高医疗质量,保证医疗安全,改善医疗服务,按照浙江省卫生计生委布置,由浙江省放射质控中心牵头并组织了《放射科管理与技术规范(第二版)》(以下简称《规范(第二版)》的修订工作。

此次修订保留了原《放射科管理与技术规范》(以下简称《规范》)的部分内容,对放射科管理制度、放射科人员、设备和技术准入要求、介入放射诊疗指南(试行)、放射科对比剂临床应用指南、放射防护管理进行了大幅度调整,新增加放射科基本标准、放射防护管理、放射科质量管理与控制评价等。《规范(第二版)》修订大纲及修订初稿完成后,以书面的形式征求了部分专家和省内部分省、市、县级医院放射科意见,并在2013年全省放射质控会议上讨论和征求修改意见。编委会经多次集体讨论,终于完成了《规范(第二版)》的编写。

由于人员的变动,此次修订重新调整了编委会,加之编写人员较多,修订篇幅较大,故本《规范》虽然数易其稿,编写内容及行文风格仍难免有不尽如人意之处,希望各单位和放射科工作人员在实际使用过程中发现错误及不当之处及时反馈给浙江省临床放射质控中心,以便再版时予以改进。本书编写过程中,得到了浙江省卫生计生委医政医管处领导的指导和关心,省人民医院领导及省内各级医院放射科同道的支持,在此一并表示感谢。

浙江省临床放射质控中心

2015年5月

目 录

第一章

放射科基本标准

放射科是提供X线、CT、MRI检查或介入放射诊疗的场所，楼层和位置应方便门诊、急诊和住院患者检查以及大型设备的搬运安装。房屋和设施应符合国家环境保护标准、职业卫生标准、医院感染控制和放射防护要求。

第一节 放射科基本布局

一、放射科诊断部门基本布局要求

(一)二级医院

1.设有候诊区，候诊区包括患者等候区、更衣室(处)，若有条件受限的，可将更衣室设在投照室内，以做好患者隐私保护。候诊区应宽敞舒适，配有候诊椅，检查通道应保持通畅。候诊区内或毗邻诊区应有厕所，以方便患者尤其是满足肠道X线造影患者的需要。

2.诊疗区主要包括登记室、透视室、X线摄影室、胃肠造影室(可兼透视室)、CT检查室及其配套的辅助用房。有条件的医院应设磁共振成像检查室。

3.机房面积：单管头200mA X线机机房最小的有效使用面积为20m^2，机房内最小单边长度为3.5m；双管头X线机机房最小有效使用面积为30m^2，机房内最小单边长度为4.5m；CT机机房最小有效使用面积为30m^2，机房内最小单边长度为4.5m；乳腺X线机机房最小有效使用面积为10m^2，机房内最小单边长度为2.5m；牙科X线机机房最小有效使用面积为5m^2，机房内最小单边长度为2m。各机房应有合适的控制室和配套设备辅助用房。

4.有独立的诊断报告室、独立的读片室或兼用读片室。

5.有合适的值班、办公、更衣和盥洗用房。

6.有条件的在CT室附近应设放射科专用注射室和观察室，为行CT或MRI增强检查患者预留留置针及检查完成后予以观察提供场所。

(二)三级医院

1.设磁共振成像检查室。

2.有独立的读片室。

3.其他要求同二级医院。

有条件的医院放射科应分别设有候诊区、患者通道和放射科工作人员通道。

二、放射科导管室基本布局要求

1.设有候诊区，候诊区应宽敞舒适，配有候诊椅，检查通道应保持通畅。

2.导管室:应为相对独立分隔的区域,主要用房包括DSA室(Digital Subtraction Angiography)、控制室及其辅助设备用房、更衣室、洗手消毒室、无菌物品存放室、导管存放室或导管存放柜和污物临时存放处。

3.导管室空间布局要符合医院感染控制和放射防护要求,工作流程要合理,污物出口与无菌区域无交叉。

4.辅助用房主要包括登记室或接诊室、医师办公室、护士办公室和盥洗室。

5.有合适的值班、办公、更衣和盥洗用房。

第二节　放射科人员

放射科工作人员包括医师、技师、护士和工勤人员,人员配备应满足医院临床放射检查、设备操作和诊断需要,以及承担教学、夜间值班、节假日值班和放射科工作人员的休假等需要。

1.三级综合医院的放射影像诊断科负责人应当具有主任医师专业技术任职资格,从事放射诊断工作10年以上。二级综合医院的放射影像诊断科负责人应当具有副主任医师以上职称的任职资格,从事放射诊断工作10年以上。其他医疗机构放射科负责人应当具有中级专业技术职务的任职资格。

2.独立从事放射诊断操作必须具有执业医师资格,二级以上医院签发放射科诊断报告应该具有主治医师或主治医师以上职称。CT或MRI诊断医师应具有相应CT医师上岗证或MRI医师上岗证。MRI医师上岗证可以代替CT医师上岗证。从事介入治疗医师要取得介入诊疗技术准入资格,从事介入治疗执业医师中至少有1名具有放射医学副高级及以上专业技术职务的任职资格。

3.放射科技术人员必须具有中专学历或已经取得放射科技士资格,能独立操作CT、MRI或DSA等乙类大型放射科设备,且必须具有相应技术上岗证。MRI技术上岗证可以代替CT技术上岗证。

4.放射科护士必须具有执业护士资格证。

5.登记人员应通过培训,熟悉放射科工作流程和各种放射科检查的要求,熟悉各种检查注意事项,熟悉电脑操作。

第三节　放射科设备

一、专科设备

(一)二级医院

根据放射科诊疗许可,放射科基本专科设备包括:200mA以上X线机、移动X线机、多功能X线机或胃肠造影机、口腔X线机和CT成像设备。设备功能和数量满足临床需要。二级医院普通X线检查设备应数字化。

(二)三级医院

根据开设的检查项目配备相应的专科设备,包括500mA以上X线机、移动X线机、多功能X线机或胃肠造影机、乳腺X线机、口腔X线机、CT成像设备、磁共振成像设备、高压注射器及相应辅助设备、DSA及介入放射手术器械。设备功能和数量应满足临床和科研教学需要。

二、防护设备

每个具有X线辐射的机房应配备工作人员防护用品和患者个人防护用品,包括铅衣、铅布、铅围脖和铅眼镜。导管床要有床下铅屏风和床上悬挂式铅玻璃屏。

三、信息化设备和急救设备

1. 二级及以上医院建立放射科RIS(Radiology Information System)和PACS(Picture Archiving and Communication Systems),有条件的医院构建全院PACS。

2. 应有CT室、MRI室和胃肠造影室应备有抢救车(急救药品)、血压计、输液架、氧气、吸引器、气管插管和简易呼吸气囊。导管室还应当备置介入放射手术器械、心电监护仪、氧气、吸引器、介入器械柜、药品柜、输液架、除颤器、气管插管以及手和空气消毒设备。

第二章

放射科管理制度

一、放射科组织管理制度

1.在院长领导下,放射科主任对放射科医疗质量、医疗安全、医风建设和教学科研负责。提倡放射科主任对放射科各个部门(包括普通 X 线诊断、CT、MRI 和介入治疗等)的统一领导和管理,实施大放射科管理模式。科主任一般应当由学科带头人或高年资医生担任,三级甲等综合医院应由主任医师担任。

2.可分设副主任、助理或组长协助科主任工作。根据医院功能定位和放射科设备配置状况,设若干专业组,由副高以上专业职称技术人员负责。鼓励三级医院放射科按人体解剖系统划分亚专业。

3.低年资医师应实行不同影像学方法的轮转学习,全面掌握普通 X 线诊断、CT 和 MRI 等各种诊断技术以及介入放射诊疗,发挥放射科综合诊断的优势。

4.技术人员要掌握放射科各种设备的技术操作,高年资技术人员岗位相对固定,应定期轮转,实现一专多能。

5.科主任要全面抓好科室的各项质量管理和优质服务,管理好各岗位人员的工作落实情况,有计划地安排好各级人员的专业培养,以提高全科人员的技术水平。

二、影像质量控制和评价制度

1.各级医院放射科应设立影像质量管理工作小组,小组成员应包括高年资影像诊断医师、放射科技师和影像设备维修人员等相关专业技术人员,负责全科质量管理。设立影像质量评价小组,定期开展影像质量评价。

2.放射科常规 X 线、CT、MRI 和 DSA 实行统一管理,放射科主任全面负责影像质量管理和控制工作,根据影像质量评价标准,组织影像质量管理工作小组定期和不定期对放射科影像质量进行评价,一旦发现存在问题,应及时提出改进意见(有相应的评价结果分析与持续改进措施),不断提高放射科影像的质量。

3.每月开展一次放射技术质控活动。根据放射科技术质量标准和评价方法,评价的项目包括:X 线摄影条件是否合适;体位是否标准;胶片尺寸和图像放大比例是否统一;不同时期检查的图像放大比例前后是否一致;CT 和 MRI 成像质量。此外,还需统计影像质量优良率;分析不合格片和差级片原因,根据图像质量缺陷,对每一个成像环节进行核查,找到导致图像质量缺陷的原因,分析评价结果,并提出持续改进措施。

4.根据诊断报告的书写规范要求,每月抽查 1 次诊断报告的书写质量,统计诊断报告优良率,发现诊断报告书存在的缺陷,并提出改进意见,不断提高影像诊断水平和诊断正确率。

5.重视影像检查过程各个环节的质量控制

(1)放射科登记人员:核对患者姓名、性别、年龄、科室、床号、病历号、检查目的和要求,核实收费,正确登记编号,或将所有资料输入电脑。发放诊断报告时要再次核对。

(2)检查技术人员:首先按顺序开机,检查设备是否完好。仔细核对申请单、检查目的和要求,当目的和检查要求不清时,主动与临床开单医师联系。核对被检者信息准确无误后进行检查。完成检查后要观察影像质量是否良好,是否符合临床申请要求和影像诊断要求。

(3)诊断医师:核对检查目的和要求,核对申请单、影像资料和报告单资料是否统一,观察影像质量是否符合诊断要求,诊断报告书写完成后应再次检查相关信息。

6.技师或医师日常工作中发现质量问题应及时逐级上报,上级技师或医师要及时处理。如质量问题较多,或出现严重质量问题,应及时由影像质量管理工作小组研究解决。

7.定期进行放射诊断与手术、病理或出院诊断随访对比,统计影像诊断与临床诊断的符合率,分析误诊、漏诊原因,不断总结经验,提高诊断的正确性。随访工作每年一般不少于6次。

三、放射科质量与安全管理制度

医疗质量和医疗安全是放射科工作的核心,放射科工作量大,检查设备多,容易忽视检查环节和诊断细节,造成不同程度的技术和诊断缺陷,甚至造成误诊或漏诊。放射科的医疗安全问题涉及多个方面,为保障患者的医疗安全,要落实以下各个工作环节的管理。

1.科主任、医疗技术骨干和护理人员组成科室医疗质量和医疗安全管理小组。设立科室质量管理员,由其负责科室医疗质量和医疗安全管理的具体工作。

2.制订科室医疗质量与医疗安全工作方案、教育与培训计划和质量与安全目标。三级医院大型X线设备检查阳性率≥50%,CT、MRI检查阳性率≥60%;放射诊断与手术病理诊断符合率:三级甲等医院≥94%,三级乙等医院≥92%,二级甲等医院≥90%。

3.制订不良事件报告制度、医疗差错事故防范及其报告和处置流程。

4.人员保证:放射科工作人员的资质必须符合准入要求,独立从事放射诊断操作的要求必须具有执业医师资格,二级以上医院签发放射科诊断报告的至少为主治医师。技术人员必须具有中专学历或已经取得放射科技师资格,护士必须具备执业护士资格,独立操作CT、MRI或DSA等乙类大型放射科设备必须具备相应上岗证。

5.设备准入和安全保证:依法取得《放射诊疗许可证》和《大型医用设备配置许可证》,放射科各种设备性能必须通过技术监督部门的检查后方为合格。X线设备检查辐射剂量在允许范围内。检查机械装置安全性能是否良好,应检查环境是否安全。

6.落实放射科核对制度,抓好各环节管理,避免出现差错。控制影像成像质量和诊断质量,减少误诊,避免漏诊。

7.制订危重病处理预案和发生对比剂不良反应时的处理流程。放射科应配备必要的抢救药品、抢救设备和抢救用品。

8.放射科工作人员要熟悉危重病处理和对比剂不良反应的处理流程。具有应急处理能力,并定期进行应急处理能力培训和演练。

9.严格掌握放射影像检查适应证和注意事项,熟悉各种放射科设备特性对患者的风险,尤其要加强MRI检查前的安全评估。

10. 制订辐射应急预案和停电停水应急处理预案，防止意外伤害。

11. 制订网络信息故障应急预案，保证医疗信息资料的完整性以及网络信息故障修复过程中的正常工作。

12. 对放射科的医疗质量、医疗安全管理应做到经常性的检查督导，随时发现医疗安全隐患并及时整改。

四、导管室管理制度

1. 严格执行各项规章制度和操作规程。

2. DSA 设备须由具备资质的专业技术人员按操作程序进行操作。

3. 做好患者的辐射防护，无关人员不得在检查室内逗留，如必须要有家属或医务人员陪同者，则要做好相应的辐射防护工作。

4. 技术操作参数，如造影程序、对比剂的总量以及高压注射器注射的流量等须在医生的指导下予以设置。

5. DSA 设备未经导管室技师许可，其他人员不得随意操作。

6. DSA 设备应每周保养一次，做到干净、清洁和卫生。

7. 在导管室工作的工作人员，均须严格遵守无菌操作原则，保持室内肃静和整洁。

8. 进入导管室见习或参观须经有关部门批准，未经同意，见习者和参观人员不得在房间内随意游走和出入。

9. 入室人员均须戴口罩、帽子，穿白大衣，套鞋套或换室内鞋。

五、综合读片和疑难读片讨论制度

1. 设立专用的读片室或兼用读片室，最好配有投影设备或大屏幕显示器。

2. 放射科医师在日常诊断工作中遇疑难病例应提交科室进行疑难病例讨论，博采众长，从而体现科室的综合诊断水平。

3. 科主任或高年资医师每天应组织全科医师、进修医师和实习医师进行读片。

4. 读片的医师应提前收集病史，准备读片内容。

5. 读片医师应汇报病史，分析影像，得出初步结论，并提出需解决或存在的疑问。

6. 参会医师进一步分析病例，综合各种影像信息，结合临床资料，做出统一诊断结论。如诊断有较大分歧，由科主任或高年资医师作归纳，提出科室讨论后的诊断意见。

7. 记录读片讨论结果，诊断报告要体现科室综合读片意见。疑难病例应进行随访，随访结果可以在下一轮疑难读片时公布。

8. 对疑难介入手术病例应举行疑难读片，必要时进行多科室讨论，以便制订最佳的手术方案，从而保障介入治疗患者的安全。

9. 推荐定期或不定期与相关科室联合读片，以提高诊断水平。

六、病例随访制度

1. 对放射科诊断报告应进行对照随访，以统计影像诊断的正确率。

2. 由相关医师分工负责对手术患者进行追踪随访并作记录，或每周安排人员负责对手术患者进行追踪随访。

3. 有手术病理结果的，应及时记录；无手术病理结果的，可以对照出院记录或通过电话、信访收集患者病情转归情况。

4. 定期进行手术随访结果的讨论，尤其是对诊断不符合的病例，应通过分析讨论，不断提高诊断水平。

七、设备维修保养制度

1. 由设备使用人员进行维护和保养。专职人员负责对设备进行定期校正与维护，每台设备的维护与保养工作应落实到人。要求设备的运行完好率>95%。

2. 每日开机前确保机房环境条件(温度、湿度等)符合设备要求。开机后先检查设备是否正常，有无提示错误等，如有异常或报错，必须先予以排除。

3. 严格遵守设备操作规程，使用中若遇到异常情况应立即切断电源，并请机修人员检查和维修。

4. 在使用CT前应先预热球管后才能工作。在使用MRI前应先查看液氦和氦气存储情况。

5. 每日工作完后，及时清洗设备上的脏物和血迹等。

6. 每日记录设备运行状况。

7. 待维修的设备应放置警示告知，以避免误操作。

8. 设备须定期维护并要做好记录，设备供应商对设备的检修维护须有留底。

八、导管室消毒隔离制度

1. 严格执行无菌操作规程。

2. 设专人负责管理，术前必须穿手术衣，戴口罩、防护眼罩和帽子以及消毒洗手(按外科手术洗手规程)。

3. 凡规定一次性使用的无菌医疗用品不可回收再用，一次性使用导管不得重复使用。

4. 国家药品监督管理部门审批的医用产品，其说明书未规定一次性使用的物品如要重复使用，应按去污、清洗和灭菌的程序进行处理。

5. 每天用含氯消毒液擦拭物体表面。

6. 每台介入手术结束后，应作好终末消毒，及时处理医疗废物，将医疗污染垃圾扔入专用污物袋按规定统一处理。传染病患者所用用品必须与普通患者分开放置、使用和处理。

7. 设专门的无菌物品存放室，无菌物品存放符合院感规定。

8. 每天常规进行1次空气消毒，必要时随时消毒，并记录在册。每月进行1次空气培养，如不合格时，应立即查明原因并进行消毒处理。

9. 每月监测：手指、空气、消毒液、操作台和医用器材。

10. 机房应定期通风，以保持室内空气清洁。

九、进修、实习医生管理制度

1. 专人负责进修、实习医生的管理，制订合理的进修实习计划。

2. 进修、实习医生必须遵守医院及本科室的各项规章制度，按科室安排进行政治和业务学习，积极参加医院的全院性的业务学习，增长临床知识。

3.进修、实习医生在上级技师指导下参与技术操作,学习各种影像检查技能,未经许可,不得独立操作放射科设备。

4.上级医师负责指导进修、实习医生影像诊断报告的书写,其书写的诊断报告应经上级医师审阅及签字方可发出。

5.定期安排进修医生、实习医生上课,以提高进修医生、实习医生理论水平。

6.进修、实习医生必须参加放射科早上综合读片和疑难读片会议,以提高进修医生、实习医生的读片分析能力。

7.定期进行理论和实践考核,进修医生、实习医生结业前应作自我鉴定,并接受结业考核。

8.建立进修、实习医生请假制度,3天以内应经科主任批准。3天以上应经科主任同意并报科教科或医教科审批。

十、放射科危急病报告制度

本文所指的危急病是指在放射科影像检查中意外发现的(临床已经诊断的除外),如不给予患者迅速有效的处理,可能危及患者生命或引起严重不良后果的一类疾病。

(一)放射科需要报告的相关危急病

1.急性脑干出血、脑疝。

2.颈、胸段脊柱爆裂骨折和(或)脱位。

3.张力性气胸。

4.肝、脾、肾等器官破裂。

5.绞窄性肠梗阻。

6.消化道穿孔。

7.急性主动脉夹层。

8.急性肺动脉栓塞。

9.气管异物、损伤引起的呼吸困难。

(二)危急病报告流程和要求

1.电话通知。按照顺序,确保1人接到通知。顺序:开单医师、值班医师和护士(工作时间:主班护士。非工作时间:值班护士)。

2.网络通知。有条件时开启网络短信通知,并要求被通知人回复。

3.危急病报告记录。其包括检查日期、患者姓名、住院号、床号、检查结果、通知方法、通知时间、报告人和收到报告者。

十一、放射科介入诊疗管理制度

为确保介入诊疗的医疗质量,保障医疗安全,对于其他临床科室的患者由放射科介入诊疗医师实施介入诊疗的,作如下管理规定。

1.介入放射诊疗由放射科统一管理,放射科主任为责任管理者。

2.从事介入放射诊疗者必须取得执业医师资格证,能独立实施介入放射诊疗,医师准入资格符合国家卫生计生委介入诊疗技术管理规范的要求。

3.放射科介入诊疗医师和主管医师共同决定治疗方案,介入诊疗手术由介入诊疗医师负责。疑难病例的介入诊疗应由副主任医师以上人员决定治疗方案。三级以上介入诊疗手术由具有副主任医师以上专业技术职务任职资格的本院介入医师决定,术者由具有副主任医师以上专业技术职务任职资格的本院介入医师担任。

4.临床医师开具介入诊疗会诊单,由放射科主治医师以上人员进行会诊。

5.严格把握介入诊疗适应证,恶性肿瘤的介入诊疗必须以病理诊断或典型影像诊断及结合典型临床诊断为治疗依据。

6.介入诊疗医师术前要与家属谈话,记录谈话内容,说明可供选择的治疗方案,介入手术目的、手术经过、预后、术后注意事项、不良反应及其预防和处理方法。谈话医师和患者或家属应共同签署知情同意书。

7.介入放射诊疗室必须建立严格的管理制度和消毒灭菌制度,介入放射诊疗的器械消毒灭菌必须遵照医院内感染管理的要求,使用经药品监督管理部门审批的外周血管介入诊疗器材,不得违规重复使用一次性介入诊疗器材。

8.建立外周血管介入诊疗器材登记制度,保证器材来源可追溯。在介入诊疗患者住院病历的手术记录部分中留存介入诊疗器材条形码或者其他合格证明文件。严格执行国家物价、财务政策,按照规定收费。

9.介入诊疗过程中必须注意术者和患者的X线防护,避免不必要的照射。实施血管内介入诊疗必须有造影记录。介入诊疗过程中治疗方案的变更应及时与经管医师协商,并取得患者或家属的知情同意。

10.危重患者的急诊介入诊疗应有经管医师陪同。

11.介入诊疗结束后应及时做好介入手术记录,包括介入治疗过程、术中所用药物及有无不良反应等。术后告知患者注意事项。

12.介入诊疗术后的医嘱由介入诊疗医师与经管医师共同协商决定。

13.如有留置导管,应由介入诊疗医师拔除或经协商后由经管医师拔除。

14.做好介入诊疗病例的术后随访、疗效追踪及统计资料的保存,以不断提高介入治疗的工作质量。

十二、放射科 PACS/RIS 信息安全管理制度

放射科 PACS/RIS 是保证放射科正常工作的重要系统,同时也关系到医院信息网络的安全。为确保放射科网络与信息安全,特制订放射科 PACS/RIS 信息安全管理制度。

1.在放射科主任领导下,有专职或兼职工程技术人员维护和管理放射科 PACS/RIS 系统。定期与医院信息部门联系,发现问题及时处理。

2.PACS/RIS 信息运行要设置防火墙,安装防病毒软件,限制输出端口,拒绝外来的恶意攻击和病毒感染。

3.对操作人员的权限严格按照岗位职责设定,设置不同的访问权限、相应的密码及口令。严禁操作人员泄漏自己的口令。系统管理员定期检查操作人员的权限。

4.保护患者个人隐私,不得随意公布和拷贝与患者有关的资料,无关人员不得随意浏览工作电脑。完成工作或暂时离开时要及时关闭工作电脑,或设定延时自动关闭功能,防止信息外露和被盗。

5.PACS 机房建设要符合相关规定,应配备独立不间断电源、烟雾探测系统和消防系

统。机房内保持合适的温度、湿度和环境整洁。无关人员不得进入机房，机房内严禁吸烟。定期进行电力、防火、防潮、防磁和防鼠检查。

6. 增强网络安全意识，自觉遵守信息安全管理有关法律、法规，不泄密、不制作和传播有害信息。

十三、放射科辐射安全管理制度

为加强放射科辐射防护安全管理，根据《放射诊疗管理规定》和《放射科 X 线辐射防护管理规定》，遵守医疗照射正当化和放射防护最优化的原则，制订放射科辐射安全管理制度。

1. 在分管院长和相关职能部门的指导下，放射科主任负责放射科辐射防护管理，并设兼职放射防护管理人员，以协助科主任对放射科辐射防护的管理。

2. 放射科 X 射线机房、CT 机房和 DSA 机房房门上有电离辐射警示标志，并有醒目的工作指示灯和 X 线辐射的告示。

3. 对患者进行检查应当按照操作规程严格控制照射剂量。对邻近照射野的敏感器官和组织应当进行屏蔽防护。对育龄妇女的腹部或骨盆进行 X 线检查前，应询问是否怀孕。对孕妇的 X 射线检查应向患者说明可能的危害，在患者本人知情同意并在本人或直系亲属签字后方可实施此类检查。非特殊需要，对受孕后 8 周～15 周的育龄妇女，不得进行下腹部放射影像检查。

4. 技术人员要严格执行各种放射设备操作规程，以确保影像质量，减少废片，避免重复照射。在不影响诊断的前提下，摄片、透视或介入治疗等应尽可能采用高电压、低电流和小光圈。

5. 各 X 射线机房内配备必要的辐射防护用品，X 线检查过程中无关人员不得进入机房，确需陪同的，应采取预防辐射措施，并嘱陪同人员应尽量远离 X 线球管。

6. X 线机房、CT 和 DSA 机房应符合辐射防护要求。X 线诊断装置的防护性能和与照射质量有关的各项技术指标，应当符合有关标准要求，定期予以检测。

7. 新参加放射科工作的人员应进行健康检查，符合健康要求的，才能从事放射科工作。同时要接受辐射防护知识培训，取得放射工作人员资格证。

8. 工作人员在工作时间应佩戴个人剂量仪，接受个人剂量监测，并建立个人剂量档案。在岗期间，放射工作人员每 2 年接受健康检查，并建立个人健康档案。

9. 放射科工作人员要加强辐射防护意识，定期接受辐射防护知识培训。

十四、放射科患者紧急意外情况的预防和抢救预案

重危患者到放射科检查以及使用对比剂的患者均有可能发生意外，为保证放射科就诊患者医疗安全和放射诊断质量，增强放射科工作人员的医疗安全意识，防患于未然，须制订放射科危重患者抢救预案。

1. 放射科主任或指定专人负责应急预案的管理，组织科内人员学习和演练，也可请临床医师进行演练指导。

2. 放射科各级人员要熟悉危重患者抢救预案的内容，掌握危重患者的一般处理，熟悉对比剂不良反应的临床表现，掌握对比剂过敏反应的应急处理，发生中度以上对比剂过敏反应的，须及时报告。

3.对于到放射科检查的重危患者,应有相关临床科室医师陪同,以保证患者安全。

4.在放射科检查和诊断性操作过程中,应注意观察患者生命体征,对于脊柱外伤患者,在摄片检查过程中,应正确搬动体位,避免脊髓损伤。颅底骨折者,应禁止摄颏顶位。

5.一般患者在检查过程中,若发生意外或病情突然加重,应立即停止检查,同时对患者实施现场抢救。在MRI检查室内发生意外的,首先将患者抬到MRI检查室外后再实施抢救。

6.危重患者抢救(心肺复苏)的基本流程:

在与相关临床科室医师联系(有预定的联系电话)的同时,进行以下操作。

(1)评估意识:通过呼唤患者,轻拍肩膀,给予疼痛刺激,了解患者生命体征(意识、呼吸、脉搏、血压),判断患者意识是否清醒,并向陪同人员询问病史。

(2)开放气道:保持患者的呼吸道畅通,使患者头向后仰,防止呕吐物误吸。

(3)在心肺复苏全过程中始终要保持患者头呈后仰位。

(4)呼吸检查:通过观察、听觉和感觉来评估患者是否有呼吸。

(5)检查脉搏:检查颈动脉有无脉搏。

(6)如10s内不能确定有无脉搏的,应立即进行心外按压,心外按压的具体位置为两乳头间胸部的中央,每分钟按压心脏次数≥100次,每按压心脏30次,应给予人工呼吸2次。

7.使用对比剂后发生意外的,按照对比剂意外的抢救流程进行。

8.护士定期检查急救药品和急救用品,使其始终保持待用状态。

9.CT室和X线造影室配备急救用品和急救药品,急救用品和药品具有可及性和质量保证。基本配置包括:氧气瓶及其附件或管道氧气接口、吸引器或管道负压吸引装置、除颤仪、血压计、简易呼吸器、护士操作台、输液架、药品柜、各种注射器、输液器和消毒棉球纱布等。急救药品包括:地塞米松、肾上腺素、多巴胺、安定、异丙嗪、阿托品、生理盐水、10%GS和50%GS等。

十五、设备故障、网络故障和停电应急预案

设备故障、网络故障或停电等均会严重影响放射科的正常工作,甚至危及患者安全,引起医患纠纷,所以,应制订相应应急预案。

(一)设备故障

1.发生放射科检查设备故障时,应立即告知正在接受检查的患者,MRI检查过程中发生机器故障时,应立即将患者移出检查室,以保证患者安全,同时做好解释工作。介入治疗过程中发生设备故障时,应立即停止治疗。有多台设备的,可将患者移至另一台设备处继续进行介入治疗。

2.通知维修人员,同时向科主任汇报。如果短时间内无法修复设备,科主任要向医院报告。根据排除故障所需时间的长短,合理安排检查。

3.设备修复后,按操作规程恢复设备正常运转并做好相关记录。

4.通知患者来科室检查,优先安排原已预约待检的患者做检查。

(二)网络故障

目前医院和放射科信息化发展很快,一旦发生故障,将影响正常工作,必须做好应急预案。

1.放射科PACS最好有系统双机热备份,一旦主系统遇到故障或受到攻击,应保证备用系统能及时替换主系统提供服务。

2.放射科RIS/PACS必须配有不间断电源(UPS),以防停电引起数据丢失。

3.当RIS/PACS发生故障时,要采取措施,能够采用电脑单机登记并及时检查和出具诊断报告。也可采用手工登记和记账的形式,及时检查和出具诊断报告。不能因为RIS、PACS发生故障而停止患者的检查,尤其要优先保证急诊患者的检查。RIS、PACS故障排除后,将手工记录的信息完整、准确地输入计算机中。

(三)停电

1.发生各种意外停电时,首先要保证正在检查患者的安全,如CT、MRI检查中停电,要协助患者离开检查床。

2.立即电话咨询医院的当班电工,了解停电原因(是否全院性停电或局部故障)。

3.根据发生停电时间的长短,妥善做好等待检查患者的安置工作。

4.确认供电恢复正常后,按操作规程恢复所有应正常运转设备的电源。

5.发现因突然停电引起设备故障,通知维修人员,同时向科主任汇报。短时间内设备无法修复的,科主任应向医院报告。

6.有预告的停电,医院管理部门应提前告知放射科,以保证患者和设备的安全。

十六、放射科核对制度

放射科核对制度是减少差错、保证医疗安全的重要措施,应把握各个检查环节的核对工作,确保患者、图像和诊断报告正确无误。患者应有唯一性的标识,如腕带、条码或预约凭条等。放射科核对的工作要包括以下环节和内容。

1.被检者身份的核对:放射科登记人员、检查技师和医师均要核对被检者身份,包括姓名、性别、年龄、科室、床号和病历号。

2.检查目的和要求的核对:检查目的和要求不清楚时应主动与临床开单医师联系。

3.放射检查前相关准备工作情况的核对:如是否空腹、肠道清洁情况等。

4.检查禁忌证的核对:尤其是做DSA、CT、MRI增强扫描或X线造影检查的患者,应核对其有无禁忌证。

5.收费核对:确保收费无误。

6.检查完成后技师对图像与检查目的和要求进行核对:明确是否符合临床要求和影像诊断要求。

7.诊断医师书写诊断报告前的信息核对:确保申请单、图像与患者信息一致。诊断报告书写完成后应再次检查。

8.报告发放窗口要对片袋、胶片和诊断报告再次核对。

第三章

放射科岗位职责和各级人员职责

第一节　放射科岗位职责

一、登记室岗位职责

1.在科主任领导下工作,负责门诊、急诊和住院患者的各项放射影像检查及特殊检查的登记、预约、划价、编号、登录和记账工作。

2.热情和耐心地接待前来检查的患者,有问必答,树立放射科良好的窗口形象。负责向患者说明检查前的准备要求和注意事项,对不明之处应及时与检查技师或医师联系。

3.仔细核对患者姓名、性别、年龄、科室、床号、病历号及检查项目,认真做好登记,或将所有资料输入电脑。

4.审查检查申请单的填写是否符合要求,不符合者应与临床医师或本科室医师联系。

5.根据患者年龄和检查要求,正确划价,核实收费情况。

6.根据病情轻重缓急,合理安排检查,急诊患者应优先安排检查。

7.对做特殊检查的患者,要详细交代检查前的准备事项,填写预约通知单和预约检查时间。

8.告知患者领取检查报告时间和流程。

9.尚未实施信息化管理的放射科,要保存好X线片、CT片、MRI片、检查申请单和检查报告单,检查资料要在专门储藏场地存储,由专人负责,要其保证资料完整,不得遗失和破损。资料保存时间至少为15年。

10.负责影像胶片和检查报告的打印并正确发放检查报告。

二、X线摄影室岗位职责

1.在科主任或技师长领导下工作。

2.每日上班后先检查X线设备运行是否正常,室内湿度、温度等环境要素是否符合检查要求。严禁设备带故障运行。保持机房内安静整洁,不得在机房内喧哗。

3.严格遵守设备操作规程,不得擅自更改设备的性能及参数。非放射科技术人员,未经同意不得使用设备。进修和实习人员必须在带教老师指导下工作。

4.热情、耐心地接待前来检查的患者,仔细核对患者姓名、性别、年龄、科室、床号、住院号、摄片部位和检查号码是否准确,严防错号、重号。

5.审核申请单上的检查要求,对有不明之处及时请示本科室医师或上级技师,也可与临床医师取得联系。

6.检查前除去患者身上金属物、膏药等物品,必要时更换衣物。

7.摄影操作时注意周围有无障碍物,设备附件有无固定。危重患者或怀疑脊椎骨折患者应有临床医生陪同,并协助移动患者和摆好摄影体位,以免因摄影操作而加重病情甚至发生意外。

8.加强辐射防护意识,摄影前做好患者的辐射防护,特别注意对患者敏感部位的屏蔽防护,尽量使用最小照射野进行摄影。检查过程中无关人员不得在检查室内逗留,如必须有家属或医务人员陪同的,应告知防护辐射的知识和采取辐射防护措施。

9.根据临床要求,完成各种常规摄影和特殊摄影。各种检查结束后,应核对图像质量是否符合临床检查要求和影像诊断要求。使用碘对比剂患者,在检查结束后应继续观察20min,如发现不良反应,应及时处理。

10.患者检查结束后,应填写检查日期,特殊摄影应记录摄影体位,最后签名。检查设备及其附属用品使用完毕后必须复位。工作结束后要及时整理机房,擦去设备上的污物,保持设备清洁。操作人员必须爱护影像设备,经常对设备进行保养。

11.设备出现故障时,应及时停机并记录故障情况,同时通知维修人员和向科室负责人报告。

12.下班前要及时关机、关灯及关闭空调,最后关闭机房房门。

三、CT室岗位职责

1.CT机房内所有设备和各种附属设施由专人负责,在工程技术人员的指导下共同做好设备的维护、保养和检修工作,定期校正各种参数,严禁设备带故障运行。每天填写工作日志和设备运转情况登记表。

2.技师每日上班后先检查CT设备及高压注射器运行是否正常,扫描室、控制室和计算机室的温度及湿度应符合规定要求,一般控制室和扫描室温度控制在22°C±4°C,相对湿度控制在65%以下。保持机房内整洁,不得在机房内喧哗,以维护良好的工作环境。

3.严格遵守操作规程,不得擅自更改设备的性能及参数。非放射科技术人员,未经同意不得擅自使用设备。进修和实习人员必须在带教老师指导下工作。临床医师利用CT设备作为引导并进行定位、穿刺和治疗等操作时,必须有本科室技师在场。

4.热情和耐心地接待前来检查的患者,仔细核对患者姓名、性别、年龄、科室、床号、住院号、摄片部位和检查号码是否准确,严防错号和重号。

5.审核申请单上的检查要求,了解检查前的准备工作是否完成,有关增强扫描的知情同意书有无签署。对临床医师提出的检查项目有不明之处应及时请示本科室医师和上级技师,或与临床医师取得联系。

6.检查前除去患者身上金属物和膏药等物品,必要时更换衣物。

7.扫描前做好患者的辐射防护工作,无关人员不得在检查室内逗留,如必须有家属或医务人员陪同的,要做好相应的辐射防护。

8.CT增强扫描前必须确认患者有无禁忌证,注入对比剂后应密切观察其有无不良反应,扫描结束后患者仍应在候诊室处继续观察20min,一旦发生不良反应须及时处理。

9.检查结束后要核对图像质量是否符合临床检查要求和影像诊断要求,患者所有资料应及时保存,防止丢失。

10.工作结束后要及时整理机房,擦除设备上的污物,保持设备清洁。操作人员必须爱护影像设备,经常对设备进行保养,托架等 CT 室一切附属设备应放在固定位置,以保持机房整洁有序。

11.设备出现故障时,应及时停机并记录故障情况,同时通知维修人员和向科室负责人报告。

12.下班前要及时关机、关灯及关闭空调,最后关闭机房房门。

四、MRI 室岗位职责

1.MRI 机房内所有设备和各种附属设施由专人负责,在工程技术人员的指导下共同做好维护、保养和检修工作,定期校正各种参数,定期检测液氦水平。严禁设备带故障运行,保证设备正常运转。每天填写工作日志和设备运转情况登记表。

2.技师每日上班后先检查 MRI 设备及高压注射器运行是否正常,扫描室、控制室和计算机室的温度与湿度是否符合要求。机房温度保持在 16～22℃,相对湿度保持在 40%～60%,对超导 MRI 机应每天检查液氦储存量,低于 75%时应立即停止使用。每天检查冷水机运行情况和水压状况,并做好详细记录。

3.严格遵守操作规程,不得擅自更改设备的性能及参数。非放射科技术人员,未经同意不得擅自使用设备。进修和实习人员必须在带教老师指导下工作。保持机房内整洁,不得在机房内喧哗,维护良好的工作环境。

4.热情、耐心地接待前来检查的患者,仔细核对患者姓名、性别、年龄、科室、床号、住院号、摄片部位和检查号码是否准确,严防错号、重号。

5.审核申请单上的检查要求,了解检查前的准备工作是否完成,有关增强扫描的知情同意书有无签署。对临床医师提出的检查项目有不明之处应及时请示本科室医师和上级技师,或与临床医师取得联系。

6.在患者进入机房前要询问有无 MRI 检查禁忌情况,如有无起搏器和体内金属植入物,身上有无佩戴金属物品等,必要时更换衣物。如起搏器、体内金属植入物等与 MRI 检查相容,需要有相应的说明书证明或申请检查的医师签字确认。除无磁推车和轮椅等 MRI 检查相容物品以外,禁止其他轮椅、推车及抢救物品等进入机房(参考磁共振安全注意事项)。

7.检查结束后,应核对图像质量是否符合临床检查要求和影像诊断要求,患者所有资料应及时保存,防止丢失。

8.工作结束后要及时整理机房,擦除设备上的污物,保持设备清洁。操作人员必须爱护影像设备,经常对设备进行保养,线圈、水模等附属设备应放在固定位置,保持机房整洁有序。

9.设备出现故障时,应及时停机并记录故障情况,同时通知维修人员和向科室负责人报告。

10.下班前要及时关机、关灯及关闭空调,最后关闭机房房门。

五、导管室岗位职责

1.在科主任领导下,导管室内设备和器械等分别由技师和医师专人负责,做好设备和器械的维护、保养和维修工作，以保证导管室的正常运行。

2. 严格遵守操作规程，不得擅自更改设备的性能及参数。非放射科技术人员，未经同意不得使用设备。进修和实习人员必须在带教老师指导下操作。要保持机房内整洁，不得在机房内喧哗，维护良好的工作环境。

3. 导管室的三套人员（医师、技师和护师）均应相对固定，定期轮转，确保工作的稳定性和连续性。

4. 导管室医师在介入诊疗前应事先了解患者病情，严格掌握适应证和禁忌证，操作时必须符合医疗规范。护师必须严格执行“三查七对”制度。接诊时护师、医师和技师均要核对患者的姓名、年龄、床号、手术名称、病理资料、影像资料、术前准备、术中用药及有关用药的试验结果。技师在造影前必须确保设备正常运行。

5. 严格执行无菌技术操作规程，禁止无关人员入内。

6. 工作结束后，医师应密切观察患者术后情况并及时开好医嘱；技师应将设备复位和整理机房；护师及时清理和消毒器械。

7. 每天对导管室进行空气消毒，机房内空气每月培养一次。

8. 设备出现故障时，应及时停机并记录故障情况，通知维修人员和向科室负责人报告。

9. 下班前要及时关机、关灯及关闭空调，最后关闭机房房门。

六、工程技术岗位职责

1. 在科主任领导下负责影像设备的维护和保养工作，确保影像设备符合质量控制要求。

2. 制订设备安全操作规程并监督各类人员严格执行。督促设备日常运行情况。

3. 建立影像设备使用档案，及时记录故障及维护情况。

4. 及时处理工作中出现的各种突发设备异常问题，并将发现的设备异常情况向科室负责人报告。

5. 了解和掌握国际上影像设备最新发展动态，做好学科设备采购的参谋。

第二节　放射科各类人员职责

一、科主任职责

1. 在院长领导下负责本科室的医疗、教学、科研、预防、廉政建设及行政管理工作，及时完成上级有关部门及医院的指令性任务。

2. 制订本科室工作计划，对常规 X 线摄影、CT、MRI、DSA 和介入诊疗实行统一领导和管理，经常督促检查，按期总结汇报。

3. 根据本科室任务和人员情况进行科学分工，保证对病员进行及时检查、诊断和治疗。

4. 实施科室主任领导下的常规 X 线摄影、CT、MRI 和介入治疗综合读片制度，科主任定期主持集体阅片，审签重要的诊断报告，参加临床会诊。经常检查放射诊断、介入治疗和影像技术质量。

5. 经常和临床科室联系，征求意见，改进工作。

6. 学习和引进国内外先进医疗技术，开展科学研究。担任教学工作，对进修、实习人员做好培训工作。

7.督促本科室人员认真执行各项规章制度和技术操作规程,检查辐射防护情况、设备使用和保养情况。严防差错事故,及时处理医疗纠纷和医疗事故,保障医疗安全。

8.确定本科室人员的轮班、值班、休假、参加学术活动和外出进修学习。

9.组织本科室人员的医德医风教育、业务培训和技术考核,提出升、调、奖、惩意见。

10.审签本科室药品器材的领用与报销单。

二、科副主任职责

协助科主任负责相应工作,科主任外出或休假时应全面负责本科室工作。

三、住院总医师(科秘书)职责

1.在科主任领导下,协助科主任做好科内各项业务和日常医疗行政管理工作。

2.带头执行并检查督促各项规章制度和技术操作规程,严防差错事故的发生。

3.协助主任加强对住院医师、进修实习人员的培训和日常管理工作。

4.负责医师排班及节假日排班。

5.科室指定的其他工作。

6.科室正、副主任外出时负责本科室的行政工作。

四、主任医师职责

1.在科主任领导下负责和指导科室医疗、教学、科研和预防工作。

2.承担疑难病例的诊断工作,参加院内会诊和死亡病例的讨论工作。

3.定期主持集体阅片,书写和审签诊断报告单。

4.主持开展新技术、新项目和科学研究,指导下级医师开展科研工作和论文撰写工作。

5.做好下级医师和进修实习人员的培训和教学工作。

6.督促下级医师认真执行各项规章制度和技术操作规程。

7.指导本科室各级医师做好综合影像诊断工作,有计划地开展基本功训练。

8.对各级医师的理论水平、业务能力和工作实绩做出评定。

9.完成医院和科室指定的其他工作。

副主任医师参照主任医师职责。

五、主治医师职责

1.在科主任领导和主任医师指导下,负责科室一定范围内的医疗、教学、科研和预防工作。

2.主持集体阅片,书写和审签诊断报告单。

3.认真执行各项规章制度和技术操作规程,经常检查医疗质量,严防差错事故。

4.学习和运用国内外先进的医疗技术,开展新技术、新项目,参与科研工作。做好资料积累,及时总结经验。

5.完成科室指定的其他工作。

6.其他职责同住院医师。

六、住院医师职责

1. 在科主任领导和主任医师指导下进行工作。定期在各个部门轮训，参加常规 X 线、CT、MRI 诊断和介入治疗等各项工作。

2. 负责 X 线诊断工作，按时完成诊断报告，遇有疑难问题应及时请示上级医师。

3. 掌握 X 线机的一般原理、性能、使用及投照技术，遵守操作规程，做好辐射防护工作，严防差错事故。

4. 加强与临床科室的联系，不断提高诊断符合率。

5. 认真执行各项规章制度和技术操作规程。

6. 认真学习和积极开展新技术和新项目，并及时总结经验。

7. 协助科主任做好进修、实习人员的带教工作。

七、主任技师职责

1. 在科主任领导下，负责科室影像技术、教学、科研和辐射防护工作。处理疑难技术问题。

2. 主持开展新技术、新项目和科学研究，指导下级技师开展科研工作。

3. 定期主持技术读片，讲评投照质量。

4. 指导下级技师对各种技术参数的制订工作，做好影像技术质控工作，提高放射工作质量。指导设备的安装、调试、保养、检修和大修工作。

5. 做好下级技师和进修、实习人员的培训、教学和指导工作。

6. 督促下级技师认真执行各项规章制度和技术操作规程。

7. 加强与临床科室的联系，不断提高影像技术质量。

8. 完成医院和科室指定的其他工作。

副主任技师职责参照主任技师职责。

八、主管技师职责

1. 在科主任领导、主任医师和主任技师指导下，负责科室一定范围内的技术、教学、科研和辐射防护工作。

2. 定期主持影像技术读片，讲评投照质量。

3. 学习和运用国内外先进医疗技术，开展新技术和新项目，参与科研工作。做好资料积累，及时总结经验。

4. 认真执行各项规章制度和技术操作规程，经常检查技术质量，严防差错事故。

5. 做好下级技师和进修、实习人员的培训、教学和指导工作。

6. 负责本科室机器的检查、维护和管理工作。

7. 参加制订各种技术参数，做好技术质控工作。

8. 完成科室指定的其他工作。

9. 其他职责同技师。

九、技师职责

1. 在科主任领导下以及主治医师和主管技师指导下进行工作。

2.负责放射科常规X线投照、CT、MRI和DSA等放射技术操作工作，并帮助和指导技士、进修实习人员开展工作。

3.负责本科室机器的检查、维护和管理工作。

4.认真执行各项规章制度和技术操作规程，严防差错事故。

5.做好进修、实习人员的带教工作。

6.开展技术革新和科学研究，担任一定的教学工作。

7.主持及参加集体阅片，讲评投照质量。

8.完成科室指定的其他工作。

技士职责参照技师。

十、工程技术人员职责

1.在科主任领导下负责科室设备管理工作。

2.负责全科机器的安装、调试、保养、检修、大修工作，并及时记录在册。

3.参与制订各种技术参数，做好质控工作。

4.定期进行大型设备的调试和校正。

5.负责设备常用零配件的保管。

6.协助科主任督促设备维修保养制度的落实。

7.完成科室指定的其他工作。

十一、CT室护士职责

1.在护理部主任(医技科室护士长)和科主任领导下进行工作。

2.认真执行各项护理制度和技术操作规程，正确执行医嘱，及时完成各项护理工作，严格执行“三查七对”制度，防止差错事故的产生。

3.热情接待患者，做好CT检查前后有关事项的介绍，做好CT检查患者的心理护理。

4.熟练掌握CT检查前后的注意事项，做好患者检查前准备工作，了解有无对比剂使用的禁忌证，确认患者已经签署增强扫描知情同意书。

5.负责增强扫描后患者的观察，遇不良反应须及时处理，并报告当班医生。准备各种急救用品，在抢救过程中协助医生工作。

6.陪送病员进入机房，协助技师摆放患者的扫描体位。

7.负责CT室抢救药品和抢救物品的管理，定期清点并记录。

8.当天工作结束后及时整理CT室内物品，清洁高压注射器。指导工人处理医疗垃圾。

9.完成科室指定的其他工作。

十二、MRI室护士职责

1.在护理部主任(医技科室护士长)和科主任领导下进行工作。

2.认真执行各项护理制度和技术操作规程，正确执行医嘱，及时完成各项护理工作，严格执行“三查七对”制度，防止差错事故的产生。

3.热情接待患者，做好MRI检查前后的相关事项介绍，做好MRI检查患者的心理护理。

4. 熟练掌握MRI检查前后的注意事项，做好扫描前患者的准备工作，尤其要了解有无MRI检查禁忌证和对比剂使用禁忌证，确认患者已经签署增强扫描知情同意书。

5. 负责增强扫描后患者的观察，遇不良反应须及时处理，并报告当班医生。准备好各种急救用品，在抢救过程中协助医生工作。

6. 护送病员进入机房，协助技师摆放患者的扫描体位。

7. 负责MRI室抢救药品和抢救物品的管理，定期清点并记录。

8. 当天工作结束后应及时整理MRI室内物品，清洁高压注射器。指导工人处理医疗垃圾。

9. 完成科室指定的其他工作。

十三、导管室护士职责

1. 在护理部主任(门诊护士长)和科主任领导下工作。负责导管室的日常管理。

2. 认真执行各项护理制度和技术操作规程。及时完成各项护理工作。严格执行“三查七对”制度，严防差错、事故的发生。

3. 接待介入诊疗患者，核对患者姓名、性别、年龄、床号、手术名称、各种药物试验结果和手术区皮肤准备情况。重危患者和行特殊治疗者要测好其心率、呼吸和血压，并做好心电监护。

4. 术前引导患者卧于检查床，术后协助搬送患者。

5. 严格执行无菌操作，遵守导管室消毒隔离制度，督促手术人员无菌操作，并做好记录。

6. 做好患者心理护理，术中巡视和观察患者血压，有异常情况及时报告医师，积极配合医生做好抢救工作。

7. 介入诊疗前铺好床单和枕头，准备好手术包和手术器械。术后及时清理机房内物品，做好室内消毒。

8. 每日清点各种药品，发现药品缺少须及时补足。

9. 负责导管室抢救药品和抢救物品的管理工作，定期检查并记录。

10. 指导工人做好导管室清洁卫生，做好垃圾分类处理。

11. 完成科室指定的其他工作。

第四章

放射科人员、设备和技术准入要求

第一节 放射科人员准入要求

一、放射科诊断部门人员准入要求

(一)放射科诊断医师准入要求

1.通过辐射安全防护培训,取得放射工作人员证。定期进行放射科工作人员职业健康体检,接受辐射剂量检测。

2.二级及二级以上医院,独立从事放射科诊断人员应具有中专以上学历、取得主治医师职称及执业医师资格。

3.二级以下医院,取得助理执业医师资格,可以根据需要独立从事普通放射诊断。

4.正常工作时间外(如夜间)或二级以下医院,可根据实际情况,由放射科主任或医院授权高年资住院医师签发诊断报告。

5.从事CT、MRI诊断,需要医师CT上岗证和MRI上岗证,MRI医师上岗证可以代替CT医师上岗证。

(二)放射科技术人员准入要求

1.通过辐射安全防护培训,取得放射工作人员证。定期进行放射科工作人员职业健康体检,接受辐射剂量检测。

2.放射科技术人员需具有中专以上专业学历或已取得放射技师职称。

3.从事CT、MRI、DSA和乳腺摄影操作人员需分别具有CT技师上岗证、MRI技师上岗证、DSA技师上岗证和乳腺技师上岗证。MRI技师上岗证可以代替CT技师上岗证。

(三)放射科护士准入要求

1.通过辐射安全防护培训,取得放射工作人员证。定期进行放射科工作人员职业健康体检,接受辐射剂量检测。

2.具有中专以上学历,取得执业护士资格证。

二、放射科介入诊疗技术人员准入要求

(一)综合介入诊疗医师

1.通过辐射安全防护培训,取得放射工作人员证。定期进行放射科工作人员职业健康体检,接受辐射剂量检测。

2.取得《医师执业证书》,执业范围为医学影像和放射治疗专业或与开展的综合介入诊

疗相适应的临床专业。

3.有3年以上综合介入临床诊疗工作经验。

4.经过省级卫生行政部门认定的综合介入诊疗培训基地系统培训并考核合格。

5.开展三级以上综合介入诊疗手术的医师还应当符合以下要求:

(1)有5年以上综合介入临床诊疗工作经验,具有主治医师以上专业技术职务任职资格。

(2)经卫生计生委综合介入诊疗培训基地系统培训并考核合格。

(二)专业护士及其他技术人员

1.通过辐射安全防护培训,取得放射工作人员证。定期进行放射科工作人员职业健康体检,接受辐射剂量检测。

2.技师需具备DSA技师上岗证。

3.经过相关综合介入诊疗技术相关专业系统培训并考核合格。

(三)外周血管介入诊疗医师

1.通过辐射安全防护培训,取得放射工作人员证。定期进行放射科工作人员职业健康体检,接受辐射剂量检测。

2.取得《医师执业证书》,执业范围为外科或医学影像和放射治疗专业。

3.有3年以上内科、外科或者放射介入临床诊疗工作经验,具有主治医师以上专业技术职务任职资格。

4.经过省级卫生行政部门认定的外周血管介入诊疗培训基地系统培训并考核合格。

5.开展三级以上外周血管介入诊疗手术的医师还应当符合以下要求:

(1)有5年以上内科、外科或者放射介入临床诊疗工作经验,具有主治医师以上专业技术职务任职资格。

(2)经卫生计生委外周血管介入诊疗培训基地系统培训并考核合格。

(四)神经血管介入医师

1.通过辐射安全防护培训,取得放射工作人员证。定期进行放射科工作人员职业健康体检,接受辐射剂量检测。

2.取得《医师执业证书》,执业范围为外科、内科或医学影像和放射治疗专业。

3.有3年以上神经内科、神经外科或者放射介入临床诊疗工作经验,具有主治医师以上专业技术职务任职资格。

4.神经外科医师需要接受神经内科、医学影像和放射治疗至少各9个月的培训。神经内科医师需要接受神经外科、医学影像和放射治疗至少各9个月的培训。医学影像和放射治疗医师需要接受神经外科和神经内科至少各9个月的培训。

5.经过卫生计生委认定的神经血管介入诊疗手术培训基地系统培训并考核合格。

(五)介入诊疗专业护士及其他技术人员

1.通过辐射安全防护培训,取得放射工作人员证。定期进行放射科工作人员职业健康体检,接受辐射剂量检测。

2.护士具有中专以上学历,取得执业护士资格。

3.技师需具备DSA技师上岗证。

4.经过相关综合介入诊疗技术相关专业系统培训并考核合格。

第二节　放射科设备准入要求

一、放射科专科设备

1.二级医院

根据放射科诊疗许可,放射科基本专科设备包括:200mA 以上 X 线机、移动 X 线机、多功能 X 线机或胃肠造影机、口腔 X 线机和 CT 成像设备。设备功能和数量满足临床需要。二级医院普通 X 线检查设备应数字化。大型乙类设备应取得配置许可证。

2.三级医院

根据开设的检查项目配备相应的专科设备,包括 500mA 以上 X 线机、移动 X 线机、多功能 X 线机或胃肠造影机、乳腺 X 线机、口腔 X 线机、CT 成像设备、磁共振成像设备、高压注射器及相应辅助设备、DSA 和介入诊疗手术器械。设备功能和数量满足临床和科研教学需要。

CT、MRI 和 800mA 以上 DSA 机均需要乙类大型医用设备配置许可证。

二、科学研究型 CT、MRI 配置准入要求

(一)配置设备的对象

三级甲等综合医院、中医医院(中西医结合医院)。三级甲等肿瘤医院、心血管医院、儿童医院、妇产科医院等。

(二)申请配置设备条件

1.承担的科研课题、获得的科研奖项、重点实验室和学科建设达到科学研究型乙类大型医用设备申请配置技术评估标准要求。

2.有卫生行政部门核准登记的相应诊疗科目。

3.具备完善的医疗质量控制和保障体系。

4.依法申请配置使用大型医用设备,近三年没有发生违规配置使用大型医用设备的记录。

5.工作量评价:开放床位、年门急诊人次、年出院患者和年手术量达到科学研究型乙类大型医用设备申请配置技术评估标准要求。

6.具备设备应用能力,包括具有相应职称的放射专科医师和技术人员,设备使用人员具有 CT、MRI 上岗证。有符合要求的场地。

7.普外科、心内科、神经内科、脑外科、骨科、胸外科、消化科和呼吸科学科专业水平达到三级甲等综合性医院的临床技术水平要求。专科医院相关学科专业水平达到三级甲等专科医院学科技术水平要求。

三、临床研究型 CT、MRI 配置准入要求

(一)配置设备的对象

三级甲等综合医院、中医医院(中西医结合医院)。三级甲等肿瘤医院、心血管医院、儿童医院和妇产科医院等。二级甲等以上相关学科临床和科研水平达到三级甲等医疗机构同

等水平的医疗机构

(二)申请配置设备条件

1.有卫生行政部门核准登记的相应诊疗科目。

2.具备完善的医疗质量控制和保障体系。

3.依法申请配置使用大型医用设备,近三年没有发生违规配置使用大型医用设备的记录。

4.工作量评价:开放床位、年门急诊人次、年出院患者和年手术量达到临床研究型乙类大型医用设备申请配置技术评估标准要求。

5.具备设备应用能力,包括具有相应职称的放射专科医师和技术人员,设备使用人员具有 CT、MRI 上岗证。有符合要求的场地。

6.科学研究与学科(专科)建设达到临床研究型乙类大型医用设备申请配置技术评估标准要求。

7.有 4 个相关学科专业水平达到三级甲等综合性医院的临床技术水平要求。专科医院有 2 个相关学科专业水平达到三级甲等专科医院学科技术水平要求。

四、800mA 以上数字减影血管造影 X 线机配置准入要求

(一)配置设备的对象

三级乙等以上综合医院、中医医院(中西医结合医院)。具备相应诊疗三级科目资质的三级乙等以上专科医院。二级甲等以上相关学科临床和科研水平达到三级乙等医疗机构同等水平的医疗机构。

(二)申请配置设备条件

1.有卫生行政部门核准登记的相应诊疗科目和卫生行政管理部门批准的相应技术准入资质。

2.具备完善的医疗质量控制和保障体系。

3.近三年无违规配置使用大型医用设备的记录。

4.工作量评价:开放床位、年门急诊人次、年出院患者和年手术量达到临床研究型乙类大型医用设备申请配置技术评估标准要求。

5.具备设备应用能力,包括具有相应职称的放射专科医师和技术人员,设备使用人员具有 DSA 上岗证。近三年使用该设备诊疗的年病例数达到标准要求,有符合要求的场地。

6.科学研究与学科(专科)建设达到临床研究型乙类大型医用设备申请配置技术评估标准要求。

7.心内科、神经内科、胸外科和脑外科学科技术水平达到三级甲等综合性医院的临床技术水平要求。专科医院有 2 个相关学科专业水平达到三级甲等专科医院学科技术水平要求。

第三节 放射科技术准入要求

一、放射科开展放射诊疗工作基本要求

1.具有经核准登记的医学影像科诊疗科目。

2.具有符合国家相关标准和规定的放射诊疗场所和配套设施。

3.具有质量控制与安全防护专(兼)职管理人员和管理制度,并配备必要的防护用品。

4.具有放射事件应急处理预案。

5.取得放射诊疗许可证。

6.取得辐射安全许可证。

7.配备与开展放射诊疗工作相适应的放射科诊断医师和技师。

二、综合介入诊疗技术准入要求

1.开展的综合介入诊疗技术应当与医院功能和任务相适应。

2.具有卫生行政部门核准登记的医学影像科和与开展综合介入诊疗相适应的诊疗科目。

3.具有符合放射防护及无菌操作条件的介入手术室(导管室)。有菌区、缓冲区及无菌区分界清晰,有单独的更衣洗手区域。

4.配备有数字减影功能的血管造影机,配备心电监护设备。

5.具备存放导管、导丝、造影剂、栓塞剂以及其他物品和药品的存放柜。

6.有经过正规培训和具备综合介入诊疗技术临床应用能力的本院在职医师,有经过综合介入诊疗相关知识和技能培训并与开展的综合介入诊疗相适应的其他专业技术人员。

7.综合介入诊疗技术应通过省级卫生行政部门组织的临床应用能力评估后方可开展。

开展三级以上综合介入诊疗手术的医疗机构,在满足以上基本条件的情况下,还应当符合以下要求:

1.医疗机构基本条件。

(1)三级医院,有开展与综合介入诊疗工作相适应的临床科室,开展综合介入诊疗工作5年以上,5年内累计完成综合介入诊疗手术病例不少于2000例,其中开展三级以上综合介入诊疗手术不少于1000例,综合介入技术水平在本地区处于先进地位。

(2)二级医院,有相对固定的医学影像科或者与开展综合介入诊疗工作相适应的临床科室,开展综合介入诊疗工作5年以上,5年内累计完成综合介入诊疗手术病例不少于1500例,其中开展三级以上综合介入诊疗手术不少于800例,综合介入技术水平在本地区处于领先地位。

2.有至少2名具有综合介入诊疗手术资质的本院在职医师,其中至少1名具有副主任医师以上技术职务任职资格。

3.介入手术室(导管室)设备:数字减影血管造影机具有“路图”功能。具备医学影像图像管理系统。具备供氧系统、麻醉机、除颤器、吸引器和血氧监测仪等必要的急救设备以及药品。

4.重症监护室:设置符合相关规范要求,病床不少于6张,能够满足三级以上综合血管介入诊疗专业需要。

5.医学影像科:能够利用多普勒超声诊断设备进行常规和床旁血管检查,具备计算机X线断层摄影(CT)或磁共振(MRI),以及医学影像图像传输、存储与管理系统。

三、外周血管介入诊疗技术准入要求

1.医疗机构开展外周血管介入诊疗技术应当与其功能和任务相适应。

2.具有卫生行政部门核准登记的医学影像科、普通外科或心脏大血管外科的诊疗科目，有与开展外周血管介入诊疗技术相关的辅助科室和设备。

3.具有符合放射防护及无菌操作条件介入手术室(导管室)。有菌区、缓冲区及无菌区分界清晰，有单独的更衣洗手区域。

4.配备有数字减影功能的血管造影机，配备心电监护。

5.具备存放导管、导丝、造影剂、栓塞剂以及其他物品和药品的存放柜，有专人负责登记保管。

6.有具备外周血管介入诊疗技术资质的本院在职医师，有经过外周血管介入诊疗相关知识和技能培训的、与开展的外周血管介入诊疗相适应的其他专业技术人员。

7.外周血管介入诊疗技术应通过省级卫生行政部门组织的临床应用能力评估后方可开展。

开展三级以上外周血管介入诊疗手术的医疗机构，在满足以上基本条件的情况下，还应当符合以下要求：

1.医疗机构基本条件。

(1)三级医院，有血管外科或心脏大血管外科，开展外周血管介入诊疗工作5年以上，5年内累计完成外周血管介入诊疗手术病例不少于500例，其中开展三级以上外周血管介入诊疗手术不少于150例，技术水平在本地区处于先进地位。

(2)二级医院，有相对固定的血管外科或心脏大血管外科，开展外周血管介入诊疗工作5年以上，5年内累计完成外周血管介入诊疗手术病例不少于400例，开展三级以上外周血管介入诊疗手术不少于100例，技术水平在本地区处于领先地位。

2.有至少2名具备外周血管介入诊疗技术资质的本院在职医师，其中至少1名具有副主任医师以上技术职务任职资格。

3.介入手术室(导管室)。数字减影血管造影机具有“路图”功能。具备医学影像图像管理系统。具备供氧系统、麻醉机、除颤器、吸引器和血氧监测仪等必要的急救设备和药品。

4.重症监护室：设置符合相关规范要求，病床不少于6张，能够满足三级以上外周血管介入诊疗专业需要。

5.医学影像科：能够利用多普勒超声诊断设备进行常规和床旁血管检查，具备计算机X线断层摄影(CT)或磁共振(MRI)，以及医学影像图像传输、存储与管理系统。

四、神经血管介入诊疗技术准入要求

1.医疗机构开展神经血管介入诊疗技术应当与其功能和任务相适应。

2.有卫生行政部门核准登记的神经内科、神经外科和医学影像科的诊疗科目，有介入手术室(造影室)和重症监护室。神经外科床位不少于30张，具备显微神经外科手术条件，能够独立开展动脉瘤夹闭、血管畸形切除、脑出血清除等手术。神经内科床位不少于40张。

3.具有符合放射防护及无菌操作条件介入手术室(导管室)。有菌区、缓冲区及无菌区分界清晰，有单独的更衣洗手区域。

4.配备数字减影血管造影机，具有“路图”功能。具备医学影像图像管理系统。

5.具备气管插管和全身麻醉条件，能够进行心、肺、脑抢救复苏，具备供氧系统、麻醉机、除颤器、吸引器和血氧监测仪等必要的急救设备和药品。

6. 具备存放导管、导丝、造影剂、栓塞剂以及其他物品、药品的存放柜,有专人负责登记保管。

7. 重症监护室:设置符合相关规范要求,病床不少于6张,能够满足神经血管介入诊疗专业需要。符合神经专业危重患者的救治要求:配备多功能监护仪和呼吸机,多功能监护仪能够进行心电图、血压和血氧等项目监测。能够开展有创颅内压监测项目和有创呼吸机治疗。有院内安全转运重症患者的措施和设备。

8. 医学影像科:能够利用多普勒超声诊断设备进行常规和床旁脑血管检查。具备磁共振(MRI)、计算机X线断层摄影(CT)和医学影像图像管理系统。

9. 有至少2名经过正规培训、具备神经血管介入诊疗技术临床应用能力的本院在职医师,有经过神经血管介入诊疗相关知识和技能培训的、与开展的神经血管介入诊疗相适应的其他专业技术人员。

10. 神经血管介入诊疗技术应通过省级卫生行政部门组织的临床应用能力评估后方可开展。

第五章

X线摄影技术操作规程

第一节 X线摄影技术操作原则

一、X线机的使用原则

1.了解设备的性能、规格、特点和各部件的使用及注意事项,熟悉设备的最大负载及其使用说明,保证设备在安全状态下运行。

2.严格遵守操作规则,正确熟练地进行各项操作。

3.在曝光过程中,不可临时调节参数,以免损坏设备。

4.在使用过程中,注意控制台各仪表指示数值,注意设备声音,如有异常,及时关机。

5.在使用过程中,严防机件强烈震动,在移动部件时,注意是否有障碍物。移动式X线机移动前应将X线管及各种旋钮固定。

6.X线机如停机时间较长,需将球管预热后方可投入使用。

二、X线机的一般操作步骤

1.闭合外电源总开关。

2.接通机器电源,调节电源调节器,使电源电压指示针在标准位置上。

3.检查球管、床中心及X线影像接收器中心是否在一条直线上。

4.根据检查需要进行技术参数选择。

5.根据需要选择曝光条件,注意先调节毫安值和曝光时间,再调节千伏值。

6.以上各部件调节完毕后,摆放患者投照体位,一切准备就绪后即可按下手闸曝光。

7.工作结束后,切断机器电源和外部电源,使设备恢复到开机前状态。

三、一般摄影原则

1.有效焦点的选择:在不超过X线管负载的原则下,尽量采用小焦点摄影,以提高照片的清晰度。

2.焦片距及肢片距的选择:摄影时应尽量缩小肢片距,如肢体与胶片不能贴近时,应适当增加焦片距。

3.照射野的选择:根据检查申请单检查要求和目的,合理控制照射野,避免过度照射。

4.中心线及斜射线的应用:在重点观察的肢体或组织器官平行于胶片时,中心线垂直于胶片;与胶片不平行而成角度时,中心线应与肢体和胶片夹角的分角线垂直。倾斜中心线与利用斜射线可取得相同效果。

5.呼气与吸气的应用:患者的呼吸动作对摄片质量有很大影响。根据不同的部位,可采用如下几种呼吸方式:

(1)平静呼吸下屏气:心脏、上臂、肩、肋骨、颈部及头颅等部位的摄影,因呼吸时胸廓活动,使以上部位发生移动,可在平静呼吸下屏气摄片,以避免图像模糊。

(2)深吸气后屏气:应用于肺部及膈上肋骨的摄影,可增加肺内含气量,提高对比度,同时使膈肌下降,使肺野暴露更广泛。

(3)深呼气后屏气:常用于腹部及膈下肋骨的摄影。呼气后膈肌上升,腹部体厚度减薄,使图像更加清晰。

(4)缓慢连续呼吸:在曝光时嘱患者做慢而浅的呼吸动作,使某些重叠的组织因呼吸而模糊,而被摄部位可较清楚地得以显示,如摄胸骨正位摄影。

6.滤线设备的应用:肢体厚度超过15cm或管电压超过60kV时一般需加滤过板或滤线器,如对于骨肿瘤、慢性骨髓炎,一般需加滤过板或滤线器。

7.肢体摄影时,必须包括病变邻近一端的关节或上下两个关节。

8.在同一张胶片上同时摄取两个位置时,肢体同一端应置于胶片同一侧,以便比较。

9.有已知的病变摄影时,摄影野应适当加大,应包括病变的全部区域以及邻近正常组织。

10.儿童的骨关节摄影应根据需要行两侧同时摄影,以便对照和鉴别诊断。

四、X线摄影步骤

1.阅读申请单:仔细阅读检查申请单内容,认真核对患者姓名、年龄和性别,了解患者病史和检查目的,明确投照部位。

2.确定摄影位置:一般根据检查申请单要求采用常规位置投照,如遇特殊病例可根据患者的具体情况加照其他位置,如切线位、轴位等。

3.摄影前的准备:去除一切影响X线穿透的物质,如发夹、金属饰物和膏药等,有条件者换上专为患者准备的衣服。投照腹部、下部脊柱、骨盆和尿路等平片时,应事先做好肠道准备。

4.选择胶片或影像板尺寸:应以患者检查部位的大小及临床的要求选择胶片或影像板尺寸。如为DR(Digital Radiography,数字X线摄影),则应选择合适的曝光野,避免过度照射。

5.安置照片标记:照片标记应包括摄片日期、X线片号和左右标识等。标记应放在暗盒或影像接收器的范围内,但是不可放在诊断图像范围之内以免影响诊断。

6.摆位和对中心线:依照部位及检查目的,按标准检查位置摆好体位。根据要求将中心线对准被摄部位,并校对胶片或影像接收器位置是否包括要求投照的肢体范围。

7.根据需要,测量肢体厚度。

8.训练呼吸动作:在摆位前根据要求做好呼气、吸气或屏气动作的训练,要求患者完全合作。

9.选择焦片距:按部位要求选择好球管与胶片的距离。

10.选择曝光条件:根据投照部位、身体厚度和机器条件,选择最佳kV、mA及曝光时间。

11. 在以上各步骤完成后,再确认控制台上各曝光条件无误后予以曝光。在曝光过程中,密切注意各仪表显示情况。

12. 曝光结束后,操作者须签名,对行特殊检查体位摄影者应做好检查体位记录。

第二节 头部X线摄影检查技术操作规程

一、头部

(一)适应证

1. 头颅先天性疾病。
2. 颅骨疾病:炎症、肿瘤及肿瘤样病变。
3. 外伤。
4. 颅内疾病:钙化性颅内占位,如脑膜瘤、海绵状血管瘤、松果体瘤、结核、寄生虫感染等。
5. 颅内压增高症。

(二)禁忌证

无。

(三)注意事项

1. 患者俯卧有困难,也可以采用仰卧位摄影。
2. 如疑有颅骨病变,必要时加摄头颅切线位摄片。
3. 使用滤线栅,摄影距离为100cm。

(四)操作方法

1. 头颅正位

(1)患者俯卧于摄影床上,两臂置于头部两旁。

(2)头部正中矢状面与台面垂直并与暗盒中线重叠。

(3)听眦线与台面垂直,即两侧耳垂根部与台面呈等距离,下颌稍内收。

(4)颅顶部位于照射野的上缘下3cm,下缘包括部分下颌骨。

(5)中心线通过枕外隆凸,经眉间垂直射入暗盒(或影像接收器)1/2中心。

2. 头颅侧位

(1)患者俯卧于摄影床上,头侧转,被检侧紧贴床面。对侧前胸抬起,肘部弯曲,用前臂支撑身体。

(2)头颅矢状面与床面平行,瞳间线与床面垂直,下颌稍内收。

(3)照射野上缘超出头顶,下缘包括部分下颌骨。

(4)中心线对准蝶鞍,即外耳孔前、上方各2.5cm处,与暗盒(或影像接收器)垂直射入。

二、内听道

(一)适应证

1. 内听道性先天性疾病。
2. 内听道炎症、肿瘤及肿瘤样病变。

3.听神经瘤引起的内听道扩大。

(二)禁忌证

无。

(三)并发症

无。

(四)注意事项

患者一般不需做准备。

(五)操作方法

1.患者取俯卧位,听眦线与正中矢状面均与台面垂直。

2.照射野横向中线对准外眦部,纵向中线对准台面中线。

3.中心线与台面垂直,经两外耳孔连线与正中矢状面交点上方1cm处射入照射野中心。

三、头颅汤氏位

(一)适应证

1.枕骨和颞骨岩部的病变。

2.听神经瘤引起的内听道扩大。

(二)禁忌证

无。

(三)注意事项

若重点观察枕骨及枕骨大孔,中心线需倾斜45°。

(四)操作方法

1.患者仰卧于摄影床上,两臂置于身旁。

2.头正中矢状面与台面垂直并与照射野中线重叠。

3.下颌内收,使听眦线与床面垂直。

4.照射野上缘与头顶平齐,下缘抵下颌骨。

5.中心线向足侧倾斜30°,对准眉间上方约10cm处射入,从枕外隆凸下方射出。

四、颅底位

(一)适应证

1.颅底先天性疾病。

2.颅底骨疾病、炎症、肿瘤及肿瘤样病变。

3.外伤。

4.颅内疾病所致颅底病变。

5.眼、耳、鼻、鼻窦和鼻咽等部位疾病所致的颅底病变。

(二)禁忌证

严重颅底骨折患者不宜行此检查,易造成生命危险。

(三)注意事项

检查前要了解患者有无颅底骨折。

(四)操作方法

1. 患者取仰卧位,背部垫高 15～20cm,髋关节和膝关节弯曲。

2. 头后仰,头顶部触及台面,听眦线尽可能平行于台面,前额用棉垫和沙袋固定。

3. 照射野上缘超出额部,下缘包括枕部隆凸。中心线向头侧倾斜 15°～25°与听眶线垂直,经两下颌角连线中点射入照射野中心。

五、颅颈交界侧位

(一)适应证

1. 颅颈交界先天性疾病。

2. 颅颈交界骨源性疾病。

3. 外伤。

4. 颅后窝及上颈段疾病所致颅颈交界病变。

5. 眼、鼻、鼻窦、鼻咽等部位疾病所致的颅颈交界病变。

(二)禁忌证

无。

(三)注意事项

颅颈交界位摄片患者一般不需做准备。

(四)操作方法

1. 行颅颈交界位摄片时,患者侧立或侧坐于片架前,正中矢状面与照射野平行,下颌抬高,使听鼻线与地面平行。

2. 双手置于背后并尽力下拉,使双肩下垂。照射野上缘位于枕外隆凸上 6cm,下缘位于上颈椎。中心线对准照射野中心并垂直射入。

六、头颅切线位

(一)适应证

1. 颅骨凹陷性或凸起性病变的鉴别诊断。

2. 颅颈交界骨源性疾病,如炎症、肿瘤及肿瘤样病变的进一步检查。

3. 颅内病变所致颅骨凹陷性或凸起性病变。

(二)禁忌证

无。

(三)注意事项

头颅切线位摄片患者一般不需做准备。被摄部位的皮肤表面应放一金属标志。

(四)操作方法

1. 头颅切线位根据病变部位摆放患者体位,目的使病变区域(凹陷或凸起部位)与头颅边缘呈切线关系。

2. 病变颅骨边缘应置于照射野中心,使中心线垂直台面,与病变颅骨边缘相切。

七、视神经孔

(一)适应证

1. 先天性发育异常。
2. 肿瘤源性视神经孔扩大,如视神经胶质瘤、视神经鞘瘤、视网膜母细胞瘤等。
3. 眶内压或颅内压增高引起的视神经孔扩大。
4. 骨增生性疾病,如畸形性骨炎、石骨症和蝶骨嵴脑膜瘤。

(二)禁忌证

无。

(三)操作方法

1. 患者俯卧于摄影床上,肘关节屈曲,两手置于胸旁。
2. 头转向对侧,将被检侧眼眶外下1/4置于照射野中心。
3. 颧骨、鼻尖、下颌隆凸三点紧靠台面,使头部矢状面与台面成53°角,听鼻线与台面相垂直。
4. 中心线对准被检侧眼眶外下1/4处,垂直照射野1/2中心。

八、颈静脉孔

(一)适应证

1. 先天性发育异常。
2. 肿瘤源性颈静脉孔扩大,如静脉球瘤、神经瘤等。
3. 颅内压增高引起的颈静脉孔扩大。
4. 骨增生性疾病,如畸形性骨炎、石骨症等。
5. 颅底病变所致颈静脉孔扩大。

(二)禁忌证

无。

(三)注意事项

颈静脉孔摄片患者一般不需做准备。

(四)操作方法

1. 患者取仰卧位,头后仰,口尽量张大,听口线垂直于台面。
2. 头正中矢状面垂直并重合于台面中心,两侧耳垂根部至台面呈等距离。
3. 照射野中心对准口裂中点。

九、副鼻窦

(一)适应证

1. 外伤。
2. 先天性发育畸形。
3. 鼻腔内异物和结核。
4. 急、慢性鼻窦炎。
5. 鼻窦息肉和囊肿。

6. 鼻窦良、恶性肿瘤。

7. 邻近部位病变的浸润。

8. 转移性肿瘤。

(二)禁忌证

临床拟诊为外伤性颈椎骨折或脱位。

(三)注意事项

一般无特殊准备。

(四)操作方法

1. 华氏位

(1)患者俯卧或立于摄影台,两手置于摄影台两边,颏部紧贴床面。

(2)头部正中面对照射野中心,并与之垂直,颏部紧靠照射野下缘,头部稍向后仰,使听眦线与床面夹角成37°角。鼻尖对准照射野中心(鼻尖约离台面0.5～1.5cm)使颞骨岩部投照于上颌窦的下方。

(3)照射野前缘包括前额,下缘包括颏部,或将鼻尖与上唇间的中点置于照射野中心。

(4)中心线对准鼻尖与上唇间的中点,与台面相垂直。

2. 柯氏位

(1)患者俯卧于摄影台,头部正中面对照射野中心,并与之垂直。

(2)前额和鼻部紧靠台面,使听眦线与台面垂直,将鼻根下1cm放于照射野中心。

(3)中心线向足侧倾斜23°,对准枕骨隆凸上方3cm处,通过眉间射至照射野中心。

十、颞骨岩部

(一)适应证

1. 胆脂瘤。

2. 内耳病变。

3. 听神经瘤。

4. 渗出性中耳乳突炎、急性化脓性中耳乳突炎、慢性化脓性中耳乳突炎。

5. 良、恶性肿瘤。

(二)禁忌证

一般无禁忌证。

(三)注意事项

一般无特殊准备。

(四)操作方法

1. 伦氏位

(1)患者坐于摄影台的一侧或俯卧于摄影台上,向足侧倾斜35°,被检侧紧靠台面,头部矢状面与台面平行。

(2)患侧的耳廓向前折叠,外耳孔置于照射野中心的前上方处,下颌略前伸,遮线筒靠近头部。

(3)中心线对准照射野中心,经健侧外耳孔上方约7cm处射入。

2. 许氏位

(1)患者侧卧于摄影台上，将被检侧耳廓向前折叠，可用胶布粘住。被检侧靠于台面，头部呈侧位，前胸稍抬高，并用沙袋支撑。

(2)外耳孔置于照射野中心前方和上方 1cm 处，使头部矢状面与台面平行，瞳间线与台面垂直。对侧手握拳支撑下颌部或用棉垫垫平，保持头部稳定。

(3)中心线向足侧倾斜 25°～30°，对准对侧外耳孔后方 2cm 和上方 7cm 处射入照射野中心。

3. 梅氏位

(1)患者仰卧于摄影台上，被检侧耳廓向前折叠，可用胶布粘住。将外耳孔放于照射野中心上方 1/3 处。面部转向被检侧，使头部矢状面与台面成 45°角，下颌下倾，使听眦线与台面垂直。

(2)中心线：向足侧倾斜 35°～45°，对准对侧眼眶上方的额部射入或向足侧倾斜 10°，对准对侧眼眶上方的额部射入。

4. 斯氏位

(1)俯卧摄影台上，面转向对侧，外耳孔前 2cm 处放于照射野中心，将额部、鼻尖、颧骨三点紧靠台面，使头部矢状面与台面成 45°，对侧听眦线与台面垂直。

(2)中心线：向头侧倾斜 12°，对准被检侧的枕骨隆凸于外耳孔连线的中点，射入照射野中心。

(3)显示部位，该位置可显示颞骨岩部的后前位影像。岩骨的尖部、上缘、下缘、乳突尖部和小房、鼓室、迷路区域和内听道等都能显影。

5. 汤氏位

(1)患者仰卧于摄影台上，头部正中面对准台面中线，并与台面垂直，下颌下倾，使听眦线与台面垂直。

(2)照射野上缘与头顶相平，下缘低于下颌骨，或将枕隆突对准照射野中心上方约 5cm 处。

(3)中心线：向足侧倾斜 30°～35°，经两侧外耳孔后上缘连线的中点射入照射野中心。

十一、颞骨茎突部

(一)适应证

1. 茎突过长以及过度弯曲，增粗，茎突舌骨韧带钙化。

2. 外伤。

(二)禁忌证

一般无禁忌证。

(三)注意事项

一般无特殊准备。

(四)操作方法

1. 茎突(双侧)前后位

(1)患者仰卧于检查台，头部顶端垫高，向足侧倾斜 13°，下颌稍仰起，使听鼻线垂直于台面。头正中矢状面对照射野中线，乳突尖置于照射野中心，投照时口张大。

(2)中心线:对准鼻尖垂直射入。

2. 茎突(单侧)前后位

(1)患者仰卧于检查台,头部顶端垫高呈向足侧倾斜13°,下颌稍前伸。使听鼻线垂直于台面,然后头颅正中矢状面向对侧旋转5°。

(2)患侧乳突尖置于照射野中心外2cm处,投照时患者口应尽量张大。

(3)中心线对准患侧乳突内侧2cm处,垂直射入。

(4)此位置应分别投照双侧,以便对比。

3. 茎突侧位

(1)患者俯卧于检查台上,头侧转,被检侧贴近台面,下颌前伸,头部矢状面与台面平行。瞳间线垂直台面,患侧外耳孔置于照射野中心。

(2)中心线向头侧倾斜10°,经对侧外耳孔下方3cm处射入。

(3)显示部位:茎突显示于下颌角和颈椎间隙内。应分别投照双侧,以便对比。

十二、面骨

(一)适应证

1. 面骨肿瘤与囊肿。

2. 外伤。

3. 先天发育畸形。

(二)禁忌证

一般无禁忌证。

(三)注意事项

一般无特殊准备。

(四)操作方法

1. 后前位

(1)患者俯卧于摄影床上,双上肢上举置于头部两旁。

(2)头颅正中矢状面与床面垂直并与照射野中线重叠。

(3)头稍仰起,使听眦线与床面成45°,鼻尖部对准照射野下1/3处。

(4)中心线通过鼻根垂直射入。

2. 前后位

(1)患者仰卧于摄影台上,两臂放于身旁,头部正中面对准台面中线,并与台面垂直下颌稍向下倾,使听眶线与台面垂直,面骨与台面平行,将枕骨隆凸上方5cm处放于照射野中心。

(2)中心线:向头侧倾斜25°～30°,对准门齿咬合面射入照射野中心。

(3)此位置适用于面部严重损伤而不能俯卧的病例。

十三、颧弓

(一)适应证

1. 颧弓部外伤,了解是否存有骨折及骨折移位情况。

2. 颧弓部手术前准备。

3. 累及颧弓部的肿瘤性病变。

4.累及颧弓部的炎性病变。

(二)禁忌证

一般无禁忌证。

(三)注意事项

1.若患者头部后仰后听眶线不与台面平行,中心线需向足侧倾角度,倾角大小以垂直听眶线为准。

2.观察颧骨,应按薄骨设定摄影条件。

3.根据是否使用滤线改变摄影条件。

(四)操作方法

1.颧弓顶颌斜位

(1)患者俯卧于检查台上,头部尽量后仰,颏部前伸,下颌放于照射野中心上方5cm处。

(2)头向对侧转15°,使头部矢状面与台面成75°。

(3)中心线向足侧内倾斜,使中心线与听眶线垂直,对准颧弓中心或眼角外方约4cm处射入照射野中心。

2.颧弓轴位

(1)患者仰卧于检查台上,头部尽量后仰,使头顶与台面接触。

(2)听眦线尽可能与台面平行,背部可用枕头垫高。

(3)中心线稍向头侧倾斜与听眦线成95°,对准下颌角连线的中点射入照射野中心。

(4)焦片距70～100cm,用遮线筒和滤线器。

十四、鼻骨

(一)适应证

各种鼻部外伤,了解是否存有骨折及骨折移位情况。

(二)禁忌证

一般无禁忌证。

(三)注意事项

一般无特殊准备。

(四)操作方法

1.鼻骨侧位

(1)患者俯卧于检查台上,头部成标准侧位。

(2)头部矢状面与台面平行,将鼻根下方2cm处置于照射野中心。

(3)中心线对准鼻根下方2cm处,与台面垂直。

2.鼻骨轴位

(1)患者俯卧于检查台上,下颌部置于台面,使眉间与齿槽的连线与台面相垂直。

(2)颈部前缘置于照射野中心,中心线与台面垂直沿眉间与齿槽连线投射。

十五、下颌骨

(一)适应证

1.外伤。

2.肿瘤与囊肿。

3.炎症性病变,包括化脓性下颌骨骨髓炎、物理(放射线)与化学引起的下颌骨骨坏死及继发感染的骨髓炎。

4.下颌骨发育畸形。

(二)禁忌证

一般无禁忌证。

(三)注意事项

一般无特殊准备。

(四)操作方法

1.下颌骨后前位

(1)患者俯卧于检查台上,两臂弯曲置于头部两侧,前额、鼻尖贴台面,颅骨矢状面垂直台面并对照射野中线,两唇咬合线对准照射野中心。

(2)中心线:对准照射野中点垂直射入。

(3)显示部位:显示下颌骨后前位影像。

2.下颌骨侧位

(1)患者仰卧于检查台上,头侧转向患侧并贴近台面,健侧身体抬高,两肩下垂。

(2)下颌骨置于足侧垫高 15°角的面板上,下颌骨体部下缘与照射野下缘平行。

(3)中心线:向头侧倾斜 15°～25°,经对侧下颌角后下约 1cm 处,通过被检测第三磨牙射入照射野中心。

3.下颌骨颏部颌下位

(1)患者坐于检查台一端的椅子上,下颌骨前伸,头颅矢状面垂直于照射野,颏部贴近照射野中线处,照射野前缘包括颏部。

(2)中心线:向枕方倾斜 40°～50°,经过下颌联合处射入照射野中心。

十六、颞颌关节

(一)适应证

1.外伤。

2.颞颌关节功能紊乱、颞颌关节脱位和颞颌关节强直。

3.肿瘤性病变累及颞颌关节。

(二)禁忌证

一般无禁忌证。

(三)注意事项

一般无特殊准备。

(四)操作方法

1.患者俯卧于检查台上,头部转成侧位,被检侧紧靠台面,前胸稍抬高并用沙袋或枕头支撑。

2. 外耳孔置于照射野中心后方1cm和上方2.5cm处，使头部矢状面与床面平行，瞳间线与床面垂直。

3. 中心线向足侧倾斜25°～30°，对准对侧颞颌关节上方5cm处，向被检侧倾斜25°～30°，射入照射野中心。

4. 要求以同样位置摄取张口位和闭口位照片各1张，以观察关节活动情况，并应摄取两侧颞颌关节进行比较。

若用四分格专用换片器，应按换片器的使用规定执行。若专用口腔曲面体层机附有颞颌关节开闭口摄影功能时，应按机器的操作使用说明进行程序操作。

第三节　胸部X线摄影检查技术操作规程

一、胸片

(一)适应证

1. 肺部及气道病变。

2. 心脏及大血管病变。

3. 纵隔和横膈病变。

4. 胸膜和胸壁病变。

5. 肋骨骨折及骨质病变。

6. 常规体格检查。

(二)禁忌证

无。

(三)注意事项

1. 对站立有困难者及婴幼儿，可采取仰卧位或半卧位摄影。

2. 常规使用高电压摄影，使用滤线器(栅比不小于10：1)。

3. 前弓位属于胸部平片的一种特殊体位，在观察肺尖病变、下胸部叶间胸膜积液及右中叶肺不张时予以采用。

(1)当患者身体后倾角度不够时，中心线可向头侧倾斜12°，对准胸骨角与剑突联线的中点，射入照射野中心。

(2)因该摄影体位要求患者的倾角较大，故胸片架要稳固可靠，以防患者摔伤。

(3)婴幼儿及体弱不能配合者不宜选择该体位。

(4)观察下胸部叶间胸膜积液及右中叶肺不张时可采用前弓位的后前向。

4. 做好患者屏气训练。

(四)操作方法

1. 后前位

(1)患者面向胸片架站立，前胸壁紧贴胸片架面板，两足自然分开，身体站稳。

(2)身体正中矢状面对准照射野中线，下颌稍仰，置于颏托之上，照射野上缘超出两侧肩部。

(3)双肘屈曲，上臂内旋，手背置于髋部，锁骨呈水平位。

(4)中心线通过第4胸椎处垂直射入。

(5)深吸气后屏气曝光。

2.侧位

(1)患者侧立于胸片架前,被检侧靠近胸片架。

(2)两足分开,身体站稳,双上肢上举环抱头部。

(3)胸部腋中线对准照射野中线,前、后胸壁与照射野两侧缘等距离。

(4)胶片上缘应超出肩部。

(5)中心线对准第4胸椎平面的侧胸壁中点并垂直射入胶片。

(6)深吸气后屏气曝光。

3.前弓位(前后向)

(1)患者背向摄片架直立,身体正中面或脊柱对准照射野中线。

(2)两足分开,使身体站稳。肘部弯曲,手背置于髋部,双臂尽量内旋。

(3)身体稍离开摄片架,上胸部向后仰使上背部紧贴胸片架面板,腹部向前挺出。

(4)照射野上缘须超出肩部上方约7cm。

(5)中心线向头侧倾斜12°,对准胸骨角与剑突联线的中点,垂直射入照射野中心。

(6)深吸气后屏气曝光。

二、心脏和大血管X线摄影检查

(一)适应证

1.先天性心脏病。

2.心脏瓣膜病、高血压性心脏病。

3.肺心病。

4.原发性心肌病、继发性心肌病。

5.心包积液、缩窄性心包炎。

6.真性主动脉瘤、假性主动脉瘤。

7.主动脉弓发育畸形。

8.肺梗死。

9.肺水肿等。

(二)禁忌证

休克患者禁忌站立位拍片。

(三)注意事项

1.取下照射野范围内各种金属物,包括饰物及衣服内织的金属丝和金属棉。

2.告知患者保存投照位置,不可移动。

3.训练患者吸气后屏气或保持平静呼吸。

4.对不能站立摄片者采用半坐位或卧位摄片。

(四)操作方法

一般采用立位屏气投照,根据需要依次摄左前斜位、右前斜位和后前位或左侧位片。焦片距为2m。远距离摄影可以减少心脏和血管的放大率。

1. 后前位片

(1)患者直立,两脚分开站稳,双手反叉腰,面向胶片,胸壁贴紧胸片架。

(2)双肘屈曲臂内旋,手背置于髋部,锁骨呈水平位。

(3)中心线通过第 6 胸椎处垂直射入胶片。

(4)平静吸气下屏气和口服钡剂后投照。

(5)所用曝光条件比常规胸片略高。

2. 左前斜位

(1)患者立于胸像架前,胸壁左前方靠近胸片架面板。

(2)身体冠状面与胸片架面板成 65°角。

(3)右手高举抱头,左肘弯曲内旋,左手置于髋部。右前胸壁和左后胸壁与照射野边缘等距离。

(4)照射野上缘达肩部上方。

(5)中心线对准右侧腋后线第 6 胸椎高度处垂直射入。

(6)平静呼吸状态下屏气曝光。

3. 右前斜位

(1)患者立于胸片架前,胸壁右前方靠近胸片架面板。

(2)左手高举抱头,右肘弯曲内旋,右手置于髋部。

(3)身体冠状面与照射野成 45°～55°角。

(4)照射野上缘超出锁骨 5～6cm,左右缘包括左前胸壁和右后胸壁。

(5)中心线对准左侧腋后线第 6 胸椎高度处垂直射入。

(6)口服钡剂后在平静呼吸状态下屏气曝光。

4. 左侧位

(1)患者侧立于胸片架前,左侧胸壁靠近面板。

(2)双上肢上举环抱头部,前胸壁和后胸壁与胸像架面板等距离。

(3)照射野上缘应超出肩部。

(4)中心线对准第 6 胸椎水平侧胸壁中点垂直射入。

(5)平静呼吸状态下屏气曝光。

(6)身体冠状面与胸片架垂直,屏气和口服钡剂摄片。

三、肋骨正位 X 线摄影检查

(一)适应证

横膈上部肋骨的病变,如骨折、肿瘤及畸形等。

(二)禁忌证

无

(三)注意事项

1. 不宜采用高仟伏摄影条件,使用滤线器。

2. 做好患者屏气训练。

3. 必要时加照斜位。

4. 女性患者的发辫应结于头顶以防伪影。

5.重症患者及婴幼儿可采取仰卧位或半卧位摄影。

(四)操作方法

1.患者面向胸片架站立,前胸壁紧贴胸片架面板,两足分开,身体站稳。

2.身体正中矢状面对准照射野中线,下颌稍仰,置于颏托上,照射野上缘超出两侧肩部。

3.双肘屈曲臂内旋,手背置于髋部,锁骨呈水平位。

4.中心线通过第4胸椎处垂直射入。

5.深吸气后屏气曝光。

第四节 腹部X线摄影检查技术操作规程

一、成人全腹部

(一)适应证

1.胃肠道穿孔。

2.胃肠道梗阻,各种原因引起的胃肠道扭转、套叠及粘连。

3.误吞异物。

4.腹部及腹腔内脏器创伤。

5.肠气囊肿症(小、大肠)。

6.腹腔内占位病变(肿瘤、炎症)等。

7.急性胃扩张。

(二)禁忌证

1.妊娠早期。

2.休克者禁止取站立位摄片,可改摄仰卧水平侧位片。

(三)注意事项

腹部摄片检查一般不需特殊准备,但摄片前应让患者排尿。摄取腹部立位片时,应让患者坐或站立片刻再进行摄片,以使腹腔内游离气体自穿孔部位逸出到达膈下,游离液体沉降到下腹部,从而有利于病变显示。对危重不能站立者,可让患者取左侧卧位(右侧向上),水平前后位投照。

(四)操作方法

1.立卧位腹部摄片应在装有活动滤线器的检查台上进行。如病情危重,必须在床旁进行摄片时,也须在片盒上放置固定滤线器,以免散射线影响照片质量。

2.如检查食管异物或疑有食管破裂时,须摄颈部和胸部正侧位。胃肠道穿孔时须摄腹部立位平片。疑有肠道梗阻须摄腹部立位和卧位平片。急性胃扩张时摄片范围应包括下胸部。

3.为避免肠管蠕动引起图像模糊,应尽量缩短曝光时间(需要大容量X线机)。

4.胃肠道平片摄取范围应包括全腹部,以便能观察腹部全貌,使两侧腹壁脂线(皮下脂肪层,腹膜外脂肪层)均能显示。

5.行仰卧前后位投照时,照射野下缘应包括耻骨联合。行直立前后位投照时,照射野上缘应包括膈肌,投照中心线对准照射野中心。

二、小儿腹部

(一)适应证

1.先天性胃肠道狭窄或闭锁畸形、先天性肥厚性幽门狭窄和十二指肠或小肠闭锁等。

2.小儿肠套叠。

3.新生儿坏死性肠炎。

4.胎粪性腹膜炎。

5.先天性巨结肠。

6.原因不明的婴幼儿呕吐和腹痛等。

7.原因不明的新生儿排便障碍(腹泻、秘结)。

8.腹部(包括后腹膜)肿块。

9.出现腹部症状的某些胸内病变,如胸膜炎、肺炎等。

(二)禁忌证

无。

(三)注意事项

小儿行胃肠道(腹部)摄片检查前一般不需做准备,但为了减少X线对患儿的辐射剂量,应根据临床表现作出病变的大致部位(食管、胃至直肠)及病因(先天性闭锁畸形、炎症)的判断,以便选择恰当的检查方法(直立、倒立等)及检查部位(上、下或全腹部),并对躯体的非投照位做好放射防护。

(四)操作方法

1.小儿腹部摄片通常所采用的摄取位置有仰卧正位、仰卧水平侧位或站立侧位以及倒立侧位。

2.对于存在上胃肠道闭锁畸形的新生儿,一般摄取仰卧及直立位片。

3.对于先天性肛门闭锁者,须摄倒立侧位片,将患儿倒立1～2min后,于肛门口处放一金属标记,摄倒立侧位片。

4.疑有新生儿胎粪性腹膜炎或婴幼儿坏死性肠炎时,则应摄仰卧前后位及水平投照侧位片,以利于发现腹内钙化、肠道梗阻、游离或包裹性气腹及门静积气等征象。

5.临床如疑有食管闭锁伴有或不伴食管气管瘘或膈疝时,则需加摄胸部正侧位片。

6.腹部摄片应包含两侧腹壁。上腹部摄片则应包括横膈、肝脏。下腹部摄片则应包括全部小骨盆腔。

三、泌尿生殖系统

(一)适应证

1.泌尿系统结石。

2.泌尿生殖器官及肾上腺钙化(如结核、肿瘤和动脉瘤)。

3.泌尿生殖系统占位,如肿瘤、脓肿和炎性肿块。

4.其他占位,如后腹肿瘤、脓肿和炎性肿块。

5.外伤。

(二)禁忌证

妊娠早期。

(三)注意事项

除急诊外应先做检查前准备。

1.检查前2～3d禁用不透X线的药物,如硫酸钡、钙片等。

2.检查前1d予以少渣饮食。

3.检查前晚服轻泻剂。

4.若服轻泻剂不见效,在检查前1～2h行清洁灌肠。

(四)操作方法

1.仰卧前后位:患者仰卧,双膝屈曲,于呼气末屏气进行曝光。侧位:患者取左侧卧位或右侧卧位,两膝屈曲,于呼气末屏气曝光。

2.常规泌尿系统摄片应包括两侧肾上腺、肾脏、输尿管、膀胱及后尿道,上界从第11胸椎开始,下界稍低于耻骨联合。

第五节 四肢、脊柱和软组织X线摄影检查技术操作规程

一、四肢

(一)适应证

1.外伤。

2.感染。

3.肿瘤和肿瘤样病变。

4.先天性畸形。

5.关节病变。

6.骨骼生长障碍。

7.营养障碍性骨病。

8.内分泌性骨病。

9.骨中毒性疾病。

10.其他,如累及到骨骼的全身性疾病。

(二)禁忌证

怀孕早期不宜摄片。

(三)注意事项

1.去除摄片范围内影响X线穿透的体外异物(固定骨折的器具除外)。

2.观察骶尾及骨盆骨病变时,如肠内容物过多,可行清洁灌肠。

3.注意非摄片区域重要脏器的X线防护。

(四)操作方法

1.手后前位

(1)患者侧身坐于摄影台一侧,肘部弯曲约成直角,掌面紧贴床面,将第3掌骨头置于照射野中心,各手指自然分开。

(2)中心线对准第3掌骨,与床面垂直。

2.手后前斜位

(1)患者侧身坐于摄影台一侧,肘部弯曲约成直角,将小指和第5掌骨靠近照射野外缘,手置于侧位,然后将手内旋使手掌与台面约成45°。各手指均匀分开稍弯曲,指尖靠床面上。

(2)中心线对准第5掌骨头并与床面垂直,这样可利用斜射线,使掌骨头不至过多重叠。

3.腕关节后前位

(1)患者侧身坐于摄影台一侧,肘部弯曲成直角,腕关节置于照射野中心,手呈半握拳状,拳面向下,使腕部掌面与床面靠紧。

(2)中心线对准尺骨和桡骨茎突联线中点并与床面垂直。

4.腕关节侧位

(1)患者侧身坐于摄影台一侧,患臂侧向伸直,将第5掌骨和前臂尺侧紧靠床面,手指稍屈曲,尺骨茎突置于照射野中心。

(2)中心线对准桡骨茎突并与床面垂直。

5.肘关节侧位

(1)患者坐于摄影台前,患臂前伸,肘部弯曲约90°,肘关节置于照射野中心,手掌面对患者,肩部尽量放低并与肘关节相平。

(2)中心线对准肘关节中心并与床面垂直。

6.肘关节前后位

(1)患者坐于摄影台一侧,前臂伸直,手掌向上,尺骨鹰嘴突置于照射野中心,肘部背侧紧靠床面,肩部放低,尽量与肘关节相平。

(2)中心线对准肘关节中心并与台面垂直。

7.肩关节前后位

(1)患者仰卧于摄影台上,被检测上肢伸直且稍向后外展,手掌向上,将患者对侧肩部和髋骨垫高,头部转向被检侧,使被检侧肩部紧靠床面,照射野上缘超出肩部上方2cm,外缘超出上臂软组织。

(2)中心线对准喙突并与床面垂直。

8.足前后位

(1)患者仰卧或坐于摄影台上,对侧下肢伸直或弯曲,被检侧膝部弯曲,足底部紧靠床面,照射野上缘包括足趾,下缘包括足跟,第3跖骨底部置于照射野中心,照射野长轴与足部长轴相平行。

(2)中心线对准第3跖骨底部并与床面垂直,向足侧倾斜15°,经第3跖骨中心射入照射野片中心。

9.足前后内斜位

(1)患者仰卧或坐于摄影台上,被检侧膝部稍弯曲,足底部靠床面,照射野上缘包括足趾,下缘包括足跟,第3跖骨底部对准照射野中心,照射野长轴与足部长轴相平行,对侧下肢自然伸直,然后将被检侧下肢向内倾斜,使足底与床面成30°~50°。

(2)中心线对准第3跖骨底部垂直射入。

10.跟骨侧位

(1)患者侧卧于摄影台上,被检侧靠台面,对侧下肢向前上方弯曲,被检测足部外侧紧靠床面,跟骨置于照射野中心,膝部稍弯曲,略垫高,跟骨放平不动。

(2)中心线对准跟距关节并与床面垂直。

11.跟骨轴位

(1)患者仰卧或坐于摄影台上,对侧膝部弯曲,被检侧下肢伸直,踝关节置于照射野中心,踝部尽量弯曲向足背方牵拉,如患者踝部不能弯曲,可将下肢用沙袋垫高,使足部长轴与床面垂直。

(2)中心线向头端倾斜35°～45°,对准第3跖骨底部射入照射野中心。

12.踝关节前后位

(1)患者仰卧或坐于摄影台上,对侧膝部弯曲,被检侧小腿伸直,将踝关节置于照射野中心,小腿长轴与照射野长轴平行。

(2)中心线对准内外踝连线上方1cm处并与床面垂直。

13.踝关节侧位

(1)患者侧卧于摄影台上,被检侧靠近台面,对侧下肢跨过被检测肢体向上方弯曲。被检侧下肢伸直。踝部外侧紧靠床面,膝部略垫高,足跟放平,使踝关节成侧位。将外踝上方1cm处置于照射野中心,小腿长轴与照射野长轴平行。

(2)中心线对准内踝上方1cm处射入胶片中心。

14.膝关节前后位

(1)患者仰卧或坐于摄影台上,小腿伸直,照射野于被检侧膝关节下方,髌骨下缘对准中心,小腿长轴与胶片长轴平行。

(2)中心线对准髌骨下缘射入。

15.膝关节侧位

(1)患者侧卧于摄影台上,被检侧靠近台面,对侧下肢向前下方弯曲,被检侧膝部稍弯曲,膝部外侧紧靠床面,髌骨下缘置于胶片中心,前缘皮肤、髌骨与床面垂直。

(2)中心线对准胫骨上端并与床面垂直。

16.髋关节前后位

(1)患者仰卧于摄影台上,下肢伸直,足向内斜,脚趾向内侧靠拢,股骨头置于照射野中心(髂前上棘及耻骨联合上缘连线中点向下2.5cm处)。

(2)中心线对准股骨头射入照射野中心。

17.髋关节仰卧水平侧位

(1)患者仰卧于摄影台上,将其臀部垫高,面板(IP板或暗盒)在台面竖立放置并紧靠被检侧髋部外侧,将髋部垫高到与面板中线等高水平,胶片上缘包括髋臼,下缘与躯干成45°～55°角,使胶片长轴与股骨颈长轴相平行。对侧髋部和膝部弯曲,使股骨与躯干垂直,以免挡住X线。

(2)中心线呈水平方向对准股骨颈并与面板垂直。

二、脊柱

(一)适应证

1.脊柱外伤,观察骨折情况和脊柱移位情况。

2.脊柱侧弯、曲度异常和后突畸形。

3. 脊髓压迫症,了解脊髓压迫平面的脊椎有无病变。

4. 先天性脊椎发育畸形,了解畸形的形态和类型。

5. 脊柱感染、脊柱结核和脊柱化脓性炎等。

6. 伴有脊椎病理改变的先天性、遗传性和代谢性疾病,如黏多糖病、软骨发育不全、成骨不全和骨质疏松等。

(二)禁忌证

怀孕早期不可施行摄片。

(三)注意事项

1. 对患者行上部颈椎或张口位投照时,应除去其口内的活动义齿。

2. 对患者行下部脊柱投照时,应避免过多的肠内容物的重叠,必要时应做好清洁灌肠。

3. 对脊柱具有生理曲度的,投照时应尽量矫正,使X线与病变区椎体边缘与椎间隙相平行,以减少失真和重叠。

(四)操作方法

1. 颈椎前后位

(1)患者仰卧于摄影台上,颈椎棘突对准台面中线,下颌仰起,使上颌咬合面与乳突尖联线垂直于台面,听眶线与台面呈70°角,照射野上缘包括外耳孔上1cm,下缘包括第1胸椎。

(2)中心线向头侧倾斜10°,通过甲状腺软骨射入。曝光时屏气。

2. 颈椎侧位

(1)患者侧立或仰卧于摄影台上,一侧肩部抵于照射野下缘,下颌稍仰起,使下颌升支不与颈椎重叠,两肩尽量下垂,避免与下部颈椎相重叠。照射野上缘超出外耳孔,下缘包括第1颈椎,颈椎部软组织前后缘中点对准照射野中心。胶—片距180～200cm。

(2)中心线通过甲状软骨颈椎前后缘联线中点垂直射入。

3. 颈椎前后斜位

(1)患者仰卧于摄影台上,身体冠状面与台面呈45°～50°角。两肩尽量下垂。胶片上缘包括枕外隆凸,下缘包括第2胸椎,此位置也可采用仰卧位。一般要摄取双侧便于对比。

(2)中心线向足侧倾斜15°～20°,对准第4颈椎射入胶片中心。摄取仰卧位时中心线向头侧倾斜。

4. 胸椎前后位

(1)患者仰卧于摄影台上,身体正中矢状面对准台面中线并与台面垂直,照射野上缘包括第7颈椎,下缘包括第1腰椎,屏气曝光。

(2)中心线对准第6胸椎垂直射入。

5. 胸椎侧位

(1)患者侧卧于摄影台上,腰部垫棉垫,两臂上举,两髋及膝部弯曲。脊柱长轴与台面平行。棘突后缘置于台面中线外5cm,照射野上缘包括第7颈椎,下缘包括第1腰椎,屏气曝光。

(2)中心线对准第7胸椎并与床面垂直,如腰部不垫棉垫,中心线向头侧倾斜5°～10°。

6. 腰椎前后位

(1)患者仰卧于摄影台上,身体正中矢状面与台面垂直并置于台面中心,两髋及两膝弯曲,双足踏台面。胶片上缘包括第1胸椎,下缘包括部分骶骨。

(2)中心线对准第3腰椎并垂直射入胶片。

7.腰椎侧位

(1)患者侧卧于摄影台上,双手抱头,腰背部平面与台面垂直,人体矢状面与台面平行,两髋及两膝弯曲,胶片上缘包括第12胸椎,下缘包括部分骶骨。

(2)中心线对准髂嵴上3cm,垂直射入照射野中心,腰部不垫棉垫者,中心线可向足侧倾斜10°。

8.腰椎斜位

(1)患者仰卧于摄影台上,冠状面与台面呈35°～45°角,腰椎棘突后缘置于台面中线后方5cm处。照射野上缘包括12胸椎,下缘包括部分骶骨。

(2)中心线对准第3腰椎垂直射入。

9.骶椎前后位

(1)患者仰卧于摄影台上,身体正中矢状面对准台面中线并与之垂直。髂前上棘连线中点处置于照射野中心。

(2)中心线向头侧倾斜15°,经耻骨联合上方3cm处射入照射野中心。

10.尾骨侧位

(1)患者侧卧于摄影台上,背部与台面垂直,尾骨对台面中线趋向于平行,尾骨后缘放于台面中线外3cm,胶片上缘包括骶椎,下缘包括尾骨尖。

(2)中心线经尾骨中点射入胶片中心。

11.骨盆前后位

(1)患者仰卧,身体正中矢状面对准台面中心并垂直,双下肢伸直,双足脚趾靠拢,双侧髂前上棘与台面等高。胶片上缘包括髂骨嵴,下缘包括耻骨联合下3cm处。

(2)中心线对准两侧髂前上棘联线中点至耻骨联合上缘联线之中点并垂直射入照射野中心。

三、乳腺

乳腺X线摄影是特殊摄影,需要采用专用X线机,用胶片或高分辨显示屏观察来做出诊断。

(一)适应证

1.乳腺肿块。

2.乳腺癌高危人群普查。

3.术前导丝定位。

(二)禁忌证

无特殊禁忌证。

(三)注意事项

1.一般乳腺摄影应在患者的乳腺非敏感期(月经干净后1周)进行。

2.方位性标记(左、右)等放在最靠近腋窝的乳腺一侧附近。

3.常规体位为内外斜位和头尾位,并进行双侧对照。

4.向患者告知检查过程,说明必须予以配合的内容,特别是乳腺压迫过程,以消除不安和紧张情绪,特别是乳腺压迫要取得患者配合。

（四）操作方法

1.内外斜位

(1)面对乳腺摄影机站立，两足自然分开站稳，乳腺托盘平面与地平面呈30°～60°角，使影像接收器与胸大肌相平行。X线束方向从乳腺的上内侧到下外侧面。其角度必须调整到影像接收器与胸大肌角度相平行为止。

(2)患者成像乳腺侧的手置于手柄上并移动患者的肩部，使其尽可能靠近滤线栅的中心。技师提升被检测乳腺，向前和向内推移乳腺组织和胸大肌，使其最大限度曝光在影像内。

(3)乳腺托盘的拐角置于胸大肌后面腋窝凹陷的上方，即滤线栅拐角处位与腋窝的后缘及背部肌肉的前方。

(4)患者上臂悬在影像接收器托盘的后方，肘部弯曲以松弛胸大肌。向影像接收器托盘方向旋转患者，使托盘边缘向前承托乳腺组织和胸大肌。摄影体位要尽可能包括更多的胸大肌。

(5)向上向外牵拉乳腺，以避免乳腺与胸肌影像相互重叠。

(6)压迫板经过胸骨后压迫乳腺并转动患者，使患者的双臂和双足对着乳腺摄影设备，压迫器的上角应稍低于锁骨。当将手移开成像区域时，应该用手继续承托乳腺，直至有足够压力能保持乳腺固定在合适位置时为止。

(7)向下牵拉腹部组织以拉开乳腺下皮肤皱褶。

(8)在患者屏气状态下予以曝光。

2.头尾位

(1)技师站在患者所被检查乳腺的内侧。

(2)技师的双手分别在乳腺上下方，轻轻将乳腺组织牵拉远离胸壁，置乳头于影像接收器托盘的中心。转动患者，直至滤线栅的胸壁缘紧靠在胸骨上。

(3)将对侧乳腺置于影像接收器托盘的拐角上。

(4)患者头部向前伸向球管侧，使前面的乳腺组织置于影像接收器上。

(5)牵拉非成像侧的乳腺于影像接收器托盘的拐角处。

(6)将乳腺后外侧缘提升到影像接收器托盘上，以显示后外侧组织。

(7)患者非成像侧手臂向前抓住手柄。

(8)嘱患者放松肩部，同时用手轻推患者后背，用手指牵拉锁骨上皮肤，以缓解压迫板加压过程中患者皮肤的牵拉感。

(9)在患者屏气状态下予以曝光。

第六章

CT检查技术操作规程

第一节　头颈部CT检查技术操作规程

一、颅脑

(一)适应证

1.颅脑外伤。

2.脑血管疾病。

3.颅内肿瘤。

4.先天性发育异常。

5.颅内压增高、脑积水和脑萎缩等。

6.颅内感染。

7.脑白质病。

8.颅骨骨源性疾病。

(二)禁忌证

碘过敏或有严重甲状腺功能亢进的患者不能使用碘对比剂增强扫描,相对禁忌证参考“第十三章放射科对比剂临床应用指南”。

(三)操作方法及程序

1.检查前患者的准备

(1)做好解释工作,消除患者的紧张心理状态,以取得患者合作。

(2)去除头部金属饰物,以避免伪影干扰。

(3)对于婴幼儿、外伤和意识不清及躁动不安的患者,检查前可适当给予镇静剂,防止患者摔伤及移动产生伪影。

(4)急性颅脑外伤、先天性发育异常和急性脑卒中患者可只做平扫,不必增强扫描。脑瘤、脑血管性疾病和颅内感染等需做增强CT扫描。

(5)如需要行对比增强扫描者,检查前4h应禁食但不禁水,如患者因病禁水,最好经静脉补充液体。

2.检查方法及扫描参数

(1)平扫

1)扫描体位:仰卧位,下颌内收,两外耳孔与台面等距离。

2)扫描方式:横断面连续扫描。

3)定位扫描:确定扫描范围、层厚和层距。

4)扫描定位标记:听眦线。

5)扫描范围:自听眦线上0～10mm连续向上扫描至听眦线上80～90mm止。

6)扫描机架倾斜角度:根据患者头颅的位置,X线向头端倾斜适当角度,使射线方向与颅底平面平行。

7)扫描野(Field of View,FOV):20～25cm。

8)扫描层厚:5～10mm。

9)扫描间隔:5～10mm。

10)成像矩阵:512×512。

11)扫描条件:120kV,成年人150～180mAs,儿童100～120mAs。

12)重建算法:软组织或标准算法。

(2)增强扫描

1)对比剂用量:成人为50～100ml非离子型碘对比剂,儿童按体重计算的用量为2ml/kg。

2)注射方式:采用高压注射器行静脉注射,注射速率一般为2.5～3ml/s。

3)扫描开始时间:对比剂注射后延迟16～20s开始行动脉期扫描,对比剂注射后延迟60～70s开始行实质期扫描。

4)扫描程序和参数与平扫相同。

3.摄片要求

(1)依次循序摄取定位、平扫和增强图像,如外伤应包括骨窗图像。

(2)病灶部位放大摄片(必要时)。

(3)测量病灶大小及病灶部位增强前后的CT值。

(4)必要时可行图像重建。

(四)注意事项

1.扫描时用铅防护布遮盖胸腹部以减少患者所接受到的辐射剂量。

2.患者于增强扫描结束后应继续观察20min,以防对比剂过敏反应,如无不适,方可离开,并嘱其多饮水。

二、鞍区

(一)适应证

1.鞍内肿瘤。

2.观察鞍区肿瘤侵犯周围组织情况。

3.鞍区先天性发育异常。

4.鞍区肿瘤术后复查。

5.鞍区血管性疾病。

6.鞍区感染。

7.鞍区骨源性疾病。

(二)禁忌证

碘过敏或有严重甲状腺功能亢进的患者不能使用碘对比剂增强扫描,相对禁忌证参考

"第十三章放射科对比剂临床应用指南"。

(三)操作方法及程序

1.检查前患者的准备

(1)做好解释工作,消除患者的紧张心理状态,以取得患者合作。

(2)去除头部金属饰物,以避免伪影干扰。

(3)对婴幼儿、外伤和意识不清及躁动不安的患者,检查前可适当给予镇静剂,防止患者摔伤及移动产生伪影。

(4)如需要行对比增强扫描者,检查前4h应禁食但不禁水,如患者因病禁水,最好经静脉补充液体。

2.检查方法及扫描参数

(1)扫描体位:仰卧或俯卧位。

(2)扫描方式:取仰卧或俯卧位冠状面扫描。

(3)定位扫描:确定扫描范围、层厚和层距。

(4)扫描定位标记:听眦线。

(5)扫描范围:从前床突至后床突。

(6)扫描机架倾斜角度:与鞍底垂直或与鞍背平行。

(7)扫描野:10～15cm。

(8)扫描层厚:2～3mm。

(9)扫描间隔:2～3mm。

(10)成像矩阵:512×512。

(11)扫描条件:120kV,成年人150～180mAs,儿童100～120mAs。

(12)对比剂用量:50～100ml。

(13)注射方式:采用高压注射器行静脉注射,注射速率一般为2.5～3ml/s。

(14)扫描开始时间:对比剂注入后延迟13～18s开始扫描。

(15)重建算法:软组织或标准算法。

3.摄片要求

(1)依次循序摄取定位片及增强图像。

(2)病灶部位放大摄片(必要时)。

(3)测量病灶大小及病灶部位增强前后的CT值。

(4)必要时可行图像重建。

(四)注意事项

1.扫描时用铅防护布遮盖胸腹部以减少患者所接受到的辐射剂量。

2.患者所接受到的增强扫描结束后应继续观察20min,以防对比剂过敏反应,如无不适,方可离开,并嘱其多饮水。

三、内听道

(一)适应证

1.内听道内小肿瘤。

2.桥小脑角和内听道区域病变。

3.内听道先天性发育异常。

4.观察内听道内肿瘤与邻近结构的关系。

(二)禁忌证

碘过敏或有严重甲状腺功能亢进的患者不能使用碘对比剂增强扫描,相对禁忌证参考“第十三章放射科对比剂临床应用指南”。

(三)操作方法及程序

1.检查前患者的准备

(1)做好解释工作,消除患者的紧张心理状态,取得患者合作。

(2)去除头部金属饰物,以避免伪影干扰。

(3)对婴幼儿、外伤和意识不清及躁动不安的患者,检查前可适当给予镇静剂,防止患者摔伤及移动产生伪影。

(4)如需要行对比增强扫描者,检查前4h应禁食但不禁水,如患者因病禁水,最好经静脉补充液体。

2.检查方法及扫描参数

(1)平扫

1)扫描体位:仰卧位,下颌内收,两外耳孔与台面等距离。

2)扫描方式:横断面连续扫描,必要时行冠状面扫描。

3)定位扫描:确定扫描范围、层厚和层距。

4)扫描定位标记:横断面听眶线(RBL)。冠状面外耳孔前缘和听眶线垂直线(COR)。

5)扫描范围:颞骨前至颞骨后,自外耳孔向上至整个颞骨岩锥(横断面)。自外耳孔前缘向前至颈内动脉管水平段进行连续扫描(冠状面)。

6)扫描机架倾斜角度:与扫描床呈0°角。

7)扫描野:20cm。

8)扫描层厚:1.5～3mm。

9)扫描间隔:1.5～3mm。

10)成像矩阵:512×512。

11)扫描条件:120kV,成年人150～180mAs,儿童100～120mAs。

12)重建算法:高分辨率算法。

(2)增强扫描

1)对比剂用量:成年人一般用量为50～100ml,儿童按体重计算的用量为2ml/kg。

2)注射方式:采用高压注射器行静脉注射,注射速率一般为2.5～3.0ml/s。

3)扫描开始时间:对比剂注入后20s开始扫描。

4)其他扫描程序和参数与平扫相同。

3.摄片要求

(1)依次循序摄取定位片及增强图像。

(2)病灶部位放大摄片(必要时)。

(3)测量病灶大小及病灶部位增强前后的CT值。

(4)必要时可行图像重建。

(四)注意事项

1.扫描时用铅防护布遮盖胸腹部以减少患者所接受到的辐射剂量。

2.患者于增强扫描结束后应继续观察20min,以防对比剂过敏反应,如无不适,方可离开,并嘱其多饮水。

四、眼和眼眶

(一)适应证

1.肿瘤,包括眼内及泪腺、眶内肿瘤和眼眶及眶部的转移肿瘤。

2.外伤,眶骨骨折及眶内软组织损伤的诊断;眼内和眶内异物的诊断及定位。

3.血管病变,如血管瘤、颈内动脉海绵窦瘘和静脉曲张等。

4.眶内各组织炎症,如渗出性视网膜炎、视神经炎、眼外肌炎、内腺炎、眼眶蜂窝组织炎和视网膜剥离。

(二)禁忌证

1.碘过敏或有严重甲状腺功能亢进的患者不能使用碘对比剂增强扫描,相对禁忌证参考“第十三章放射科对比剂临床应用指南”。

2.病情严重难以配合者。

(三)操作方法及程序

1.检查前患者的准备

(1)做好解释工作,消除患者的紧张心理状态,以取得患者合作。

(2)去除头部金属饰物,以避免伪影干扰。

(3)对婴幼儿、外伤和意识不清及躁动不安的患者,检查前可适当给予镇静剂,防止患者摔伤及移动产生伪影。

(4)训练患者闭上眼睛保持眼球固定不动,对不能闭眼的可嘱患者眼睛盯住一个目标并保持不动。

(5)如需要行对比增强扫描者,检查前4h应禁食但不禁水,如患者因病禁水,最好经静脉补充液体。

2.检查方法及扫描参数

(1)平扫

1)扫描体位:仰卧或俯卧位。

2)扫描方式:横断面或冠状面连续扫描。

3)定位扫描:确定扫描范围、层厚和层距。

4)扫描定位标记:听眶线,冠状线。

5)扫描范围:横断面自眶底至眶顶,必要时可根据需要扩大扫描范围;从眼球前部至海绵窦连续行冠状面扫描。

6)扫描机架倾斜角度:与扫描床呈0°角;冠状面检查时根据需要适当倾斜角度。

7)扫描野:20cm。

8)扫描层厚:横断面1～3mm,冠状面5mm。

9)扫描间隔:横断面1～3mm,冠状面5mm。

10)成像矩阵:512×512。

11)扫描条件:120kV,成年人 150～180mAs,儿童 100～120mAs。

12)重建算法:软组织或高分辨率算法。

(2)增强扫描

1)对比剂用量:成年人一般用量为 50～100ml,儿童按体重计算的用量为 2ml/kg。

2)对比剂注射方式:采用高压注射器行静脉注射,注射速率一般为 2.5～3.0ml/s。

3)扫描开始时间:对比剂注入后延迟 20s 行动脉期扫描,延迟 50s 行静脉期扫描。

4)其他扫描程序和参数与平扫相同。

3.摄片要求

(1)依次循序摄取定位片及增强图像。

(2)病灶部位放大摄片(必要时)。

(3)测量病灶大小及病灶部位增强前后的 CT 值。

(4)必要时可行图像重建。

(四)注意事项

1.扫描时用铅防护布遮盖胸腹部以减少患者所接受到的辐射剂量。

2.患者于增强扫描结束后应继续观察 20min,以防对比剂过敏反应,如无不适,方可离开,并嘱其多饮水。

五、鼻窦

(一)适应证

1.鼻窦癌及其他恶性肿瘤和转移瘤。

2.良性肿瘤和鼻窦黏液囊肿。

3.上颌骨鼻窦区的肿瘤与囊肿。

4.外伤。

5.化脓性鼻窦炎和鼻腔息肉。

6.配合纤维内镜手术,为显示上颌窦开口的部位和形态。

7.先天异常。

(二)禁忌证

1.碘过敏或有严重甲状腺功能亢进的患者不能使用碘对比剂增强扫描,相对禁忌证参考“第十三章放射科对比剂临床应用指南”。

2.病情严重难以配合者。

(三)操作方法及程序

1.检查前患者的准备

(1)做好解释工作,消除患者的紧张心理状态,以取得患者合作。

(2)去除头部金属饰物,以避免伪影干扰。

(3)对婴幼儿、外伤和意识不清及躁动不安的患者,检查时可遵医嘱适当给予镇静剂,防止患者摔伤及移动产生伪影。

(4)如需要行对比增强扫描者,检查前 4h 应禁食但不禁水,如患者因病禁水,最好经静脉补充液体。

2.检查方法及扫描参数

(1)平扫

1)扫描体位:仰卧或俯卧位。

2)扫描方式:横断面或冠状面连续扫描。

3)定位扫描:确定扫描范围、层厚和层距。

4)扫描定位标记:听眶线,冠状线。

5)扫描范围:横断面自上牙槽突至额窦底连续扫描,冠状面自额窦前缘至蝶窦后缘连续扫描。

6)扫描机架倾斜角度:与扫描床呈0°角或根据需要适当倾斜角度。

7)扫描野:20cm。

8)扫描层厚:5mm。

9)扫描间隔:5mm。

10)成像矩阵:512×512。

11)扫描条件:120kV,成年人150～180mAs,儿童100～120mAs。

12)重建算法:标准或高分辨率算法。

(2)增强扫描

1)对比剂用量:成年人一般用量为50～100ml,儿童按体重计算的用量为2ml/kg。

2)注射方式:采用高压注射器行静脉注射,注射速率一般为2.5～3.0ml/s。

3)扫描开始时间:对比剂注入后20s开始扫描。

4)其他扫描程序和参数与平扫相同。

3.摄片要求

(1)依次循序摄取定位片及增强图像。

(2)病灶部位放大摄片(必要时)。

(3)测量病灶大小及病灶部位增强前后的CT值。

(四)注意事项

1.扫描时用铅防护布遮盖胸腹部以减少患者所接受到的辐射剂量。

2.患者于增强扫描结束后应继续观察20min,以防对比剂过敏反应,如无不适,方可离开,并嘱其多饮水。

六、鼻咽和颅底

(一)适应证

1.鼻咽部肿瘤,如鼻咽癌、纤维血管瘤和脊索瘤等。

2.鼻咽部肉芽肿性病变。

(二)禁忌证

1.碘过敏或有严重甲状腺功能亢进的患者不能使用碘对比剂增强扫描,相对禁忌证参考“第十三章放射科对比剂临床应用指南”。

2.病情严重难以配合者。

(三)操作方法及程序

1.检查前患者的准备

(1)做好解释工作,消除患者的紧张心理状态,以取得患者合作。

(2)去除头部金属饰物,以避免伪影干扰。

(3)对婴幼儿、外伤和意识不清及躁动不安的患者,检查前可适当给予镇静剂,防止患者摔伤及移动产生伪影。

(4)如需要行对比增强扫描者,检查前4h应禁食但不禁水,如患者因病禁水,最好经静脉补充液体。

2.检查方法及扫描参数

(1)平扫

1)扫描体位:仰卧或俯卧位。

2)扫描方式:横断面或冠状面连续扫描。

3)定位扫描:确定扫描范围、层厚和层距。

4)扫描定位标记:听眶线,冠状线。

5)扫描范围:横断面自上牙槽突至额窦底连续扫描,冠状面自上颌窦前缘向后连续扫描至鼻咽腔后缘。

6)扫描机架倾斜角度:与扫描床呈0°角或根据需要适当倾斜角度。

7)扫描野:18～24cm。

8)扫描层厚:3～5mm。

9)扫描间隔:3～5mm。

10)成像矩阵:512×512。

11)扫描条件:120kV,成年人150～180mAs,儿童100～120mAs。

12)重建算法:标准算法或高分辨率算法。

(2)增强扫描

1)对比剂用量:成年人一般用量为50～100ml,儿童按体重计算的用量为2ml/kg。

2)注射方式:采用高压注射器行静脉注射,注射速率一般为2.5～3.0ml/s。

3)扫描开始时间:对比剂注入后延迟13～18s开始扫描。

4)其他扫描程序和参数与平扫相同。

3.摄片要求

(1)依次循序摄取定位片及增强图像。

(2)病灶部位放大摄片(必要时)。

(3)测量病灶大小及病灶部位增强前后的CT值。

(四)注意事项

1.扫描时用铅防护布遮盖胸腹部以减少患者所接受到的辐射剂量。

2.患者于增强扫描结束后应继续观察20min,以防对比剂过敏反应,如无不适,方可离开,并嘱其多饮水。

七、腮腺

(一)适应证

1.良性腮腺肿瘤。

2.恶性肿瘤。

3.腮腺炎症及腮腺脓肿等。

(二)禁忌证

1.碘过敏或有严重甲状腺功能亢进的患者不能使用碘对比剂增强扫描,相对禁忌证参考"第十三章放射科对比剂临床应用指南"。

2.病情严重难以配合者。

(三)操作方法及程序

1.检查前患者的准备

(1)做好解释工作,消除患者的紧张心理状态,以取得患者合作。

(2)去除头部金属饰物,以避免伪影干扰。

(3)对婴幼儿、意识不清及躁动不安的患者,检查前可适当给予镇静剂,防止患者摔伤及移动产生伪影。

(4)如需要行对比增强扫描者,检查前4h应禁食但不禁水,如患者因病禁水,最好经静脉补充液体。

2.检查方法及扫描参数

(1)平扫

1)扫描体位:仰卧或俯卧位。

2)扫描方式:横断面或冠状面连续扫描。

3)定位扫描:确定扫描范围、层厚和层距。

4)扫描定位标记:听眶线,冠状线。

5)扫描范围:自蝶鞍至下颌角,必要时可根据需要扩大扫描范围。

6)扫描层面角度:与扫描床呈0°角。

7)扫描野:25cm。

8)扫描层厚:5mm。

9)扫描间隔:5mm。

10)成像矩阵:512×512。

11)扫描条件:120kV,成年人150～180mAs,儿童100～120mAs。

12)重建算法:软组织算法。

(2)增强扫描

1)对比剂用量:成年人一般用量为60～100ml,儿童按体重计算的用量为2ml/kg。

2)注射方式:采用高压注射器行静脉注射,注射速率一般为2.5～3.0ml/s。

3)扫描开始时间:对比剂注入后延迟13～18s开始扫描。

4)其他扫描程序和参数与平扫相同。

3.摄片要求

(1)依次循序摄取定位片及增强图像。

(2)病灶部位放大摄片(必要时)。

(3)测量病灶大小及病灶部位增强前后的CT值。

(四)注意事项

1.扫描时用铅防护布遮盖胸腹部以减少患者所接受到的辐射剂量。

2.如需要行对比增强扫描者,检查前4h应禁食但不禁水,如患者因病禁水,最好经静脉补充液体。

八、颞部(内耳)

(一)适应证

1.颞部先天性畸形,如外耳、内耳和中耳畸形,颞部的血管畸形、颈内动脉和静脉畸形等。

2.颞部炎症性疾病。

3.颞部外伤。

4.颞部肿瘤,如外耳道癌、中耳癌、中耳鼓室内血管瘤、化学感受器瘤、面神经鞘瘤和听神经瘤等。

5.耳硬化症。

6.耳源性脑脓肿。

(二)禁忌证

1.碘过敏或有严重甲状腺功能亢进的患者不能使用碘对比剂增强扫描,相对禁忌证参考“第十三章放射科对比剂临床应用指南”。

2.病情严重难以配合者。

(三)操作方法及程序

1.检查前患者的准备

(1)做好解释工作,消除患者的紧张心理状态,以取得患者合作。

(2)去除头部金属饰物,以避免伪影干扰。

(3)对婴幼儿、外伤和意识不清及躁动不安的患者,检查前可适当给予镇静剂,防止患者摔伤及移动产生伪影。

检查前遵医嘱给予适当的镇静剂,防止患者摔伤及移动产生伪影。

(4)如需要行对比增强扫描者,检查前4h应禁食但不禁水,如患者因病禁水,最好经静脉补充液体。

2.检查方法及扫描参数

(1)平扫

1)扫描体位:仰卧或俯卧位。

2)扫描方式:横断面或冠状面连续扫描。

3)定位扫描:确定扫描范围、层厚和层距。

4)扫描定位标记:听眶线,冠状线。

5)扫描范围:横断面以听眶线向上连续扫描至鼓窦盖,冠状面以冠状线垂直听眶线自外耳孔前源向后连续扫描,必要时可根据需要扩大扫描范围。

6)扫描机架倾斜角度:与扫描床呈12°～15°角。

7)扫描野:20cm。

8)扫描层厚:超薄层为1.5～2mm,薄层为3～5mm。

9)扫描间隔:同扫描层厚。

10)成像矩阵:512×512。

11)扫描条件:110～130kV,成年人150～180mAs,儿童100～120mAs。

12)重建算法:高分辨率算法。

(2)增强扫描

1)对比剂用量:成年人一般用量为60～100ml,儿童按体重计算的用量为2ml/kg。

2)注射方式:采用高压注射器行静脉注射,注射速率一般为2.5～3ml/s。

3)扫描开始时间:对比剂注入后延迟20s开始扫描。

4)其他扫描程序和参数与平扫相同。

3.摄片要求

(1)依次循序摄取定位片及增强图像。

(2)病灶部位放大摄片(必要时)。

(3)测量病灶大小及病灶部位增强前后的CT值。

(四)注意事项

1.扫描时用铅防护布遮盖胸腹部以减少患者所接受到的辐射剂量。

2.患者于增强扫描结束后应继续观察20min,以防对比剂过敏反应,如无不适,方可离开,并嘱其多饮水。

九、颅脑CT血管造影(CT Angiography,CTA)

(一)适应证

1.脑血管疾病。

2.颅内肿瘤。

(二)禁忌证

碘过敏或有严重甲状腺功能亢进的患者不能使用碘对比剂增强扫描,相对禁忌证参考“第十三章放射科对比剂临床应用指南”。

(三)操作方法及程序

1.检查前患者的准备

(1)做好解释工作,消除患者的紧张心理状态,以取得患者合作。

(2)检查前4h禁食。

(3)去除所有头部的金属饰物,以避免伪影干扰。

(4)对婴幼儿、外伤和意识不清及躁动不安的患者,检查前可适当给予镇静剂,防止患者摔伤及移动产生伪影。

(5)检查前4h应禁食但不禁水,如患者因病禁水,最好静脉补充液体。

2.检查方法及扫描参数

(1)平扫

1)扫描体位:仰卧位,下颌内收,两外耳孔与台面等距离。

2)扫描方式:横断面螺旋扫描。

3)定位扫描:确定扫描范围、层厚和层距。

4)扫描定位标记:听眦线。

5)扫描范围:依据病变情况具体确定,一般扫描从后床突下 30mm 开始,向上达后床突上 50～60mm 为止。

6)扫描机架倾斜角度:与扫描床呈 0°角或根据需要适当调整倾斜角度。

7)扫描野:15～25cm。

8)扫描层厚:1～2mm。

9)进床速度 1～4mm/s。

10)成像矩阵:512×512。

11)扫描条件:120kV,成年人 150～180mAs,儿童 100～120mAs。

(2)增强扫描

1)对比剂用量:成年人一般用量为 80～100ml,儿童按体重计算的用量为 2ml/kg。

2)注射方式:采用高压注射器行静脉注射,注射速率一般为 3.5～5ml/s。

3)扫描开始时间:注射对比剂后延迟 12～25s 开始行动脉期扫描,注射对比剂后延迟 60～70s 开始行实质期扫描。

4)其他扫描程序和参数与平扫相同。

3.摄片要求

(1)依次摄取定位、平扫和增强图像。

(2)工作站进行 2D、3D 血管图像重建并摄片,横断面层厚 5mm,需要容积再现和最大密度投影影像,其中容积再现影像需多角度旋转图像。

(四)注意事项

1.扫描时用铅防护布遮盖胸腹部以减少患者所接受到的辐射剂量。

2.患者于增强扫描结束后应继续观察 20min,以防对比剂过敏反应,如无不适,方可离开,并嘱其多饮水。

十、颅脑 CT 灌注

(一)适应证

1.脑血管疾病。

2.颅内肿瘤。

3.颅内感染。

4.脑白质病。

5.颅骨骨源性疾病。

(二)禁忌证

碘过敏或有严重甲状腺功能亢进的患者不能使用碘对比剂增强扫描,相对禁忌证参考“第十三章放射科对比剂临床应用指南”。

(三)操作方法及程序

1.检查前患者的准备

(1)做好解释工作,消除患者的紧张心理状态,以取得患者合作。

(2)检查前 4h 应禁食但不禁水,如患者因病禁水,最好经静脉补充液体。

(3)去除头部金属饰物,以避免伪影干扰。

(4)对婴幼儿、外伤和意识不清及躁动不安的患者,检查前可适当给予镇静剂,防止患者摔伤及移动产生伪影。

2.检查方法及扫描参数

(1)平扫

1)扫描体位:仰卧位,下颌内收,两外耳孔与台面等距离。

2)扫描方式:横断面连续扫描。

3)定位扫描:确定扫描范围、层厚和层距。

4)扫描定位标记:听眦线。

5)扫描范围:上界为听眦线上80~90mm,下界为听眦线上0~10mm。

6)扫描机架倾斜角度:与扫描床呈0°角,或根据需要适当调整倾斜角度。

7)扫描野:15~25cm。

8)扫描层厚:1mm。

9)扫描间隔:1mm。

10)成像矩阵:512×512。

11)扫描条件:120kV,120~250mA。

(2)动态灌注扫描

1)对比剂用量:成年人一般用量为80~120ml,儿童按体重计算的用量为2ml/kg。

2)注射方式:采用高压注射器行静脉注射,注射速率一般为3.5~5ml/s。

3)扫描开始时间:注射对比剂后延迟16~20s开始行动脉期扫描,注射对比剂后延迟60~70s开始行实质期扫描。

4)其他扫描程序、参数与平扫相同。

3.摄片要求

(1)依次循序摄取定位、平扫和增强图像。

(2)测量病灶大小及病灶部位增强前后的CT值。

(3)利用工作站专用灌注软件,绘制动态灌注曲线,脑血流量、脑血容量、平均通过时间和达峰时间的灌注图像。

(四)注意事项

1.扫描时用铅防护布遮盖胸腹部以减少患者所接受到的辐射剂量。

2.患者于增强扫描结束后应继续观察20min,以防对比剂过敏反应,如无不适,方可离开,并嘱其多饮水。

十一、喉部

(一)适应证

1.喉部肿瘤性病变。

2.喉部囊肿及脓肿等。

3.喉部非肿瘤性疾病,如喉息肉(声带息肉)、喉囊肿和喉膨出等。

4.喉部外伤性病变及异物。

5.喉部炎症及脓肿。

(二)禁忌证

碘过敏或有严重甲状腺功能亢进的患者不能使用碘对比剂增强扫描，相对禁忌证参考“第十三章放射科对比剂临床应用指南”。

(三)操作方法及程序

1.检查前患者的准备

(1)做好解释工作，消除患者的紧张心理状态，以取得患者合作。

(2)去除所有头部的金属饰物和各种物体，避免伪影干扰。

(3)对婴幼儿、外伤和意识不清及躁动不安的患者，检查前可适当给予镇静剂，防止患者摔伤及移动产生伪影。

(4)向患者说明在扫描期间须保持头部不动，平静呼吸，不能有吞咽动作。

(5)训练患者发持续的“咿”声或作瓦氏呼吸。

(6)如需要行对比增强扫描者，检查前4h应禁食但不禁水，如患者因病禁水，最好经静脉补充液体。

2.检查方法及扫描参数

(1)平扫

1)扫描体位：仰卧位，下颌稍扬起，两外耳孔与台面等距离。

2)扫描方式：横断面连续扫描。

3)定位扫描：确定扫描范围、层厚和层距。

4)扫描定位标记：听鼻线垂直于台面。

5)扫描范围：自舌骨平面向下扫描至环状软骨下缘，必要时可根据需要扩大扫描范围。

6)扫描机架倾斜角度：与扫描床呈0°角。

7)扫描野：10～16cm。

8)扫描层厚：3～5mm。

9)扫描间隔：3～5mm。

10)成像矩阵：512×512。

11)扫描参数：110～130kV，成年人150～180mAs，儿童100～120mAs。

12)重建算法：软组织算法。

(2)增强扫描

1)对比剂用量：成年人一般用量为60～100ml，儿童按体重计算的用量为2ml/kg。

2)注射方式：采用高压注射器行静脉注射，注射速率一般为2.5～3.0ml/s。

3)扫描开始时间：对比剂注入后延迟20s开始扫描。

4)其他扫描程序、参数与平扫相同。

3.摄片要求

(1)依次循序摄取定位片及增强图像。

(2)病灶部位放大摄片(必要时)。

(3)测量病灶大小及病灶部位增强前后的CT值。

(4)必要时可行图像重建。

(四)注意事项

1.扫描时用铅防护布遮盖胸腹部以减少患者所接受到的辐射剂量。

2. 患者于增强扫描结束后应继续观察 20min,以防对比剂过敏反应,如无不适,方可离开,并嘱其多饮水。

十二、颈部(甲状腺)

(一)适应证

1. 甲状腺病变,如囊肿、腺肿、甲状腺及甲状旁腺肿瘤等。

2. 颈动脉间隙内病变的恶性肿瘤、颈动脉瘤、副神经节瘤、神经鞘瘤和神经纤维瘤。

3. 颈动脉粥样硬化和颈静脉血栓形成、静脉炎、蜂窝织炎和脓肿等。

4. 咽旁、咽后和椎前间隙的良恶性肿瘤等。

5. 颈椎外伤等。

(二)禁忌证

碘过敏或有严重甲状腺功能亢进的患者不能使用碘对比剂增强扫描,相对禁忌证参考“第十三章放射科对比剂临床应用指南”。

(三)操作方法及程序

1. 检查前患者的准备

扫描前去除患者颈胸部位金属物品,嘱患者扫描时不做吞咽动作,可平静呼吸或屏住气。如需要行对比增强扫描者,检查前 4h 应禁食但不禁水,如患者因病禁水,最好经静脉补充液体。

2. 检查方法和扫描参数

(1)平扫

1)扫描体位:仰卧位,身体置于床面中间,头稍向后仰,使下颌支与床台面垂直。

2)扫描方式:横断面连续扫描。

3)定位扫描:确定扫描范围、层厚和层距。

4)扫描范围:上界为舌骨下缘,下界至主动脉弓上缘。

5)扫描机架倾斜角度:0°。

6)扫描野:20~30cm。

7)扫描层厚:5~10mm,对微小病变可行薄层扫描。

8)扫描间隔:5~10mm。

9)成像矩阵:512×512。

10)扫描条件:120kV,成年人 160mAs/层(喉)或 200mAs/层(甲状腺、颈),儿童 100mAs/层(喉)或 140mAs/层(甲状腺和颈部)。

11)重建算法:软组织算法或标准算法。

(2)增强扫描

1)对比剂用量:80~100ml 非离子型含碘对比剂。

2)注射方式:采用高压注射器行静脉注射,注射速率一般为 3ml/s。

3)扫描开始时间:注射 50ml 后快速连续扫描。

4)其他检查程序和扫描参数:同平扫。

3. 摄片要求

(1)依次顺序拍摄定位、平扫及增强图像。

(2)测量病灶CT值及大小,测量病灶增强前后CT值的变化。

(四)注意事项

1.扫描时用铅防护布遮盖胸腹部,以减少患者所接受到的辐射剂量。

2.患者于增强扫描结束后应继续观察20min,以防对比剂过敏反应,如无不适,方可离开,并嘱其多饮水。

第二节 胸部CT检查技术操作规程

一、胸部普通检查

(一)适应证

1.肺良恶性肿瘤和肿瘤样病变。

2.肺急慢性炎症及弥漫性病变。

3.肺血管性病变。

4.胸部职业病。

5.胸膜病变。

6.纵隔肿瘤和大血管病变。

7.胸部外伤。

8.胸部手术后疗效的评价。

9.气管和支气管内异物。

(二)禁忌证

碘过敏或有严重甲状腺功能亢进的患者不能使用碘对比剂增强扫描,相对禁忌证参考"第十三章放射科对比剂临床应用指南"。

(三)操作方法及程序

1.检查前患者的准备

(1)扫描前去除患者颈胸部位的金属物品。

(2)训练患者呼吸和屏气要领。

(3)如需要对比增强扫描,检查前4h应禁食但不禁水,如患者因病禁水,最好经静脉补充液体。

2.检查方法和扫描参数

(1)平扫

1)扫描体位:仰卧位,身体置于床面中间,两臂上举抱头。

2)扫描方式:横断面连续扫描。

3)定位扫描:确定扫描范围、层厚和层距。

4)扫描范围:自胸腔入口到肺下界膈面。

5)扫描机架倾斜角度:0°。

6)扫描野:30～40cm。

7)扫描层厚:5～10mm。

8)扫描间隔:5～10mm。

9)成像矩阵:512×512。

10)扫描条件:120kV,100～300mAs或自动mAs。

11)软组织算法或标准算法。

(2)增强扫描

1)对比剂用量:80～100ml非离子型含碘对比剂。

2)注射方式:采用高压注射器行静脉注射,注射速率一般为3～4ml/s。

3)扫描开始时间:对比剂注射60～80ml后即可开始扫描。

4)其他检查程序和扫描参数:同平扫。

5)根据需要可在注射对比剂后延迟5～30min扫描。

3.摄片要求

(1)依次循序拍摄定位片、平扫和增强扫描图像。

(2)图像显示及拍摄采用软组织窗和肺窗,如疑有癌细胞骨转移或累及肋骨者,应该加摄骨窗图像。

(3)测量病灶大小、CT值及增强前后病灶同一层面图像CT值的变化。

(四)注意事项

1.扫描时用铅防护布遮盖下腹部以减少患者所接受到的辐射剂量。

2.患者于增强扫描结束后应继续观察20min,以防对比剂过敏反应,如无不适,方可离开,并嘱其多饮水。

二、胸部高分辨率CT

(一)适应证

1.肺部小病灶,包括良恶性肿瘤和肿瘤样病变。

2.肺部急慢性炎症及弥漫性病变。

3.职业病。

4.肺部细微结构的观察与诊断。

5.支气管扩张。

(二)禁忌证

无特殊禁忌证。

(三)操作方法及程序

1.检查前患者的准备

(1)扫描前除去患者颈胸部位的金属饰物。

(2)训练患者呼吸和屏气要领。

2.检查方法和扫描参数

(1)平扫

1)扫描体位:仰卧位,身体置于床面中间,两臂上举抱头。

2)扫描方式:横断面连续扫描。

3)定位扫描:确定扫描范围、层厚和层距。

4)扫描范围:病灶上下各3cm。

5)扫描机架倾斜角度:0°。

6)扫描野:30～40cm。

7)扫描层厚:轴扫1mm,螺旋5mm。

8)扫描间隔:轴扫10mm,螺旋1.5mm。

9)成像矩阵:512×512。

10)扫描参数:120～140kV,90～120mAs。

11)重建算法:轴扫骨算法重建和螺旋超锐利算法2mm重建。

3.摄片要求

(1)依次循序拍摄定位片和重建后图像。

(2)测量病灶大小和CT值。

(四)注意事项

扫描时用铅防护布遮盖腹部以减少患者所接受到的辐射剂量。

三、CT肺动脉造影(CT Pulmonary Angiography,CTPA)

(一)适应证

1.疑有肺动脉栓塞的患者。

2.肺动脉的其他病变。

(二)禁忌证

碘过敏或有严重甲状腺功能亢进的患者不能使用碘对比剂增强扫描,相对禁忌证参考“第十三章放射科对比剂临床应用指南”。

(三)操作方法及程序

1.检查前患者的准备

(1)扫描前除去患者颈胸部位金属物品。

(2)训练患者呼吸和屏气要领。

(3)检查前4h应禁食但不禁水,如患者因病禁水,最好经静脉补充液体。

2.检查方法和扫描参数

(1)扫描体位和方式

1)扫描体位:仰卧位,身体置于床面中间,两臂上举抱头。

2)扫描方式:横断面连续扫描。

3)定位扫描:确定扫描范围、层厚和层距。

(2)对比剂监测扫描

1)监测位置:放置于肺动脉根部感兴趣区(Regions of Interest,ROI)。

2)监测方式:团注追踪法,当ROI内CT值达100HU时,延迟5～6s自动触发扫描。

(3)肺动脉扫描

1)扫描范围:上界为胸廓入口,下界至膈肌下2cm。

2)扫描机架倾斜角度:0°。

3)扫描野:25～35cm。

4)扫描层厚:5mm。

5)扫描间隔:连续无间隔。

6)成像矩阵:512×512。

7)扫描参数:120～140kV,120～250mAs。

8)对比剂用量:80～100ml 非离子型碘对比剂。

9)注射方式:采用高压注射器行静脉注射,注射速率一般为 4ml/s。

10)扫描开始时间:注射对比剂 50～80ml 后连续扫描。

11)重建算法:软组织算法或标准算法。

3.摄片要求

(1)依次循序拍摄定位片和增强的各层扫描图像,容积再现显示肺动脉全貌。

(2)测量肺动脉血栓大小和管腔狭窄值。

(四)注意事项

1.扫描时用铅防护布遮盖腹部以减少患者所接受到的辐射剂量。

2.患者于增强扫描结束后应继续观察 20min,以防对比剂过敏反应,如无不适,方可离开,并嘱其多饮水。

四、纵隔

(一)适应证

1.纵隔肿瘤,显示其范围及大小。

2.淋巴结转移及周围解剖结构。

3.纵隔肿块与血管异常的诊断和鉴别诊断。

(二)禁忌证

碘过敏或有严重甲状腺功能亢进的患者不能使用碘对比剂增强扫描,相对禁忌证参考"第十三章放射科对比剂临床应用指南"。

(三)操作方法及程序

1.检查前患者的准备

(1)扫描前除去患者颈胸部位金属物品。

(2)训练患者呼吸和屏气要领。

(3)如需要对比增强扫描,检查前 4h 应禁食但不禁水,如患者因病禁水,最好经静脉补充液体。

2.检查方法和扫描参数

(1)平扫

1)扫描体位:仰卧位,身体置于床面中间,两臂上举抱头。

2)扫描方式:横断面连续扫描。

3)定位扫描:确定扫描范围、层厚和层距。

4)扫描范围:上界为胸腔入口,下界至心室水平。

5)扫描机架倾斜角度:0°。

6)扫描野:20～25cm。

7)扫描层厚:5～10mm。

8)扫描间隔:5～10mm。

9)成像矩阵:512×512。

10)扫描参数:120～140kV,120～250mAs。

11)重建算法:软组织算法或标准算法。

(2)增强扫描

1)对比剂用量:80～100ml 非离子型碘对比剂。

2)注射方式:采用高压注射器行静脉注射,注射速率一般为 2.5～3.5ml/s。

3)扫描开始时间:注射对比剂 50～80ml 后连续扫描。

4)其他检查程序和扫描参数:同平扫。

3.摄片要求

(1)依次循序拍摄定位片、平扫和增强扫描图像。

(2)测量病灶大小、CT 值及增强前后病灶同一层面 CT 值的变化。

(四)注意事项

1.扫描时用铅防护布遮盖腹部以减少患者所接受到的辐射剂量。

2.患者于增强扫描结束后应继续观察 20min,以防对比剂过敏反应,如无不适,方可离开,并嘱其多饮水。

五、冠状动脉 CTA(Computed Tomography Coronary Angiography)

(一)适应证

1.临床疑似冠心病。

2.冠心病危险因素人群。

3.经冠心病相关药物治疗后,特别是治疗后再次出现冠心病症状或症状加重患者。

4.冠状动脉支架置入或冠状动脉搭桥等术前评估及术后随访。

5.先天性心脏病及瓣膜疾病等心脏外科术前及术后检查。

6.心肌梗死患者稳定期的检查。

7.心脏功能检查。

(二)禁忌证

碘过敏或有严重甲状腺功能亢进的患者不能使用碘对比剂增强扫描,相对禁忌证参考"第十三章放射科对比剂临床应用指南"。

(三)操作方法及程序

1.检查前患者的准备

(1)扫描前除去患者颈胸部位金属物品。

(2)做好解释工作,消除患者的紧张心理状态,取得患者合作。

(3)训练患者呼吸和屏气要领。

(4)正确连接心电电极。

(5)检查前 4h 应禁食但不禁水,如患者因病禁水,最好经静脉补充液体。

(6)如心率超过 70 次/min,最好用药物控制心率。

2.检查方法和扫描参数

(1)钙化积分扫描(必要时)。

1)扫描体位:仰卧位,身体置于床面中间,两臂上举抱头。

2)扫描方式:横断面序列扫描。

3)定位扫描:确定扫描范围、层厚和层距。

4)扫描范围:自气管隆突下方到膈顶下方1cm,冠状动脉搭桥患者要扩大扫描范围。

5)扫描机架倾斜角度:0°。

6)扫描野:15～20cm。

7)扫描层厚:3mm。

8)成像矩阵:512×512。

9)扫描参数:120kV,80mAs。

10)重建算法:软组织算法或标准算法。

(2)对比剂监测扫描

1)监测位置:肺动脉窗层面主动脉根部放置ROI。

2)监测方式:团注追踪法,当ROI内CT值达100HU,延迟5～6s自动触发扫描。团注测试:先注射15～20ml的对比剂,同层动态扫描,发现ROI内对比剂的浓度开始降低后停止扫描。用动态评估软件获得升主动脉的时间—密度曲线,从而计算出峰值时间,在峰值时间基础上再延迟3s～5s后开始扫描。

(3)冠状动脉CTA扫描

1)对比剂:50～70ml非离子型碘对比剂+60ml生理盐水。

2)注射方式:采用高压注射器行静脉团注,注射速率不小于4ml/s,一般为4.5～5ml/s。

3)扫描方式:前瞻性螺旋采集模式:舒张期成像建议心率<75次/min,心律较规整。回顾性螺旋采集模式:完整时相数据,可以任意的心率和心律。

4)扫描条件:120kV,300～400mAs。

5)重建参数:层厚0.6mm,层距0.3mm。

6)重建算法:软组织算法或标准算法。

3.摄片要求

(1)依次顺序拍摄定位片、钙化积分和冠脉CTA扫描图像。

(2)后处理重建:VR(Volume Rendering,容积重建)、MIP(Maximum Intensity Projection,最大密度投影)和CPR(Curved Planar Reformation,曲面重建)图像。

(四)注意事项

1.扫描时用铅防护布遮盖腹部以减少患者所接受到的辐射剂量。

2.患者于增强扫描结束后应继续观察20min,以防对比剂过敏反应,如无不适,方可离开,并嘱其多饮水。

六、主动脉CTA

(一)适应证

1.动脉粥样硬化病。

2.主动脉瘤。

3.胸痛三联征(主动脉夹层、肺动脉栓塞和急性冠脉综合征)。

4.大动脉炎。

5.动脉畸形。

6.其他原因所致的动脉狭窄或闭塞。

(二)禁忌证

碘过敏或有严重甲状腺功能亢进的患者不能使用碘对比剂增强扫描,相对禁忌证参考“第十三章放射科对比剂临床应用指南”。

(三)操作方法及程序

1.检查前患者的准备

(1)扫描前除去患者颈、胸和腹部金属物品。

(2)训练患者呼吸和屏气要领。

(3)正确连接心电电极。

(4)检查前4h应禁食但不禁水,如患者因病禁水,最好经静脉补充液体。

2.检查方法和扫描参数

(1)定位扫描

1)扫描体位:仰卧位,身体置于床面中间,两臂上举抱头。

2)定位扫描:确定扫描范围、层厚和层距。

(2)对比剂监测扫描

1)监测位置:主肺动脉窗层面主动脉根部放置ROI。

2)监测方式:采取团注追踪的方式,当ROI内CT值达100HU时,延迟5～6s自动触发扫描。

(3)主动脉CTA扫描

1)扫描范围:自胸腔入口到耻骨联合上方。

2)扫描机架倾斜角度:0°

3)扫描野:30～40cm。

4)扫描层厚:3mm。

5)扫描间隔:3mm。

6)对比剂用量:80～100ml离子或非离子型碘对比剂。

7)注射方式:采用高压注射器静脉团注法,速率4～5ml/s。

8)成像矩阵:512×512。

9)扫描条件:120kV,300～400mAs。

10)重建参数:层厚0.6mm,层距0.3mm

11)重建算法:软组织算法或标准算法。

3.摄片要求

(1)依次顺序拍摄定位片、平扫和增强扫描图像。

(2)后处理重建VR、MIP和CPR图像。

(四)注意事项

1.用铅防护布遮盖非检查部位以减少患者所接受到的辐射剂量。

2.患者于增强扫描结束后应继续观察20min,以防对比剂过敏反应,如无不适,方可离开,并嘱其多饮水。

第三节 腹部和盆腔CT检查技术操作规程

一、胃

(一)适应证

1.胃恶性肿瘤。

2.卵巢恶性肿瘤(寻找来源于胃的原发肿瘤)。

3.胃的良性和恶性肿瘤定位。

4.胃恶性肿瘤治疗后随访复查,了解其治疗疗效及复发情况。

(二)禁忌证

碘过敏或有严重甲状腺功能亢进的患者不能使用碘对比剂增强扫描,相对禁忌证参考"第十三章放射科对比剂临床应用指南"。

(三)操作方法及程序

1.检查前患者的准备

(1)检查前一天晚饭后开始禁食。

(2)检查当天清晨应空腹。

(3)检查前30min内口服1000ml水使胃充盈扩张,在上机前再口服300ml水。

(4)如需要行对比增强扫描者,检查前4h应禁食但不禁水,如患者因病禁水,最好经静脉补充液体。

2.检查方法和扫描参数

(1)平扫

1)扫描体位:根据需要,采用仰卧位、仰卧右后斜位和左侧位或右侧位。

2)扫描方式:横断面连续扫描。

3)定位扫描:确定扫描范围、层厚和层距。

4)扫描范围:上界为胸骨剑突,下界至脐孔(包括膈上食管下段至胃大弯)。

5)扫描机架倾斜角度:扫描机架0°。

6)扫描野:35～45cm。

7)扫描层厚:5～10mm。

8)扫描间隔:5～10mm。

9)成像矩阵:512×512。

10)扫描参数:120～140kV,120～250mAs。

11)重建算法:软组织算法或标准算法。

(2)增强扫描

1)对比剂用量:80～100ml非离子型碘对比剂。

2)注射方式:用高压注射器行静脉注射,注射速率一般为2.5～3.5ml/s。

3)扫描开始时间:注射50～70ml后开始连续扫描。

4)其他检查程序和扫描参数:同平扫。

3. 摄片要求

1)依次循序拍摄定位、平扫以及增强图像。

2)测量病灶 CT 值及大小,必要时测量病灶增强前后的 CT 值变化。

3)疑胃穿孔患者,需采用纵隔窗拍摄(W350～500,L35～50),以鉴别脂肪与游离气体。

(四)注意事项

1. 检查前一周内不服重金属药物,如一周内曾做过胃肠道钡餐造影时,则于检查前先行腹部透视,确认腹腔内无钡剂残留。

2. 扫描时用铅防护布遮盖非检查部位以减少患者所接受到的辐射剂量。

3. 患者于增强扫描结束后应继续观察 20min,以防对比剂过敏反应,如无不适,方可离开,并嘱其多饮水。

二、肝脏

(一)适应证

1. 肝脏良、恶性肿瘤,如肝癌、转移瘤和海绵状血管瘤等。

2. 肝脏囊性占位病变,如肝囊肿、多囊肝和包虫病等。

3. 肝脏炎性占位病变,如肝脓肿、肝结核等。

4. 肝外伤。

5. 肝硬化。

6. 肝脂肪变性。

7. 色素沉着症。

(二)禁忌证

碘过敏或有严重甲状腺功能亢进的患者不能使用碘对比剂增强扫描,相对禁忌证参考“第十三章放射科对比剂临床应用指南”。

(三)操作方法及程序

1. 检查前患者的准备

(1)训练患者呼吸及屏气。

(2)检查前 1h 口服 1%～2%的泛影葡胺水溶液或水 500～800ml,在上机前再服 300ml。

(3)如需要行对比增强扫描者,检查前 4h 应禁食但不禁水,如患者因病禁水,最好经静脉补充液体。

2. 检查方法和扫描参数

(1)平扫

1)扫描体位:仰卧位,身体置于床面中间,两臂上举抱头。

2)扫描方式:横断面连续扫描。

3)定位扫描:确定扫描范围、层厚和层距。

4)扫描范围:从膈顶至肝下缘。

5)扫描机架倾斜角度:扫描机架 0°。

6)扫描野:35～45cm。

7)扫描层厚:5～10mm。

8)扫描间隔:5～10mm。

9)成像矩阵:512×512。

10)扫描参数:120～140kV,120～250mAs。

11)重建算法:软组织算法或标准算法。

(2)增强扫描

1)对比剂用量:80～100ml 非离子型碘对比剂。

2)注射方式:采用高压注射器行静脉注射,注射速率一般为 2.5～3.5ml/s。

3)扫描开始时间:注射后延迟 25～30s 开始行动脉期扫描,注射后延迟 50～60s 开始行静脉期扫描,注射后延迟 120s 开始行平衡期扫描。

4)必要时在注射对比剂后 5～10min 做延迟扫描。

5)其他检查程序和扫描参数:同平扫。

3.摄片要求

(1)依次循序拍摄定位、平扫以及增强图像。

(2)测量病灶 CT 值及大小,必要时测量病灶增强前后的 CT 值变化。

(四)注意事项

1.检查前一周内不服用重金属药物,如一周内曾做过胃肠道钡餐造影时,可于检查前先行腹部透视,以确认腹腔内无钡剂残留。

2.扫描时用铅防护布遮盖非检查部位以减少患者所接受到的辐射剂量。

3.患者于增强扫描结束后应继续观察 20min,以防对比剂过敏反应,如无不适,方可离开,并嘱其多饮水。

三、CT 肝动脉和门静脉造影(肝动脉 CTA 和门静脉 CTA)

(一)适应证

1.了解肝动脉和门静脉结构。

2.小肝癌的早期诊断和鉴别诊断。

(二)禁忌证

碘过敏或有严重甲状腺功能亢进的患者不能使用碘对比剂增强扫描,相对禁忌证参考“第十三章放射科对比剂临床应用指南”。

(三)操作方法及程序

1.检查前患者的准备

(1)训练患者呼吸及屏气。

(2)检查前 4h 应禁食但不禁水,如患者因病禁水,最好经静脉补充液体。

2.检查方法和扫描参数

(1)平扫

1)扫描体位:仰卧位,身体置于床面中间,两臂上举抱头。

2)扫描方式:横断面连续扫描。

3)定位扫描:确定扫描范围、层厚和层距。

4)扫描范围:从膈顶连续扫描至肝下缘。

5)扫描机架倾斜角度:扫描机架 0°。

6)扫描野:35～45cm。

7)扫描层厚:5～10mm。

8)扫描间隔:5～10mm。

9)成像矩阵:512×512。

10)扫描参数:120～140kV,120～250mAs。

11)重建算法:软组织算法或标准算法。

(2)CTA 扫描

1)对比剂用量:非离子型碘对比剂 80～100ml。

2)注射方式:采用高压注射器行静脉团注,注射速率一般为 4～5ml/s。

3)扫描开始时间:动脉期(CT 动脉血管成像)应于注射后延迟 25s 开始扫描或使用对比剂跟踪技术。静脉期(CT 静脉血管成像)应于注射后延迟 60s 开始扫描或使用对比剂跟踪技术。

4)其他检查程序和扫描参数:同平扫。

3.摄片要求

依次循序拍摄定位片和 CTA 后处理图像。

(四)注意事项

1.检查前一周内不服重金属药物,如一周内曾做过胃肠道钡餐造影时,则于检查前先行腹部透视,以确认腹腔内无钡剂残留。

2.扫描时用铅防护布遮盖非检查部位以减少患者所接受到的辐射剂量。

3.患者于增强扫描结束后应继续观察 20min,以防对比剂过敏反应,如无不适,方可离开,并嘱其多饮水。

四、胰腺

(一)适应证

1.胰腺肿瘤,包括各种原发性和转移性胰腺肿瘤。

2.急、慢性胰腺炎。

3.胰腺外伤。

4.胰腺先天发育异常。

5.胰腺囊肿。

6.梗阻性黄疸。

(二)禁忌证

碘过敏或有严重甲状腺功能亢进的患者不能使用碘对比剂增强扫描,相对禁忌证参考“第十三章放射科对比剂临床应用指南”。

(三)操作方法及程序

1.检查前患者的准备

(1)训练患者呼吸及屏气。

(2)检查前 1h 口服 1%～2%的泛影葡胺水溶液或水 500～800ml,在上机前再服 300ml。

(3)必要时可在扫描前 15～30min 肌注山莨菪碱 20mg,以减少胃肠道蠕动引起的伪影。

(4)如需要行对比增强扫描者,检查前 4h 应禁食但不禁水,如患者因病禁水,最好经静脉补充液体。

2.检查方法和扫描参数

(1)平扫

1)扫描体位:仰卧位,身体置于床面中间,两臂上举抱头。

2)扫描方式:横断面连续扫描。

3)定位扫描:确定扫描范围、层厚和层距。

4)扫描范围:从胸椎11椎体或腰椎1椎体上缘向下直至包括全部胰腺为止。

5)扫描机架倾斜角度:扫描机架0°。

6)扫描野:30～40cm。

7)扫描层厚:5mm。

8)扫描间隔:5mm。

9)成像矩阵:512×512。

10)扫描参数:120～140kV,120～250mAs。

11)重建算法:软组织算法或标准算法。

(2)增强扫描

1)对比剂用量:80～100ml非离子型碘对比剂。

2)注射方式:采用高压注射器行静脉注射,注射速率一般为2.5～3.5ml/s。

3)扫描开始时间:注射对比剂60～80ml后开始连续扫描。

4)必要时在注射对比剂后5～30min做延迟扫描。

5)其他检查程序和扫描参数:同平扫。

3.摄片要求

(1)依次循序拍摄定位、平扫以及增强图像。

(2)测量病灶CT值及大小,必要时测量病灶增强前后的CT值变化。

(四)注意事项

1.检查前一周内不服重金属药物,如一周内曾作过胃肠道钡餐造影时,可于检查前先行腹部透视,以确认腹腔内无钡剂残留。

2.扫描时用铅防护布遮盖非检查部位以减少患者所接受到的辐射剂量。

3.患者于增强扫描结束后应继续观察20min,以防对比剂过敏反应,如无不适,方可离开,并嘱其多饮水。

五、胆囊

(一)适应证

1.胆囊良、恶性肿瘤。

2.急、慢性胆囊炎。

3.梗阻性黄疸。

4.胆囊先天发育异常。

5.胆囊结石。

6.胆囊肌腺增生症。

(二)禁忌证

碘过敏或有严重甲状腺功能亢进的患者不能使用碘对比剂增强扫描,相对禁忌证参考“第十三章放射科对比剂临床应用指南”。

(三)操作方法及程序

1. 检查前患者的准备

(1)训练患者呼吸及屏气。

(2)检查前1h口服1%～2%的泛影葡胺水溶液或水500～800ml,在上机前再服300ml。

(3)如需要行对比增强扫描者,检查前4h应禁食但不禁水,如患者因病禁水,最好经静脉补充液体。

2. 检查方法和扫描参数

(1)平扫

1)扫描体位:仰卧位,身体置于床面中间,两臂上举抱头。

2)扫描方式:横断面连续扫描。

3)定位扫描:确定扫描范围、层厚和层距。

4)扫描范围:从第11胸椎或第1腰椎上缘向下扫描直至包括全部胆囊为止。

5)扫描机架倾斜角度:扫描机架0°。

6)扫描野:30～40cm。

7)扫描层厚:3～5mm。

8)扫描间隔:3～5mm。

9)成像矩阵:512×512。

10)扫描参数:120～140kV,120～250mAs。

11)重建算法:软组织算法或标准算法。

(2)增强扫描

1)对比剂用量:80～100ml非离子型碘对比剂。

2)注射方式:采用高压注射器行静脉注射,注射速率一般为2.5～3.5ml/s。

3)扫描开始时间:注射60～80ml后开始连续扫描。

4)必要时在注射对比剂后5～30min做延迟扫描。

5)其他检查程序和扫描参数:同平扫。

3. 摄片要求

(1)依次循序拍摄定位、平扫以及增强图像。

(2)测量病灶CT值及大小,必要时测量病灶增强前后的CT值变化。

(四)注意事项

1. 检查前一周内不服重金属药物,如一周内曾做过胃肠道钡餐造影时,可于检查前先行腹部透视,以确认腹腔内无钡剂残留。

2. 扫描时,用铅防护布遮盖非检查部位以减少患者所接受到的辐射剂量。

3. 患者于增强扫描结束后应继续观察20min,以防对比剂过敏反应,如无不适,方可离开,并嘱其多饮水。

六、腹膜及后腹膜腔

(一)适应证

1. 腹膜、肠系膜和网膜及腹膜腔病变。

2. 后腹膜腔病变。

3. 肠梗阻。

4. 腹壁病变等。

(二)禁忌证

碘过敏或有严重甲状腺功能亢进的患者不能使用碘对比剂增强扫描,相对禁忌证参考"第十三章放射科对比剂临床应用指南"。

(三)操作方法及程序

1. 检查前患者的准备

(1)训练患者呼吸及屏气。

(2)检查前1h口服1%～2%的泛影葡胺水溶液或水500～1000ml,在上机前再服300～500ml。

(3)检查前10min肌注山莨菪碱20mg(青光眼、前列腺肥大和排尿困难者禁用)。

(4)对于疑腹部占位病变者或腹部重点检查观察区域,可先以标记物标出病灶部位或范围。

(5)如需要行对比增强扫描者,检查前4h应禁食但不禁水,如患者因病禁水,最好经静脉补充液体。

2. 检查方法和扫描参数

(1)平扫

1)扫描体位:仰卧位,身体置于床面中间,两臂上举抱头。

2)扫描方式:横断面连续扫描。

3)定位扫描:确定扫描范围、层厚和层距。

4)扫描范围:从剑突水平向下连续扫描至耻骨联合水平,包括整个腹腔及盆腔。

5)扫描机架倾斜角度:扫描机架0°。

6)扫描野:35～45cm。

7)扫描层厚:5～10mm。

8)扫描间隔:5～10mm。

9)成像矩阵:512×512。

10)扫描参数:120～140kV,120～250mAs。

11)重建算法:软组织算法或标准算法。

(2)增强扫描

1)对比剂用量:80～100ml非离子型含碘对比剂。

2)注射方式:采用高压注射器行静脉注射,注射速率一般为2.5～3.5ml/s。

3)扫描开始时间:注射40～60ml后开始连续扫描。

4)检查程序和扫描参数:同平扫。

3.摄片要求

(1)依次循序拍摄定位、平扫以及增强扫描图像。

(2)必要时做冠状面及矢状面重建和摄片。

(3)测量病灶CT值及大小,必要时测量病灶增强前后的CT值变化。

(四)注意事项

1.检查前一周内不服重金属药物,如一周内曾做过胃肠道钡餐造影时,可于检查前先行腹部透视,以确认腹腔内无钡剂残留。

2.病变范围接近盆腔、涉及盆腔或大量腹水者,应先大量饮水,在膀胱充盈后再上机扫描检查。必要时做温水保留灌肠使直肠充盈。

3.扫描时,用铅防护布遮盖头部和胸部,以减少患者所接受到的辐射剂量。

4.患者于增强扫描结束后应继续观察20min,以防对比剂过敏反应,如无不适,方可离开,并嘱其多饮水。

七、十二指肠

(一)适应证

十二指肠良性和恶性肿瘤等。

(二)禁忌证

碘过敏或有严重甲状腺功能亢进的患者不能使用碘对比剂增强扫描,相对禁忌证参考“第十三章放射科对比剂临床应用指南”。

(三)操作方法及程序

1.检查前患者的准备

(1)检查前一天晚饭后开始禁食。

(2)检查前根据不同检查目的服用不同的对比剂。

1)吞服产气剂,有利于较大病变的显示。

2)检查前1h口服1%～2%的泛影葡胺水溶液或水500～1000ml,在上机前再服500～1000ml以充盈胃腔,观察病变与十二指肠或周围组织的关系,有利于对病变进行定位诊断。

(3)检查前10min肌注山莨菪碱20mg(青光眼、前列腺肥大、排尿困难者禁用)。

(4)训练患者呼吸及屏气。

(5)如需要行对比增强扫描者,检查前4h应禁食但不禁水,如患者因病禁水,最好经静脉补充液体。

2.检查方法和扫描参数

(1)平扫

1)扫描体位:仰卧位或仰卧右后斜位。

2)扫描方式:横断面连续扫描。

3)定位扫描:确定扫描范围、层厚和层距。

4)扫描范围:从剑突水平开始连续向下扫描直至包括整个上腹部为止。

5)扫描机架倾斜角度:扫描机架0°。

6)扫描野:40～45cm。

7)扫描层厚:5～10mm。

8)扫描间隔:5～10mm。

9)成像矩阵:512×512。

10)扫描参数:120～140kV,120～250mAs。

11)重建算法:软组织算法或标准算法。

(2)增强扫描

1)对比剂用量:80～100ml 非离子型碘对比剂。

2)注射方式:采用高压注射器行静脉注射,注射速率一般为 2.5～3.5ml/s。

3)扫描开始时间:注射 50～70ml 后开始做连续扫描。

4)对于发现病变者,增强扫描的床位、层厚和层间隔应与平扫一致。

5)检查程序和扫描参数:同平扫。

3.摄片要求

(1)依次循序拍摄定位、平扫以及增强扫描图像。

(2)测量病灶 CT 值及大小,必要时测量病灶增强前后的 CT 值变化。

(四)注意事项

1.检查前一周内不服重金属药物,如一周内曾做过胃肠道钡餐造影时,可于检查前先行腹部透视,以确认腹腔内无钡剂残留。

2.发现较小病变时,层厚和层距均可改为 3～5mm。

3.扫描时用铅防护布遮盖非检查部位以减少患者所接受到的辐射剂量。

4.患者于增强扫描结束后应继续观察 20min,以防对比剂过敏反应,如无不适,方可离开,并嘱其多饮水。

八、小肠

(一)适应证

1.小肠良、恶性肿瘤。

2.肠梗阻。

3.克罗恩病等。

(二)禁忌证

碘过敏或有严重甲状腺功能亢进的患者不能使用碘对比剂增强扫描,相对禁忌证参考“第十三章放射科对比剂临床应用指南”。

(三)操作方法及程序

1.检查前患者的准备

(1)检查前一天晚饭后开始禁食。

(2)检查前 2～3h 口服 1%～2%的碘水溶液或水 800～1000ml,检查前 1～2h 再口服 600ml 以充盈远段小肠,在上机前 15～30min 再服 600ml 以充盈胃与近段小肠。

(3)检查前 10min 肌注山莨菪碱 20mg(青光眼、前列腺肥大、排尿困难者禁用)。

(4)肠梗阻患者可直接进行增强 CT 扫描检查。

(5)训练患者呼吸及屏气。

(6)如需要行对比增强扫描者,检查前 4h 应禁食但不禁水,如患者因病禁水,最好经静脉补充液体。

2.检查方法和扫描参数

(1)平扫

1)扫描体位:仰卧位,身体置于床面中间,两臂上举抱头。

2)扫描方式:横断面连续扫描。

3)定位扫描:确定扫描范围、层厚和层距。

4)扫描范围:从肝脏膈面向下至耻骨联合。

5)扫描机架倾斜角度:扫描机架0°。

6)扫描野:40~45cm。

7)扫描层厚:5~10mm。

8)扫描间隔:5~10mm。

9)成像矩阵:512×512。

10)扫描参数:120~140kV,120~250mAs。

11)重建算法:软组织算法或标准算法。

(2)增强扫描

1)对比剂用量:80~100ml非离子型碘对比剂。

2)注射方式:采用高压注射器行静脉注射,注射速率一般为2~3ml/s。

3)扫描开始时间:注射50~70ml后开始连续扫描。

4)发现病变者,增强扫描的床位、层厚和层间隔应与平扫一致。

5)检查程序和扫描参数:同平扫。

3.摄片要求

(1)依次循序拍摄定位、平扫以及增强扫描图像。

(2)测量病灶CT值及大小,必要时测量病灶增强前后的CT值变化。

(四)注意事项

1.检查前一周内不服重金属药物,如一周内曾做过胃肠道钡餐造影时,可于检查前先行腹部透视,以确认腹腔内无钡剂残留。

2.发现病变时,层厚和层距可改为3~5mm扫描。

3.扫描时用铅防护布遮盖头部和胸部以减少患者所接受到的辐射剂量。

4.患者增强扫描结束后应继续观察20min,以防对比剂过敏反应,如无不适,方可离开,并嘱其多饮水。

九、结肠

(一)适应证

1.结肠良、恶性肿瘤。

2.结肠炎症性病变。

3.肠套叠。

4.肠壁气囊肿。

(二)禁忌证

碘过敏或有严重甲状腺功能亢进的患者不能使用碘对比剂增强扫描,相对禁忌证参考"第十三章放射科对比剂临床应用指南"。

(三)操作方法及程序

1.检查前患者的准备

(1)检查前一天服泻药以清洁肠道或检查前进行清洁灌肠。

(2)检查前大量饮水,以保持膀胱充盈。

(3)根据检查要求不同分别选择不同的灌肠溶液或水。①温水灌肠增强扫描法。经肛门注入温水1500～1800ml,然后静脉注射对比剂进行扫描,此法能较好地显示肿瘤性病变,并能更好地显示肠壁、血管和淋巴结等。②碘水灌肠法。经肛门注入2%的碘水溶液1500～1800ml,随后进行扫描。

(4)检查前10min肌注山莨菪碱20mg(青光眼、前列腺肥大和排尿困难者禁用)。

(5)训练患者呼吸及屏气。

(6)如需要行对比增强扫描者,检查前4h应禁食但不禁水,如患者因病禁水,最好经静脉补充液体。

2.检查方法和扫描参数

(1)平扫

1)扫描体位:仰卧位或左、右斜位和俯卧位。

2)扫描方式:横断面连续扫描。

3)定位扫描:确定扫描范围、层厚和层距。

4)扫描范围:从肝脏膈面向下连续扫描至耻骨联合为止。

5)扫描机架倾斜角度:扫描机架0°。

6)扫描野:40～45cm。

7)扫描层厚:5～10mm。

8)扫描间隔:5～10mm。

9)成像矩阵:512×512。

10)扫描参数:120～140kV,120～250mAs。

11)重建算法:软组织算法或标准算法。

(2)增强扫描

1)注射方式:采用高压注射器行静脉注射,注射速率一般为2.5～3.5ml/s。

2)扫描开始时间:注射完毕后1min开始做连续扫描。

3)检查程序和扫描参数:同平扫。

3.摄片要求

(1)依次循序拍摄定位、平扫以及增强扫描图像。

(2)测量病灶CT值及大小,必要时测量病灶增强前后的CT值变化。

(四)注意事项

1.检查前一周内不服重金属药物,如一周内曾做过胃肠道钡餐造影时,可于检查前先行腹部透视,以确认腹腔内无钡剂残留。

2.发现病变时,层厚和层距可改为3～5mm和3～5mm进行扫描。

3.扫描时,用铅防护布遮盖头部和胸部以减少患者所接受到的辐射剂量。

4.患者于增强扫描结束后应继续观察20min,以防对比剂过敏反应,如无不适,方可离开,并嘱其多饮水。

十、直肠

(一)适应证

1.直肠肿瘤。

2.直肠及肛周脓肿。

3.直肠壁内外肿块。

4.子宫内膜异位症。

5.直肠良性肿瘤。

6.直肠瘘。

(二)禁忌证

碘过敏或有严重甲状腺功能亢进的患者不能使用碘对比剂增强扫描,相对禁忌证参考"第十三章放射科对比剂临床应用指南"。

(三)操作方法及程序

1.检查前患者的准备

(1)检查前3d内进食少渣饮食。

(2)检查前一天服泻药以清洁肠道以及检查前4h做1次清洁灌肠。

(3)检查前1~2h内分2次口服1%~2%的碘水溶液或水1000ml,并保持膀胱充盈。

(4)必要时已婚女性患者采用阴道栓做标记。

(5)检查前10min肌注山莨菪碱20mg(青光眼、前列腺肥大和排尿困难者禁用)。

(6)检查前用温水做保留灌肠(量不少于1000ml)。

(7)训练患者呼吸及屏气。

(8)如需要行对比增强扫描者,检查前4h应禁食但不禁水,如患者因病禁水,最好经静脉补充液体。

2.检查方法和扫描参数

(1)平扫

1)扫描体位:仰卧位。

2)扫描方式:横断面连续扫描。

3)定位扫描:确定扫描范围、层厚和层距。

4)扫描范围:从盆腔入口向下连续扫描至坐骨结节平面为止。

5)扫描机架倾斜角度:扫描机架0°。

6)扫描野:35~45cm。

7)扫描层厚:5~10mm。

8)扫描间隔:5~10mm。

9)成像矩阵:512×512。

10)扫描参数:120~140kV,120~250mAs。

11)重建算法软组织算法或标准算法。

(2)增强扫描

1)对比剂用量:80~100ml非离子型碘对比剂。

2)注射方式:采用高压注射器行静脉注射,注射速率一般为2.5~3.5ml/s。

3)扫描开始时间:注射 40～60ml 后开始做连续扫描。

4)检查程序和扫描参数:同平扫。

3.摄片要求

(1)依次循序拍摄定位、平扫以及增强扫描图像。

(2)必要时做冠状面及矢状面重建和摄片。

(3)测量病灶 CT 值及大小,必要时测量病灶增强前后的 CT 值变化。

(四)注意事项

1.检查前一周内不服重金属药物,如一周内曾做过胃肠道钡餐造影时,可于检查前先行腹部透视,以确认腹腔内无钡剂残留。

2.扫描时用铅防护布遮盖头部、胸部和上腹部,以减少患者所接受到的辐射剂量。

3.患者于增强扫描结束后应继续观察 20min,以防对比剂过敏反应,如无不适,方可离开,并嘱其多饮水。

十一、肾脏

(一)适应证

1.肾脏良、恶性肿瘤。

2.肾先天性畸形。

3.肾脏外伤。

4.肾脓肿和肾周脓肿。

5.肾梗死。

6.囊性病变。

7.肾结石。

8.肾盂积水。

9.感染。

10.肾血管病变。

(二)禁忌证

碘过敏或有严重甲状腺功能亢进的患者不能使用碘对比剂增强扫描,相对禁忌证参考“第十三章放射科对比剂临床应用指南”。

(三)操作方法及程序

1.检查前患者的准备

(1)训练患者呼吸及屏气。

(2)检查前 30min 口服 1%～2%的碘水溶液或水 500～800ml,临上机前再服 300ml。

(3)疑有肾阳性结石者可直接平扫。

(4)如需要行对比增强扫描者,检查前 4h 应禁食但不禁水,如患者因病禁水,最好经静脉补充液体。

2.检查方法和扫描参数

(1)平扫

1)扫描体位:仰卧位,身体置于床面中间,两臂上举抱头。

2)扫描方式:横断面连续扫描。

3)定位扫描:确定扫描范围、层厚和层距。

4)扫描范围:肾上极连续扫描至肾下极,包括全部肾脏。

5)扫描机架倾斜角度:扫描机架0°。

6)扫描野:30~45cm。

7)扫描层厚:5~10mm。

8)扫描间隔:5~10mm。

9)成像矩阵:512×512。

10)扫描参数:120~140kV,120~250mAs。

11)重建算法:软组织算法或标准算法。

(2)增强扫描

1)对比剂用量:80~100ml非离子型碘对比剂。

2)注射方式:采用高压注射器行静脉注射,注射速率一般为2.5~3.5ml/s。

3)扫描开始时间:注射完毕后开始做连续扫描。

4)其他检查程序和扫描参数:同平扫。

(3)摄片要求

1)依次循序拍摄定位、平扫以及增强图像。

2)必要时做冠状面及矢状面重建和摄片。

3)测量病灶CT值及大小,必要时测量病灶增强前后的CT值变化。

(四)注意事项

1.检查前一周内不服重金属药物,如一周内曾做过胃肠道钡餐造影时,可于检查前先行腹部透视,以确认腹腔内无钡剂残留。

2.扫描时用铅防护布遮盖非检查部位以减少患者所接受到的辐射剂量。

3.患者于增强扫描结束后应继续观察20min,以防对比剂过敏反应,如无不适,方可离开,并嘱其多饮水。

十二、肾上腺

(一)适应证

1.功能性肾上腺肿瘤。

2.非功能性肾上腺肿瘤。

3.肾上腺转移瘤。

4.急性肾上腺皮质功能衰竭时明确有无出血。

5.不明原因的高血压、低血钾或其他内分泌症状临床不能确诊时。

6.肾上腺功能低下。

7.肾上腺结核。

(二)禁忌证

碘过敏或有严重甲状腺功能亢进的患者不能使用碘对比剂增强扫描,相对禁忌证参考“第十三章放射科对比剂临床应用指南”。

(三)操作方法及程序

1. 检查前患者的准备

(1)训练患者呼吸及屏气。

(2)检查前30min口服1%～2%的碘水溶液或水500～800ml,在上机前再服300ml。

(3)如需要行对比增强者扫描,检查前4h应禁食但不禁水,如患者因病禁水,最好经静脉补充液体。

2. 检查方法和扫描参数:

(1)平扫

1)扫描体位:仰卧位,身体置于床面中间,两臂上举抱头。

2)扫描方式:横断面连续扫描。

3)定位扫描:确定扫描范围、层厚和层距。

4)扫描范围:胸12椎体上缘连续扫描至腰1椎体下缘。

5)扫描机架倾斜角度:扫描机架0°。

6)扫描野:30～45cm。

7)扫描层厚:3～5mm。

8)扫描间隔:3～5mm。

9)成像矩阵:512×512。

10)扫描参数:120～140kV,120～250mAs。

11)重建算法:软组织算法或标准算法。

(2)增强扫描

1)对比剂用量:80～100ml非离子型碘对比剂。

2)注射方式:采用高压注射器行静脉注射,注射速率一般为2.5～3.5ml/s。

3)扫描开始时间:注射60～80ml后开始做连续扫描。

4)其他检查程序和扫描参数:同平扫。

3. 摄片要求

(1)依次循序拍摄定位、平扫以及增强图像。

(2)必要时做冠状面及矢状面重建和摄片。

(3)测量病灶CT值及大小,必要时测量病灶增强前后的CT值变化。

(四)注意事项

1. 检查前一周内不服重金属药物,如一周内曾做过胃肠道钡餐造影时,可于检查前先行腹部透视,以确认腹腔内无钡剂残留。

2. 扫描时用铅防护布遮盖非检查部位以减少患者所接受到的辐射剂量。

3. 患者于增强扫描结束后应继续观察20min,以防对比剂过敏反应,如无不适,方可离开,并嘱其多饮水。

十三、输尿管

(一)适应证

1. 输尿管先天性畸形。

2. 输尿管肿瘤。

3. 观察腹膜后纤维化对输尿管的影响。

4. 输尿管积水。

5. 输尿管结石。

6. 输尿管结核。

(二)禁忌证

碘过敏或有严重甲状腺功能亢进的患者不能使用碘对比剂增强扫描,相对禁忌证参考“第十三章放射科对比剂临床应用指南”。

(三)操作方法及程序

1. 检查前患者的准备

(1)训练患者呼吸及屏气。

(2)检查前30min口服1%~2%的碘水溶液或水500~800ml,临上机前再服300ml。

(3)疑有输尿管阳性结石者可做直接平扫。

(4)如需要行对比增强扫描者,检查前4h应禁食但不禁水,如患者因病禁水,最好经静脉补充液体。

2. 检查方法和扫描参数

(1)平扫

1)扫描体位:仰卧位,身体置于床面中间,两臂上举抱头。

2)扫描方式:横断面连续扫描。

3)定位扫描:确定扫描范围、层厚和层距。

4)扫描范围:自肾门水平开始连续扫描至耻骨联合下缘为止。

5)扫描机架倾斜角度:扫描机架0°。

6)扫描野:30~45cm。

7)扫描层厚:5~10mm。

8)扫描间隔:5~10mm。

9)成像矩阵:512×512。

10)扫描参数:120~140kV,120~250mAs。

11)重建算法:软组织算法或标准算法。

(2)增强扫描

1)对比剂用量:60~80ml非离子型碘对比剂。

2)注射方式:用高压注射器行静脉注射,注射速率一般为2.5~3.5ml/s。

3)扫描开始时间:注射40~60ml后开始做连续扫描。

4)其他检查程序和扫描参数:同平扫。

3. 摄片要求

(1)依次循序拍摄定位、平扫以及增强图像。

(2)必要时做冠状面及矢状面重建和摄片。

(3)测量病灶CT值及大小,必要时测量病灶增强前后的CT值变化。

(四)注意事项

1. 检查前一周内不服重金属药物,如一周内曾做过胃肠道钡餐造影时,可于检查前先行腹部透视,以确认腹腔内无钡剂残留。

2.扫描时用铅防护布遮盖头部和胸部,以减少患者所接受到的辐射剂量。

3.患者于增强扫描结束后应继续观察20min,以防对比剂过敏反应,如无不适,方可离开,并嘱其多饮水。

十四、膀胱

(一)适应证

1.膀胱和输尿管肿瘤。

2.膀胱肿瘤与前列腺肿瘤或增生的鉴别诊断。

3.发育异常(包括畸形、输尿管异位开口和囊肿等)。

4.膀胱结石。

(二)禁忌证

碘过敏或有严重甲状腺功能亢进的患者不能使用碘对比剂增强扫描,相对禁忌证参考"第十三章放射科对比剂临床应用指南"。

(三)操作方法及程序

1.检查前患者的准备

(1)训练患者呼吸及屏气。

(2)已婚女性患者放置阴道塞(必要时)。

(3)检查前6~10h分次口服1%~2%的碘水溶液或水1000~1500ml,使远段、近段小肠和结肠保持良好的充盈状态。扫描前大量饮水,使膀胱保持充盈状态。

(4)必要时于检查前10min肌注山莨菪碱20mg(青光眼、前列腺肥大、排尿困难者禁用)。

(5)疑有直肠或乙状结肠受侵者,可直接经直肠注入1%~2%的碘水溶液或空气300ml。

(6)行膀胱双重造影时,需在检查前用福利管(Foley tube)经尿道插入至膀胱,放尽尿液,注入100~300ml空气和100ml的1%~2%碘水溶液。

(7)如需要行对比增强扫描者,检查前4h应禁食但不禁水,如患者因病禁水,最好经静脉补充液体。

2.检查方法和扫描参数

(1)平扫

1)扫描体位:仰卧位,或根据病情采用俯卧位。

2)扫描方式:横断面连续扫描。

3)定位扫描:确定扫描范围、层厚和层距。

4)扫描范围:自耻骨联合下缘开始连续扫描至髂前上棘水平为止。

5)扫描机架倾斜角度:扫描机架0°。

6)扫描野:30~40cm。

7)扫描层厚:5~10mm。

8)扫描间隔:5~10mm。

9)成像矩阵:512×512。

10)扫描参数:120~140kV,120~250mAs。

11)重建算法:软组织算法或标准算法。

(2)增强扫描

1)对比剂用量:80～100ml 非离子型碘对比剂。

2)注射方式:采用高压注射器行静脉注射,注射速率一般为 2.5～3.5ml/s。

3)扫描开始时间:注射 60～80ml 后开始做连续扫描。

4)其他检查程序和扫描参数:同平扫。

3.摄片要求

(1)依次循序拍摄定位、平扫以及增强图像。

(2)测量病灶 CT 值及大小,必要时测量病灶增强前后的 CT 值变化。

(四)注意事项

1.检查前一周内不服重金属药物,如一周内曾做过胃肠道钡餐造影时,可于检查前先行腹部透视,以确认腹腔内无钡剂残留。

2.扫描时用铅防护布遮盖头部和胸部,以减少患者所接受到的辐射剂量。

3.患者于增强扫描结束后应继续观察 20min,以防对比剂过敏反应,如无不适,方可离开,并嘱其多饮水。

十五、前列腺

(一)适应证

1.协助临床分期的判断和明确有无转移。

2.手术后随访,观察有无并发症。

3.测量前列腺大小,作为非手术治疗前列腺病变的随访观察。

4.确定前列腺有无脓肿形成及显示脓肿液化情况。

(二)禁忌证

碘过敏或有严重甲状腺功能亢进的患者不能使用碘对比剂增强扫描,相对禁忌证参考“第十三章放射科对比剂临床应用指南”。

(三)操作方法及程序

1.检查前患者的准备

(1)训练患者呼吸及屏气。

(2)检查前 6～10h 分次口服 1%～2%的碘水溶液或水 1000～1500ml,使远段、近段小肠和结肠保持良好的充盈状态。扫描前大量饮水使膀胱保持充盈状态。

(3)疑有直肠或乙状结肠受侵者,可直接经直肠注入 1%～2%的碘水溶液或空气 300ml。

(4)如需要行对比增强扫描者,检查前 4h 应禁食但不禁水,如患者因病禁水,最好经静脉补充液体。

2.检查方法和扫描参数

(1)平扫

1)扫描体位:仰卧位,身体置于床面中间,两臂上举抱头。

2)扫描方式:横断面连续扫描。

3)定位扫描:确定扫描范围、层厚和层距。

4)扫描范围:自耻骨联合下缘开始连续向上扫描至耻骨上缘 2～3cm 为止。

5)扫描机架倾斜角度:扫描机架0°。

6)扫描野:25～35cm。

7)扫描层厚:3～5mm。

8)扫描间隔:3～5mm。

9)成像矩阵:512×512。

10)扫描参数:120～140kV,120～250mAs。

11)重建算法:软组织算法或标准算法。

(2)增强扫描

1)对比剂用量:80～100ml非离子型碘对比剂。

2)注射方式:采用高压注射器行静脉注射,注射速率一般为2.5～3.5ml/s。

3)扫描开始时间:注射50～70ml后开始做连续扫描(扫描周期8～10s)。

4)其他检查程序和扫描参数:同平扫。

3.摄片要求

(1)依次循序拍摄定位、平扫以及增强图像。

(2)测量病灶CT值及大小,必要时测量病灶增强前后的CT值变化。

(四)注意事项

1.检查前一周内不服重金属药物,如一周内曾做过胃肠道钡餐造影时,可于检查前先行腹部透视,以确认腹腔内无钡剂残留。

2.扫描时用铅防护布遮盖头部和胸部,以减少患者所接受到的辐射剂量。

3.患者于增强扫描结束后应继续观察20min,以防对比剂过敏反应,如无不适,方可离开,并嘱其多饮水。

十六、女性盆腔

(一)适应证

1.盆腔良、恶性肿瘤。

2.脓肿、血肿和肿大淋巴结的诊断。

3.手术后随访观察。

4.生殖道先天性畸形。

5.放疗或化疗后的随访观察。

6.活检或放疗计划的定位。

7.子宫内避孕装置的观察和定位。

(二)禁忌证

碘过敏或有严重甲状腺功能亢进的患者不能使用碘对比剂增强扫描,相对禁忌证参考“第十三章放射科对比剂临床应用指南”。

(三)操作方法及程序

1.检查前患者的准备

(1)训练患者呼吸及屏气。

(2)检查前6～10h分次口服1%～2%的碘水溶液或水1000～1500ml,使远段、近段小肠和结肠保持良好的充盈状态。扫描前大量饮水,使膀胱保持充盈状态。

(3)已婚女性患者可放置阴道塞。

(4)疑有直肠或乙状结肠受侵者,可直接经直肠注入1%~2%的碘水溶液或空气300ml。

(5)如需要行对比增强扫描者,检查前4h应禁食但不禁水,如患者因病禁水,最好经静脉补充液体。

2.检查方法和扫描参数

(1)平扫

1)扫描体位:仰卧位,身体置于床面中间,两臂上举抱头。

2)扫描方式:横断面连续扫描。

3)定位扫描:确定扫描范围、层厚和层距。

4)扫描范围:自耻骨联合下缘开始向上扫描至髂前上棘水平为止。

5)扫描机架倾斜角度:扫描机架0°。

6)扫描野:30~40cm。

7)扫描层厚:5~10mm。

8)扫描间隔:5~10mm。

9)成像矩阵:512×512。

10)扫描参数:120~140kV,120~250mAs。

11)重建算法:软组织算法或标准算法。

(2)增强扫描

1)对比剂用量:80~100ml非离子型碘对比剂。

2)注射方式:采用高压注射器行静脉注射,注射速率一般为2.5~3.5ml/s。

3)扫描开始时间:注射60~80ml后开始做连续扫描(扫描周期8~10s)。

4)其他检查程序和扫描参数:同平扫。

3.摄片要求

(1)依次循序拍摄定位、平扫以及增强图像。

(2)测量病灶CT值及大小,必要时测量病灶增强前后的CT值变化。

(四)注意事项

1.检查前一周内不服重金属药物,如一周内曾做过胃肠道钡餐造影时,可于检查前先行腹部透视,以确认腹腔内无钡剂残留。

2.扫描时用铅防护布遮盖头部和胸部,以减少患者所接受到的辐射剂量。

3.患者于增强扫描结束后应继续观察20min,以防对比剂过敏反应,如无不适,方可离开,并嘱其多饮水。

第四节　四肢和脊柱CT检查技术操作规程

一、颈椎

(一)适应证

1.脊柱外伤。

2.各种原因的椎管狭窄。

3.椎间盘退行性病变和椎间盘突出。

4.原发性、继发性脊椎骨肿瘤和椎旁肿瘤。

5.椎管内占位病变。

6.CT引导下介入放射学检查。

7.脊柱感染性疾病、脊柱结核和化脓性脊柱炎等。

8.先天性畸形和发育异常。

9.脊柱退行性病变。

(二)禁忌证

碘过敏或有严重甲状腺功能亢进的患者不能使用碘对比剂增强扫描,相对禁忌证参考"第十三章放射科对比剂临床应用指南"。

(三)操作方法及程序

1.检查前患者的准备

(1)嘱咐患者在检查期间避免做吞咽动作,并保持体位不动。

(2)扫描前除去患者颈胸部位饰物和其他金属物品。

(3)如需要行对比增强扫描者,检查前4h应禁食但不禁水,如患者因病禁水,最好经静脉补充液体。

2.检查方法和扫描参数

(1)平扫

1)扫描体位:仰卧位,身体置于床面中间,头部略垫高,两臂下垂并用颈托固定颈部。

2)扫描方式:横断面连续扫描。

3)定位扫描:确定扫描范围、层厚和层距。

4)扫描范围:第3—7颈椎椎间盘或根据临床要求而定。

5)扫描机架倾斜角度:根据定位片显示,适当调整扫描机架角度。

6)扫描野:12~20cm。

7)扫描层厚:2~3mm(椎间盘),3~5mm(椎体)。

8)扫描间隔:2~3mm(椎间盘),3~5mm(椎体)。

9)成像矩阵:512×512。

10)扫描参数:110~140kV,120~250mAs。

11)重建算法:软组织算法或标准算法。

(2)增强扫描

1)对比剂用量:80~100ml非离子型碘对比剂。

2)注射方式:采用高压注射器行静脉注射,注射速率一般为2.5~3.5ml/s。

3)扫描开始时间:注射60~80ml后开始做连续扫描(扫描周期8~10s)。

4)必要时在注射对比剂后5~30min做延迟扫描。

5)其他检查程序和扫描参数:同平扫。

3.摄片要求

(1)依次循序拍摄定位、平扫以及增强图像。

(2)测量病灶CT值及大小,必要时测量病灶增强前后的CT值变化。必要时做放大照相。

(四)注意事项

1.较小的病灶应在体表放置定位标记。

2.扫描时用铅防护布遮盖腹部以减少患者所接受到的辐射剂量。

3.患者于增强扫描结束后应继续观察20min,以防对比剂过敏反应,如无不适,方可离开,并嘱其多饮水。

二、胸椎

(一)适应证

1.脊柱外伤。

2.各种原因的椎管狭窄。

3.椎间盘退行性病变和椎间盘突出。

4.原发性、继发性脊椎骨肿瘤和椎旁肿瘤。

5.椎管内占位病变。

6.CT引导下介入放射学检查。

7.脊柱感染性疾病、脊柱结核、化脓性脊柱炎等。

8.先天性畸形和发育异常。

9.脊柱退行性病变。

(二)禁忌证

碘过敏或有严重甲状腺功能亢进的患者不能使用碘对比剂增强扫描,相对禁忌证参考"第十三章放射科对比剂临床应用指南"。

(三)操作方法及程序

1.检查前患者的准备

(1)嘱患者在检查期间保持体位不动。

(2)扫描前除去患者颈胸部位饰物及其他金属物品。

(3)如需要行对比增强扫描者,检查前4h应禁食但不禁水,如患者因病禁水,最好经静脉补充液体。

2.检查方法和扫描参数

(1)平扫

1)扫描体位:仰卧位,身体置于床面中间,两臂上举抱头。

2)扫描方式:横断面连续扫描。

3)定位扫描:确定扫描范围、层厚和层距。

4)扫描范围:根据临床要求扫描椎间盘或椎体。

5)扫描机架倾斜角度:根据定位片显示,适当调整扫描机架角度。

6)扫描野:14~20cm。

7)扫描层厚:2~3mm(椎间盘),5~10mm(椎体)。

8)扫描间隔:2~3mm(椎间盘),5~10mm(椎体)。

9)成像矩阵:512×512。

10)扫描参数:110~140kV,120~250mAs。

11)重建算法:软组织算法或标准算法。

(2)增强扫描

1)对比剂用量:80～100ml 非离子型碘对比剂。

2)注射方式:采用高压注射器行静脉注射,注射速率一般为 2.5～3.5ml/s。

3)扫描开始时间:注射 60～80ml 后开始做连续扫描(扫描周期 8～10s)。

4)必要时在注射对比剂后 5～30min 做延迟扫描。

5)其他检查程序和扫描参数:同平扫。

3.摄片要求

(1)依次循序拍摄定位、平扫以及增强图像。

(2)测量病灶 CT 值及大小,必要时测量病灶增强前后的 CT 值变化。

(3)必要时做放大照相。

(四)注意事项

1.较小的病灶应在体表放置定位标记。

2.扫描时用铅防护布遮盖腹部以减少患者所接受到的辐射剂量。

3.患者于增强扫描结束后应继续观察 20min,以防对比剂过敏反应,如无不适,方可离开,并嘱其多饮水。

三、腰椎

(一)适应证

1.脊柱外伤。

2.各种原因的椎管狭窄。

3.椎间盘退行性病变和椎间盘突出。

4.原发性、继发性脊椎骨肿瘤和椎旁肿瘤。

5.椎管内占位病变。

6.CT 引导下介入放射学检查。

7.脊柱感染性疾病、脊柱结核、化脓性脊柱炎等。

8.先天性畸形和发育异常。

9.脊柱退行性病变。

(二)禁忌证

碘过敏或有严重甲状腺功能亢进的患者不能使用碘对比剂增强扫描,相对禁忌证参考“第十三章放射科对比剂临床应用指南”。

(三)操作方法及程序

1.检查前患者的准备

(1)嘱患者在检查期间保持体位不动。

(2)扫描前除去患者腰部皮带及其他金属物品。

(3)如需要行对比增强扫描者,检查前 4h 应禁食但不禁水,如患者因病禁水,最好经静脉补充液体。

2.检查方法和扫描参数

(1)平扫

1)扫描体位:仰卧位,身体置于床面中间,两臂上举抱头。下肢膝关节处用腿垫抬高,使其尽可能保持腰椎椎体生理弧度并与检查床平行。

2)扫描方式:横断面连续扫描。

3)定位扫描:确定扫描范围、层厚和层距。

4)扫描范围:根据临床要求扫描椎间盘或椎体。

5)扫描机架倾斜角度:根据定位片显示,适当调整扫描机架角度。

6)扫描野:16～20cm。

7)扫描层厚:3～5mm(椎间盘),5～10mm(椎体)。

8)扫描间隔:3～5mm(椎间盘),5～10mm(椎体)。

9)成像矩阵:512×512。

10)扫描参数:110～140kV,120～250mAs。

11)重建算法:软组织算法或标准算法。

(2)增强扫描

1)对比剂用量:80～100ml 非离子型碘对比剂。

2)注射方式:采用高压注射器行静脉注射,注射速率一般为 2.5～3.5ml/s。

3)扫描开始时间:注射 60～80ml 后开始做连续扫描(扫描周期 8～10s)。

4)必要时在注射对比剂后 5～30min 做延迟扫描。

5)其他检查程序和扫描参数:同平扫。

3.摄片要求

(1)依次循序拍摄定位、平扫以及增强图像。

(2)测量病灶 CT 值及大小,必要时测量病灶增强前后的 CT 值变化。

(3)必要时做放大照相。

(四)注意事项

1.较小的病灶应在体表放置定位标记。

2.扫描时用铅防护布遮盖非检查部位以减少患者所接受到的辐射剂量。

3.患者于增强扫描结束后应继续观察 20min,以防对比剂过敏反应,如无不适,方可离开,并嘱其多饮水。

四、四肢关节

(一)适应证

1.四肢骨肿瘤及肿瘤样病变。

2.关节病及骨关节感染疾患。

3.四肢骨外伤。

4.各种软组织疾病。

5.CT 导向穿刺定位及活检。

(二)禁忌证

碘过敏或有严重甲状腺功能亢进的患者不能使用碘对比剂增强扫描,相对禁忌证参考“第十三章放射科对比剂临床应用指南”。

(三)操作方法及程序

1.检查前患者的准备

(1)除去检查部位的金属饰品。

(2)做好扫描前解释工作以取得良好配合。

(3)严重外伤患者应经急诊初步处理后再行CT检查。

(4)小孩骨关节扫描最好在自然睡眠后或口服10%水合氯醛3~4ml,待患儿睡着后进行扫描。

2.检查方法和扫描参数

(1)肩关节

1)扫描体位:仰卧位,身体置于床面中间,两臂手心向上置于身体两侧。头先进(头先进入扫描孔)。

2)扫描方式:横断面连续扫描。

3)定位扫描:确定扫描范围、层厚和层距。

4)扫描范围:自双侧肩峰下2cm开始向下连续扫描,包括整个肩关节。

5)扫描机架倾斜角度:0°。

6)扫描野:25~40cm。

7)扫描层厚:3~5mm。

8)扫描间隔:3~5mm。

9)成像矩阵:512×512。

10)扫描参数:110~140kV,120~250mAs。

11)重建算法:软组织算法或标准算法。

(2)肘关节

1)扫描体位:俯卧位,身体置于床面中间,两手上举,手心向上,头先进床,两侧肘关节尽量靠拢。

2)扫描方式:横断面连续扫描。

3)定位扫描:确定扫描范围、层厚和层距。

4)扫描范围:根据定位片进行扫描,应包括整个肘关节。

5)扫描机架倾斜角度:0°。

6)扫描野:25~40cm。

7)扫描层厚:3~5mm。

8)扫描间隔:3~5mm。

9)成像矩阵:512×512。

10)扫描参数:110~140kV,120~250mAs。

11)重建算法:软组织算法或标准算法。

(3)腕关节

1)扫描体位:俯卧位,身体置于床面中间,两手上举平伸,手心向下,头先进床,两手尽量靠拢。

2)扫描方式:横断面连续扫描。

3)定位扫描:确定扫描范围、层厚和层距。

4)扫描范围:根据定位片进行扫描,应包括整个腕关节。

5)扫描机架倾斜角度:0°。

6)扫描野:15～25cm。

7)扫描层厚:2～3mm。

8)扫描间隔:2～3mm。

9)成像矩阵:512×512。

10)扫描参数:110～140kV,120～250mAs。

11)重建算法:软组织算法或标准算法。

(4)髋关节

1)扫描体位:仰卧位,身体置于床面中间,两手臂上举,双侧大腿内旋,两足尖并拢,头先进床。

2)扫描方式:横断面连续扫描。

3)定位扫描:确定扫描范围、层厚和层距。

4)扫描范围:自髋臼上方1cm处开始向下连续扫描,包括整个髋关节。

5)扫描机架倾斜角度:0°。

6)扫描野:25～40cm。

7)扫描层厚:3～5mm。

8)扫描间隔:3～5mm。

9)成像矩阵:512×512。

10)扫描参数:110～140kV,120～250mAs。

11)重建算法:软组织算法或标准算法。

(5)膝关节

1)扫描体位:仰卧位,身体置于床面中间,两手上举抱头,膝关节下略垫高,使关节稍弯曲,足先进床。

2)扫描方式:横断面连续扫描。

3)定位扫描:确定扫描范围、层厚和层距。

4)扫描范围:根据定位片进行扫描,应包括整个膝关节。

5)扫描机架倾斜角度:0°。

6)扫描野:20～35cm。

7)扫描层厚:3～5mm。

8)扫描间隔:3～5mm。

9)成像矩阵:512×512。

10)扫描参数:110～140kV,120～250mAs。

11)重建算法:软组织算法或标准算法。

以上各关节行增强扫描时所使用的对比剂用量为80～100ml,采用高压注射器行静脉注射,注射速率一般为2.5～3.5ml/s。对比剂注射完后开始做连续扫描。其他检查程序和扫描参数同平扫。

3.摄片要求

(1)依次循序拍摄定位、平扫以及增强图像。

(2)测量病灶CT值及大小,必要时测量病灶增强前后的CT值变化。

(3)必要时做放大照相。

(四)注意事项

1.较小的病灶应在体表放置定位标记。

2.用铅防护布遮盖非检查部位,以减少患者所接受到的辐射剂量。

3.患者于增强扫描结束后应继续观察20min,以防对比剂过敏反应,如无不适,方可离开,并嘱其多饮水。

4.四肢检查可双侧同时扫描,以便对照。

五、上臂CTA

(一)适应证

1.透析血管造瘘患者。

2.血管性病变的诊断。

3.血管支架术后复查。

4.其他原因所致的上肢血管病变。

(二)禁忌证

碘过敏或有严重甲状腺功能亢进的患者不能使用碘对比剂增强扫描,相对禁忌证参考"第十三章放射科对比剂临床应用指南"。

(三)操作方法及程序

1.检查前患者的准备

(1)扫描前除去患者检查部位金属物品,做好扫描前解释工作,以取得患者良好的配合。

(2)增强扫描时对比剂从对侧上臂静脉注入。

(3)检查前4h应禁食但不禁水,如患者因病禁水,最好经静脉补充液体。

2.检查方法和扫描参数

(1)定位扫描

1)扫描体位:仰卧位,身体略偏床面中线,患臂自然置于身旁,对侧上举过头。

2)定位扫描:确定扫描范围、层厚和层距。

(2)对比剂监测扫描

1)监测位置:降主动脉中段放置ROI。

2)监测方式:采取团注追踪的方式,当ROI内的CT值达100HU时延迟5~6s再行触发扫描。

(3)上臂CTA扫描

1)扫描范围:自肩关节开始连续扫描至手指。

2)扫描机架倾斜角度:0°

3)扫描野:25~30cm。

4)扫描层厚:1~3mm。

5)扫描间隔:1~3mm。

6)对比剂用量:80~100ml非离子型碘对比剂。

7)注射方式:采用压力注射器行静脉内团注,速率为4ml/s。

9)成像矩阵:512×512。

10)扫描参数:80~120kV,120~320mAs,螺距1~1.15。

11)重建参数:层厚1mm,层距0mm。

12)重建算法:软组织算法或标准算法。

3.摄片要求

(1)依次循序拍摄定位片、监测位片和增强扫描图像平扫及增强扫描图像。

(2)后处理重建:VR、MIP和CPR图像。

(四)注意事项

1.用铅防护布遮盖非扫描部位以减少患者所接受到的辐射剂量。

2.患者于增强扫描结束后应继续观察20min,以防对比剂过敏反应,如无不适,方可离开,并嘱其多饮水。

六、下肢CTA

(一)适应证

1.闭塞性动脉硬化症。

2.动脉瘤。

3.下肢血管支架术后复查。

4.其他原因所致的下肢血管病变。

(二)禁忌证

碘过敏或有严重甲状腺功能亢进的患者不能使用碘对比剂增强扫描,相对禁忌证参考"第十三章放射科对比剂临床应用指南"。

(三)操作方法及程序

1.检查前患者的准备

(1)扫描前除去患者检查部位金属物品。

(2)做好扫描前解释工作以取得患者良好的配合。

(3)检查前4h应禁食但不禁水,如患者因病禁水,最好经静脉补充液体。

2.检查方法和扫描参数

(1)定位扫描

1)扫描体位:仰卧位,身体置于床面中间,两臂上举抱头。

2)定位扫描:确定扫描范围、层厚和层距。

(2)对比剂监测扫描

1)监测位置:ROI置于腹主动脉分叉层面。

2)监测方式:采取团注追踪的方式,当ROI内CT值达100HU时延迟5～6s再行触发扫描。

(3)下肢动脉CTA扫描

1)扫描范围:自腹主动脉下段开始连续扫描至足底为止。

2)扫描机架倾斜角度:0°。

3)扫描野:30～40cm。

4)扫描层厚:1～3mm。

5)扫描间隔:1～3mm。

6)对比剂用量:80～100ml非离子型碘对比剂。

7)注射方式:采用高压注射器行静脉团注,注射速率一般为4ml/s。

9)成像矩阵:512×512。

10)扫描参数:80～120kV,120～320mAs。

11)重建参数:层厚0.75mm,层距0.5mm,螺距1～1.15。

12)重建算法:软组织算法或标准算法。

3.摄片要求

(1)依次循序拍摄定位片(定位片)、平扫和增强扫描图像。

(2)后处理重建:VR、MIP和CPR图像。

(四)注意事项

1.用铅防护布遮盖非检查部位以减少患者所接受到的辐射剂量。

2.患者于增强扫描结束后应继续观察20min,以防对比剂过敏反应,如无不适,方可离开,并嘱其多饮水。

第七章

MRI检查技术操作规程

第一节 头颈部MRI检查技术操作规程

一、颅脑

(一)适应证

1.颅脑外伤。

2.脑血管疾病,如脑梗死、脑出血。

3.颅内占位性病变,如良、恶性肿瘤。

4.颅脑先天性发育异常。

5.颅内压增高、脑积水和脑萎缩等。

6.颅内感染。

7.脑灰白质病变。

8.颅骨骨源性疾病。

(二)禁忌证

1.装有心脏起搏器者。

2.使用带铁磁性材料的各种抢救用具而不能除去者。

3.术后体内留有金属植入物且厂家说明书未指明为MRI检查安全者。

4.与MRI对比剂有关的禁忌证。

5.早期妊娠(3个月内)的妇女。

(三)检查前准备

1.认真核对MRI检查申请单,了解病情,明确检查目的和要求。对检查目的和要求不清的申请单,应与临床申请医生核准后再予以确认。

2.确认患者没有上述禁忌证,嘱患者认真阅读检查注意事项,按要求进行准备。

3.进入检查室之前应除去患者身上携带的一切金属物品、磁性物质及电子器件。

4.告诉患者所需检查的时间,扫描过程中须平静呼吸,不得随意运动,若有不适,可通过话筒与工作人员联系。

5.对于婴幼儿、焦躁不安及幽闭恐惧症患者,应根据情况给予适量的镇静剂或麻醉药物。一旦发生幽闭恐惧症,应立即停止检查,让患者撤离检查室。

6.急危重患者必须做MRI检查时应有临床医师陪同观察。

(四)器械准备

选用头部专用线圈,MRI 对比剂(需要增强扫描时使用)。

(五)操作方法及序列

1.平扫

(1)体位设计:患者仰卧在检查床上,取头先进,头置于线圈内,人体长轴与床面长轴一致,双手置于身体两旁或胸前,双手及双脚避免交叉形成环路。头颅正中矢状面尽可能与线圈纵轴保持一致,并垂直于床面。

(2)成像中心:眉间线位于线圈横轴中心,移动床面位置,使十字定位灯的纵横交点对准线圈纵横轴中点,即以线圈中心作为采集中心。

(3)扫描方法

1)定位成像:采用快速成像序列采集冠状位、矢状位和轴位三个方向的定位图,根据定位图像确定扫描基线、扫描方法和扫描范围。

2)成像范围:从听眶线至颅顶。

3)成像序列:SE 序列(Spin Echo,自旋回波)或快速序列,常规为横断面 T_1WI(T_1 Weighted Imaging,T_1加权成像)、T_2WI(T_2 Weighted Imaging,T_2加权成像)及矢状面或冠状面 T_1WI。必要时可根据病情以及 MRI 设备条件辅以其他成像序列。

4)成像野:20～25cm。也可根据临床检查要求设定扫描范围及成像野。

5)成像间距:10%～50%。

6)成像层厚:5～10mm。

7)矩阵:128×128～512×512。

2.增强扫描

(1)快速手推注射方法:注射完对比剂后即开始行增强扫描,成像程序一般与增强前 T_1WI 程序相同,通常做横断面、矢状面及冠状面 T_1WI。

(2)MRI 注射器注射方法:注射完对比剂后即开始行增强后扫描,成像程序一般与增强前 T_1WI 程序相同,常规做横断面、矢状面及冠状面 T_1WI。

3.颅脑常见病变的特殊检查要求

(1)多发性硬化

除扫轴位 T_1WI 和 T_2WI 外,还应加扫矢状位和冠状位 T_2 FLAIR(T_2 Fluid Attenuated Inversion Recovery,T_2液体衰减反转恢复成像)及增强轴位 T_1WI。T_2 FLAIR 对病灶的显示具有更高的敏感性,增强扫描可鉴别病变是否处于活动期。要求扫描层厚 3～4mm,层间距 0.3mm。

(2)颅脑中线病变

扫描时除扫常规横轴位 T_2WI 和 T_1WI 外,还应扫 SE 序列 T_1矢状位薄层,层厚 3mm,层间距 0.3mm,必要时加做冠状位 T_2WI。

(3)急性脑梗死

疑有急性脑梗死等应加扫 DWI(Diffusion Tensor Imaging,弥散张量成像),有条件可同时做脑 PWI(Perfusion Weighted Imaging,灌注加权成像)。

(4)脑肿瘤病变的 DTI

DTI 重建像可以清晰显示受侵神经纤维索的移位、缺失和中断,并且能精确反映肿瘤与白质纤维索之间的位置关系，在指导手术方案的制订和为手术进路提供参考，避免手术对移位纤维的损伤。

(5)脑内微出血

对脑内微出血以及脑内小血管畸形等可疑患者可加做 SWI(Susceptibility Weighted Imaging，磁敏感加权成像)，SWI 在脑内微出血以及小血管畸形等血管评价上具有独到的优势。

4.图像优化

(1)流动补偿技术：可减少后颅凹伪影，缩短 TE 时间使血管的信号增加。

(2)高分辨成像时由于层厚较薄，体素较小，信噪比较低，可增加 NEX 以提高信噪比。

二、鞍区

(一)适应证

1.鞍区肿瘤。

2.鞍区血管性疾病。

3.颅脑外伤累及鞍区。

4.鞍区先天性发育异常。

5.鞍区肿瘤术后复查。

6.鞍区感染。

7.鞍区骨源性疾病。

(二)禁忌证

1.装有心脏起搏器者。

2.使用带铁磁性材料的各种抢救用具而不能除去者。

3.术后体内留有金属植入物且厂家说明书未指明为 MRI 检查安全者。

4.与 MRI 对比剂有关的禁忌证。

5.早期妊娠(3 个月内)的妇女。

(三)检查前准备

1.认真核对 MRI 检查申请单，了解病情，明确检查目的和要求。对检查目的和要求不清的申请单，应与临床申请医生核准后再予以确认。

2.确认患者没有上述禁忌证，嘱患者认真阅读检查注意事项，按要求进行准备。

3.进入检查室之前应除去患者身上携带的一切金属物品、磁性物质及电子器件。

4.告诉患者所需检查的时间，扫描过程中须平静呼吸，不得随意运动，若有不适，可通过话筒和工作人员联系。

5.对于婴幼儿、焦躁不安及幽闭恐惧症患者，应根据情况给予适量的镇静剂或麻醉药物。一旦发生幽闭恐惧症，应立即停止检查，让患者撤离检查室。

6.急危重患者必须做 MRI 检查时，应有临床医师陪同观察。

(四)器械准备

选用头部专用线圈，MRI 对比剂(需要增强扫描时使用)。

(五)操作方法及序列

1.平扫

(1)体位设计:患者仰卧在检查床上,取头先进,头置于线圈内,人体长轴与床面长轴一致,双手置于身体两旁或胸前,双手和双脚避免交叉形成环路。头颅正中矢状面尽可能与线圈纵轴保持一致,并垂直于床面。

(2)成像中心:眉间线位于线圈横轴中心,移动床面位置,使十字定位灯的纵横交点对准线圈纵横轴中点,即以线圈中心作为采集中心。

(3)扫描方法

1)定位成像:采用快速成像序列采集冠状位、矢状位和轴位三个方向的定位图,根据定位图像确定扫描基线、扫描方法和扫描范围。

2)成像范围:从前床突至后床突。

3)成像序列:SE序列或快速序列,常规做矢状面 T_1WI,冠状面 T_1WI、T_2WI。也可加做横断面,必要时可根据病情以及MR设备条件辅以其他成像序列。

4)成像野:设定放大扫描FOV,根据垂体大小及扫描范围设定采集范围。

5)成像层厚:2～5mm。

6)成像间距:10%～20%。

7)矩阵:128×128～512×512。

2.增强扫描

(1)快速手推注射方法:注射完对比剂后即开始行增强扫描,成像程序一般与增强前 T_1WI程序相同,通常做矢状面 T_1WI和冠状面 T_1WI。

(2)MRI注射器注射方法:注射完对比剂后即开始行增强扫描,成像程序一般与增强前 T_1WI程序相同,通常做矢状面及冠状面 T_1WI。

(3)垂体微腺瘤动态扫描:单次采集时间20～30s,动态采集5～10次,在第一次数据采集后,立即注射对比剂,同时做连续成像,采用冠状面扫描。注射对比剂与扫描同时进行,前几期连续扫描,然后增加间隔时间,最后一次可延迟至5min。时间—信号强度曲线更利于观察正常垂体与微腺瘤的增强性状。

3.图像优化

(1)由于垂体窝位于Willis环的前面和下部,血管搏动伪影比较明显,可在FOV的上下左右加饱和带以减小伪影。

(2)由于垂体窝结构较小,对于垂体微腺瘤的观察,提高空间分辨力就很重要,薄层扫描和小FOV可以提高空间分辨力。

三、桥小脑角

(一)适应证

1.桥小脑角肿瘤。

2.桥小脑角区肿瘤样病变。

3.颅脑外伤累及桥小脑角区。

4.桥小脑角区先天性发育异常。

5.桥小脑角区肿瘤术后复查。

6. 内听道骨源性疾病。

(二)禁忌证

1. 装有心脏起搏器者。

2. 使用带铁磁性材料的各种抢救用具而不能除去者。

3. 术后体内留有金属植入物且厂家说明书未指明为MRI检查安全者。

4. 与MRI对比剂有关的禁忌证。

5. 早期妊娠(3个月内)的妇女。

(三)检查前准备

1. 认真核对MRI检查申请单,了解病情,明确检查目的和要求。对检查目的和要求不清的申请单,应与临床申请医生核准后再予以确认。

2. 确认患者没有上述禁忌证,嘱患者认真阅读检查注意事项,按要求进行准备。

3. 进入检查室之前应除去患者身上携带的一切金属物品、磁性物质及电子器件。

4. 告诉患者所需检查的时间,扫描过程中平做静呼吸,不得随意运动,若有不适,可通过话筒和工作人员联系。

5. 对于婴幼儿、焦躁不安及幽闭恐惧症患者,应根据情况给予适量的镇静剂或麻醉药物。一旦发生幽闭恐惧症,立即停止检查,让患者撤离检查室。

6. 急危重患者必须做MRI检查时,应有临床医师陪同观察。

(四)器械准备

选用头部专用线圈,MRI对比剂(需要增强扫描时使用)。

(五)操作方法及序列

1. 平扫

(1)体位设计:患者仰卧在检查床上,取头先进,头置于线圈内,人体长轴与床面长轴一致,双手置于身体两旁或胸前,双手和双脚避免交叉形成环路。头颅正中矢状面尽可能与线圈纵轴保持一致并垂直于床面。

(2)成像中心:眉间线位于线圈横轴中心,移动床面位置,使十字定位灯的纵横交点对准线圈纵横轴中点,即以线圈中心为采集中心。

(3)扫描方法

1)定位成像:采用快速成像序列采集冠状位、矢状位和轴位三个方向的定位图,根据定位图像确定扫描基线、扫描方法和扫描范围。

2)成像范围:桥小脑角区。

3)成像程序:SE序列或快速序列,通常做冠状面 T_1WI、横断面 T_1WI 和 T_2WI。必要时可根据病情以及MR设备条件辅以其他成像序列。

4)成像野:20~25cm。

5)成像层厚:2~5mm。

6)成像间距:10%~50%。

7)矩阵:128×256~256×256。

2. 增强扫描

(1)快速手推注射方法:注射完对比剂后即开始行增强扫描,成像程序一般与增强前 T_1WI 程序相同,通常做横断面、矢状面及冠状面 T_1WI。

(2)MRI 注射器注射方法:注射完对比剂后即开始行增强扫描,成像程序一般与增强前 T_1WI 程序相同,通常做横断面、矢状面及冠状面 T_1WI。

3.图像优化

(1)图像要求具有高的空间分辨力和好的 SNR(Signal to Noise Ratio,信噪比)。在内听道区域,由于乳突是骨性结构,质子密度较低,因而在一定程度上降低了该处的 SNR。可以采用薄层和小的层间距来优化空间分辨力。采用大矩阵、小 FOV 和增加 NEX(Number of Excitations,激励次数)以保证较高的 SNR。

(2)后颅窝静脉窦血液流动会产生伪影,可通过在 FOV 上、下加饱和带以及外周门控减小伪影,但会增加扫描时间。

四、颅脑 MRA

(一)适应证

1.脑血管性疾病。

2.颅内肿瘤及肿瘤样病变。

3.脑血管疾病手术治疗后随访观察。

4.颅内感染。

(二)禁忌证

1.装有心脏起搏器者。

2.使用带铁磁性材料的各种抢救用具而不能除去者。

3.术后体内留有金属植入物且厂家说明书未指明为 MRI 检查安全者。

4.早期妊娠(3 个月内)的妇女。

(三)检查前准备

1.认真核对 MRI 检查申请单,了解病情,明确检查目的和要求。对检查目的和要求不清的申请单,应与临床申请医生核准后确认再予以。

2.确认患者没有上述禁忌证,嘱患者认真阅读检查注意事项,按要求进行准备。

3.进入检查室之前,应除去患者身上携带的一切金属物品、磁性物质及电子器件。

4.告诉患者所需检查的时间,扫描过程中做平静呼吸,不得随意运动,若有不适,可通过话筒和工作人员联系。

5.对于婴幼儿、焦躁不安及幽闭恐惧症患者,应根据情况给予适量的镇静剂或麻醉药物。一旦发生幽闭恐惧症,立即停止检查,让患者撤离检查室。

6.急危重患者必须做 MRI 检查时,应有临床医师陪同观察。

(四)器械准备

选用头部专用线圈。

(五)操作方法及序列

1.体位设计:患者仰卧在检查床上,取头先进,头置于头线圈内,人体长轴与床面长轴一致,双手置于身体两旁或胸前。头颅正中矢状面尽可能与线圈纵轴保持一致,并垂直于床面。

2.成像中心:眉间线位于线圈横轴中心,移动床面位置,使十字定位灯的纵横交点对准线圈纵横轴中点,即以线圈中心为采集中心。

3.扫描方法:

(1)定位成像:采用快速成像序列采集冠状位、矢状位和轴位三个方向的定位图,根据定位图像确定扫描基线、扫描方法和扫描范围。

(2)成像范围:以脑 Willis 环或病灶为中心,扫描区域近端或远端设置预饱和带分别获得静脉像和动脉像。如行动脉成像要在远端加预饱和带。

(3)成像程序:2D 或 3D PC(Phase Contrast,相位对比法)和 3D-TOF(Time of Flight,时间飞跃法)MRI。

(4)成像野:20～25cm。

(5)成像层厚:1mm 以下。

(6)成像间距:无间隔。

(7)矩阵:256×256～512×512

(六)图像后处理

重建方法用 MIP 或 SSD(Surface Shaded Display)进行多视角重建。

(七)图像优化

为了减少血流饱和可采用以下对策:

1.减小激发角度,但可能使背景组织信号抑制不佳。

2.采用多个薄层块重叠采集:把成像容积分成数个层块,每个层块厚度减薄,层块内的饱和效应就会减轻。

3.逆血流采集:容积采集时先采集血流远端的信号,然后向血流的近端逐渐采集,可有效减少血流饱和。

4.FOV 上缘加预饱和带可消除静脉流动伪影。

五、眼部

(一)适应证

1.眶部肿瘤,包括眼球、视神经和眼眶的各种肿瘤。

2.眼肌疾病,如格氏眼病等。

3.血管性病变,包括眶内静脉曲张、血管畸形和颈内动脉海绵窦瘘等。

4.外伤。

5.非金属性眼内和眶内异物。

6.眶内炎症,如炎性假瘤和眶内感染等。

(二)禁忌证

1.装有心脏起搏器者。

2.使用带铁磁性材料的各种抢救用具而不能除去者。

3.术后体内留有金属植入物且厂家说明书未指明为 MRI 检查安全者。

4.与 MRI 对比剂有关的禁忌证。

5.金属性眼内或眶内异物。

6.早期妊娠(3 个月内)的妇女。

(三)检查前准备

1.认真核对 MRI 检查申请单,了解病情,明确检查目的和要求。对检查目的和要求不清的申请单,应与临床申请医生核准后再予以确认。

2.确认患者没有上述禁忌证,嘱患者认真阅读检查注意事项,按要求进行准备。

3.进入检查室之前应除去患者身上携带的一切金属物品、磁性物质及电子器件。

4.告诉患者所需检查的时间,扫描过程中做平静呼吸,不得随意运动,若有不适,可通过话筒和工作人员联系。

5.对于婴幼儿、焦躁不安及幽闭恐惧症患者,应根据情况给予适量的镇静剂或麻醉药物。一旦发生幽闭恐惧症,立即停止检查,让患者撤离检查室。

6.急危重患者必须做MRI检查时,应有临床医师陪同观察。

(四)器械准备

选用标准的头颅线圈或眼眶表面线圈,予以MRI对比剂(需要增强扫描时使用)。

(五)操作方法及序列

1.平扫

(1)体位设计:患者仰卧在检查床上,取头先进,头置于线圈内,人体长轴与床面长轴一致,双手置于身体两旁或胸前,双手和双脚避免交叉形成环路。头颅正中矢状面尽可能与线圈纵轴保持一致,并垂直于床面。

(2)成像中心:眶间线位于线圈横轴中心,移动床面位置,使十字定位灯的纵横交点对准线圈纵横轴中点,即以线圈中心为采集中心。

(3)扫描方法

1)定位成像:采用快速成像序列采集冠状位、矢状位和轴位三个方向的定位图,根据定位图像确定扫描基线、扫描方法和扫描范围。

2)成像范围:扫描范围上下包括眶上、下壁,前后包括眼睑至眶尖。

3)成像序列:采用SE序列或快速序列,常规做横断面 T_1 WI和 T_2 WI,冠状面 T_1 WI或矢状面 T_1 WI,脂肪抑制倾斜矢状面 T_1 WI。必要时可根据病情以及MR设备条件辅以其他成像序列。

4)成像野:18～25cm。也可根据眼眶大小及病变范围设定扫描范围。

5)成像间距:10%～20%。

6)成像层厚:2～5mm。

7)矩阵:128×128～512×512。

2.增强扫描

(1)快速手推注射方法:注射完对比剂后即开始行增强扫描,成像程序一般与增强前 T_1 WI程序相同,通常做横断面、矢状面及冠状面 T_1 WI。增强后扫描最好使用脂肪抑制技术,必要时应做延迟扫描。

(2)MRI注射器注射方法:注射完对比剂后即开始行增强扫描,成像程序一般与增强前 T_1 WI程序相同,通常做横断面、矢状面及冠状面 T_1 WI。增强后扫描最好使用脂肪抑制技术,必要时做延迟扫描。

(六)图像优化

1.采用表面线圈可以获得较好的SNR。如果眼眶和眼眶内的视神经是感兴趣区,则应采用表面线圈。如果视交叉和颅内视觉通路是感兴趣区,则选择头线圈。

2.检查前一定要告知患者检查时须闭眼,保持眼球不动,并训练数次。除去所有的眼球周围的饰物。采用的序列尽可能快,扫描时间尽可能短。

六、鼻及副鼻窦

(一)适应证

1.鼻咽部肿瘤,如鼻咽癌、纤维血管瘤和脊索瘤等。

2.鼻咽部肉芽肿性病变。

3.鼻窦肿瘤、囊肿、鼻窦炎症、息肉及黏膜增厚、窦内积液和积脓等。

(二)禁忌证

1.装有心脏起搏器者。

2.使用带铁磁性材料的各种抢救用具而不能除去者。

3.术后体内留有金属植入物且厂家说明书未指明为MRI检查安全者。

4.与MRI对比剂有关的禁忌证。

5.早期妊娠(3个月内)的妇女。

(三)检查前准备

1.认真核对MRI检查申请单,了解病情,明确检查目的和要求。对检查目的和要求不清的申请单,应与临床申请医生核准后再予以确认。

2.确认患者没有上述禁忌证,嘱患者认真阅读检查注意事项,按要求进行准备。

3.进入检查室之前,应除去患者身上携带的一切金属物品、磁性物质及电子器件。

4.告诉患者所需检查的时间,扫描过程中做平静呼吸,不得随意运动,若有不适,可通过话筒和工作人员联系。

5.对于婴幼儿、焦躁不安及幽闭恐惧症患者,应根据情况给予适量的镇静剂或麻醉药物。一旦发生幽闭恐惧症,立即停止检查,让患者撤离检查室。

6.急危重患者必须做MRI检查时,应有临床医师陪同观察。

(四)器械准备

选用标准的头颅线圈或特殊的线圈,准备MRI对比剂,必要时使用。

(五)操作方法及序列

1.平扫

(1)体位设计:患者取头先进,仰卧在检查床上,头置于线圈内,人体长轴与床面长轴一致,双手置于身体两旁或胸前,双手和双脚避免交叉形成环路。头颅正中矢状面尽可能与线圈纵轴保持一致,并垂直于床面。

(2)成像中心:鼻根部位于线圈横轴中心,移动床面位置,使十字定位灯的纵横交点对准线圈纵横轴中点,即以线圈中心为采集中心。

(3)扫描方法

1)定位成像:采用快速成像序列采集冠状位、矢状位和轴位三个方向的定位图,根据定位图像确定扫描基线、扫描方法和扫描范围。

2)成像范围:扫描范围包括额窦平面至上齿槽平面,前后范围从上额窦前壁至鼻咽腔后部。

3)成像序列:采用常规SE序列或快速序列,横断面T_1WI、T_2WI和冠状面扫描T_1WI。必要时可根据病情以及MR设备条件辅以其他成像序列。

4)成像野:18～25cm。可根据临床检查要求设定扫描范围及成像野。

5)成像间距:10%～20%。

6)成像层厚:3～5mm。

7)矩阵:128×128～512×512。

2.增强扫描

(1)快速手推注射方法:注射完对比剂后即开始行增强扫描,成像程序一般与增强前 T_1WI 程序相同,通常做横断面、矢状面及冠状面 T_1WI。

(2)MRI 注射器注射方法:注射完对比剂后即开始行增强扫描,成像程序一般与增强前 T_1WI 程序相同,通常做横断面、矢状面及冠状面 T_1WI。

(六)图像优化

1.技术要点:由于各窦内含有空气,质子密度较低,因此该区域的 SNR 比较低。可选用中等层厚、多次 NEX 和大矩阵。

2.伪影问题:伪影主要来自于颈动脉和椎动脉搏动,在 FOV 下面加饱和脉冲可以消除该伪影。

七、耳及颞骨部

(一)适应证

1.听神经瘤,尤其是局限于内听道的小肿瘤。

2.颈静脉球体瘤。

3.耳、颞骨病变累及颅底和颅内。

4.血管神经压迫。

4.乳突胆脂瘤。

5.耳部和颞部的其他良恶性肿瘤。

6.颞骨骨折及中耳炎等。

(二)禁忌证

1.装有心脏起搏器者。

2.使用带铁磁性材料的各种抢救用具而不能除去者。

3.术后体内留有金属植入物且厂家说明书未指明为 MRI 检查安全者。

4.与 MRI 对比剂有关的禁忌证。

5.早期妊娠(3 个月内)的妇女。

(三)检查前准备

1.认真核对 MRI 检查申请单,了解病情,明确检查目的和要求。对检查目的和要求不清的申请单,应与临床申请医生核准后再予以确认。

2.确认患者没有上述禁忌证,嘱患者认真阅读检查注意事项,按要求进行准备。

3.进入检查室之前应除去患者身上携带的一切金属物品、磁性物质及电子器件。

4.告诉患者所需检查的时间,扫描过程中做平静呼吸,不得随意运动,若有不适,可通过话筒和工作人员联系。

5.对于婴幼儿、焦躁不安及幽闭恐惧症患者,应根据情况给予适量的镇静剂或麻醉药物。一旦发生幽闭恐惧症,立即停止检查,让患者撤离检查室。

6. 急危重患者必须做 MRI 检查时,应有临床医师陪同观察。

(四)器械准备

选用标准的头颅线圈或耳部表面线圈,MRI 对比剂(需要增强扫描时使用)。

(五)操作方法及序列

1. 平扫

(1)体位设计:患者仰卧在检查床上,取头先进,头置于线圈内,人体长轴与床面长轴一致,双手置于身体两旁或胸前,双手和双脚避免交叉形成环路。头颅正中矢状面尽可能与线圈纵轴保持一致,并垂直于床面。

(2)成像中心:鼻根部位于线圈横轴中心,移动床面位置,使十字定位灯的纵横交点对准线圈纵横轴中点,即以线圈中心为采集中心。

(3)扫描方法

1)定位成像:采用快速成像序列采集冠状位、矢状位和轴位三个方向的定位图,根据定位图像确定扫描基线、扫描方法和扫描范围。

2)成像范围:两侧颞骨部。

3)成像序列:SE 序列或快速序列,通常做横断面 T_1WI,T_2WI,冠状面 T_1WI。血管神经压迫成像一般采用 3D TOF 序列。内耳膜迷路成像一般采用长 T_2WI 序列。必要时可根据病情以及 MR 设备条件辅以其他成像序列。

4)成像野:20～25cm。可根据临床检查要求设定扫描范围及成像野。

5)成像间距:10%～20%。

6)成像层厚:2～5mm。

7)矩阵:256×256～512×512。

2. 增强扫描

(1)快速手推注射方法:注射完对比剂后即开始行增强扫描,成像程序一般与增强前 T_1WI 程序相同,通常做横断面、矢状面及冠状面 T_1WI。

(2)MRI 注射器注射方法:注射完对比剂后即开始行增强扫描,成像程序一般与增强前 T_1WI 程序相同,通常做横断面、矢状面及冠状面 T_1WI。

(六)图像优化

内听道通常是较小的结构,具有高的空间分辨力和好的 SNR 图像非常重要,后颅窝静脉窦血液流动会产生伪影,可通过在 FOV 上、下加饱和带或外周门控减小伪影,但会增加扫描时间。

八、鼻咽部

(一)适应证

1. 鼻咽部肿瘤,如鼻咽癌、纤维血管瘤和脊索瘤等。

2. 鼻咽部肉芽肿性病变。

3. 鼻窦肿瘤、囊肿、息肉及黏膜增厚、窦内积液和积脓等。

(二)禁忌证

1. 装有心脏起搏器者。

2. 使用带铁磁性材料的各种抢救用具而不能除去者。

3. 术后体内留有金属植入物且厂家说明书未指明为 MRI 检查安全者。

4. 与 MRI 对比剂有关的禁忌证。

5. 早期妊娠(3 个月内)的妇女。

(三)检查前准备

1. 认真核对 MRI 检查申请单,了解病情,明确检查目的和要求。对检查目的和要求不清的申请单,应与临床申请医生核准后再予以确认。

2. 确认患者没有上述禁忌证,嘱患者认真阅读检查注意事项,按要求进行准备。

3. 进入检查室之前,应除去患者身上携带的一切金属物品、磁性物质及电子器件。

4. 告诉患者所需检查的时间,扫描过程中做平静呼吸,不得随意运动,若有不适,可通过话筒和工作人员联系。

5. 对于婴幼儿、焦躁不安及幽闭恐惧症患者,应根据情况给予适量的镇静剂或麻醉药物。一旦发生幽闭恐惧症,立即停止检查,让患者撤离检查室。

6. 急危重患者必须做 MRI 检查时,应有临床医师陪同观察。

(四)器械准备

选用标准的头颅线圈或头颈联合线圈,MRI 对比剂(需要增强扫描时使用)。

(五)操作方法及序列

1. 平扫

(1)体位设计:患者仰卧在检查床上,取头先进,头置于线圈内,人体长轴与床面长轴一致,双手置于身体两旁或胸前,双手和双脚避免交叉形成环路。头颅正中矢状面尽可能与线圈纵轴保持一致,并垂直于床面。

(2)成像中心:鼻根部位于线圈横轴中心,移动床面位置,开定位灯,使十字定位灯的纵横交点对准头线圈纵、横轴中点,即以线圈中心为采集中心。

(3)扫描方法

1)定位成像。采用快速成像序列采集冠状位、矢状位和轴位三个方向的定位图,根据定位图像确定扫描基线、扫描方法和扫描范围。

2)成像范围:应包括颈椎 1～2 到蝶窦。

3)成像序列:SE 序列或快速序列,常规做横断面 T_1WI、T_2WI,冠状面和矢状面 T_1WI。必要时可根据病情以及 MR 设备条件辅以其他成像序列。

4)成像野:18～23cm。可根据临床检查要求设定扫描范围及成像野。

5)成像间距:10%～20%。

6)成像层厚:3～5mm。

7)矩阵:256×256～512×512。

2. 增强扫描

(1)快速手推注射方法:注射完对比剂后即开始行增强扫描,成像程序一般与增强前 T_1WI 程序相同,通常做横断面、矢状面及冠状面 T_1WI。

(2)MRI 注射器注射方法:注射完对比剂后即开始行增强扫描,成像程序一般与增强前 T_1WI 程序相同,通常采集横断面、矢状面及冠状面 T_1WI。

(六)图像优化

1.技术要点

由于鼻窦内含有空气,质子密度较低,因此该区域的 SNR 较低。提高信噪比较提高分辨力更重要,一般选用中等层厚、多次 NEX 和大矩阵。

2.伪影问题

伪影主要来自于颈动脉、椎动脉和颈静脉等血管的搏动和吞咽运动,在 FOV 下面加饱和脉冲可以消除该伪影。

九、喉及甲状腺

(一)适应证

1.喉及甲状腺各种良、恶性肿瘤。

2.喉及甲状腺囊肿性病变。

3.喉及甲状腺淋巴结肿大。

4.甲状腺肿大等。

(二)禁忌证

1.装有心脏起搏器者。

2.使用带铁磁性材料的各种抢救用具而不能除去者。

3.术后体内留有金属植入物且厂家说明书未指明为 MRI 检查安全者。

4.与 MRI 对比剂有关的禁忌证。

5.早期妊娠(3 个月内)的妇女。

(三)检查前准备

1.认真核对 MRI 检查申请单,了解病情,明确检查目的和要求。对检查目的和要求不清的申请单,应与临床申请医生核准后再予以确认。

2.确认患者没有上述禁忌证,嘱患者认真阅读检查注意事项,按要求进行准备。

3.进入检查室之前,应除去患者身上携带的一切金属物品、磁性物质及电子器件。

4.告诉患者所需检查的时间,扫描过程中做平静呼吸,不得随意运动,若有不适,可通过话筒和工作人员联系。

5.对于婴幼儿、焦躁不安及幽闭恐惧症患者,应根据情况给予适量的镇静剂或麻醉药物。一旦发生幽闭恐惧症,立即停止检查,让患者撤离检查室。

6.急危重患者必须做 MRI 检查时,应有临床医师陪同观察。

(四)器械准备

选用标准的颈线圈或特殊的线圈,MRI 增强对比剂(必要时用)。

(五)操作方法及序列

1.平扫

(1)体位设计:患者仰卧在检查床上,取头先进,颈部置于线圈内,人体长轴与床面长轴一致,双手置于身体两旁或胸前,双手和双脚避免交叉形成环路。正中矢状面尽可能与线圈纵轴保持一致,并垂直于床面。

(2)成像中心:线圈横轴中心对准甲状软骨,移动床面位置,使十字定位灯的纵横交点对准线圈纵、横轴中点,即以线圈中心为采集中心。

(3)扫描方法

1)定位成像:用快速定位扫描序列采集冠状位、矢状位和轴位三个方向的定位图,根据定位图像确定扫描基线、扫描方法和扫描范围。

2)成像范围:包括整个甲状腺及喉部。

3)成像序列:常规用SE序列或快速序列,做横断面 T_1WI、T_2WI,矢状面 T_1WI,必要时可以根据病情辅以其他序列。

4)成像野:15～25cm。可根据临床检查要求设定扫描范围及成像野。

5)成像间距:10%～20%。

6)成像层厚:3～8mm。

7)矩阵:128×256～512×512。

2.增强扫描

(1)快速手推注射方法:注射完对比剂后即开始行增强扫描,成像程序一般与增强前 T_1WI程序相同,通常做横断面、矢状面及冠状面 T_1WI。

(2)MRI注射器注射方法:注射完对比剂后即开始行增强扫描,成像程序一般与增强前 T_1WI程序相同,通常做横断面、矢状面及冠状面 T_1WI。

(六)图像优化

伪影主要来自于颈动脉、椎动脉和颈静脉等血管的搏动和吞咽运动,在FOV上、下面加饱和带可以消除该伪影。此外,要告知患者检查时不要做吞咽动作,检查前要将唾液排干净并保持平静呼吸。

十、面部

(一)适应证

1.各种面部良恶性肿瘤。

2.各种面部的血管性病变,如血管畸形、血栓形成等。

3.面部的肉芽肿性病变。

4.面部淋巴结肿大。

(二)禁忌证

1.装有心脏起搏器者。

2.使用带铁磁性材料的各种抢救用具而不能除去者。

3.术后体内留有金属植入物且厂家说明书未指明为MRI检查安全者。

4.与MRI对比剂有关的禁忌证。

5.早期妊娠(3个月内)的妇女。

(三)检查前准备

1.认真核对MRI检查申请单,了解病情,明确检查目的和要求。对检查目的和要求不清的申请单,应与临床申请医生核准后再予以确认。

2.确认患者没有上述禁忌证后,嘱患者认真阅读检查注意事项,按要求进行准备。

3.进入检查室之前,应除去患者身上携带的一切金属物品、磁性物质及电子器件。

4.告诉患者所需检查的时间,扫描过程中做平静呼吸,不得随意运动,若有不适,可通过话筒和工作人员联系。

5. 对于婴幼儿、焦躁不安及幽闭恐惧症患者，应根据情况给予适量的镇静剂或麻醉药物。一旦发生幽闭恐惧症，立即停止检查，让患者撤离检查室。

6. 急危重患者必须做 MRI 检查时，应有临床医师陪同观察。

(四)器械准备

选用标准的头线圈或特殊的线圈，MRI 增强对比剂(需要增强扫描时使用)。

(五)操作方法及序列

1. 平扫

(1)体位设计：患者仰卧在检查床上，取头先进，头置于线圈内，人体长轴与床面长轴一致，双手置于身体两旁或胸前，双手和双脚避免交叉形成环路。头颅正中矢状面尽可能与线圈纵轴保持一致，并垂直于床面。

(2)成像中心：线圈横轴中心对准鼻根部，移动床面位置，开定位灯，使十字定位灯的纵横交点对准线圈纵、横轴中点，即以线圈中心为采集中心。

(3)扫描方法

1)定位成像：采用快速成像序列采集冠状位、矢状位和轴位三个方向的定位图，根据定位图像确定扫描基线、扫描方法和扫描范围。

2)成像范围：根据病变范围确定。

3)成像序列：SE 序列或快速序列，常规做横断面 T_1WI、T_2WI，冠状面 T_1WI。必要时可根据病情以及 MR 设备条件辅以其他成像序列。

4)成像野：20～25cm。可根据临床检查要求设定扫描范围及成像野。

5)成像间距：10%～20%。

6)成像层厚：3～5mm。

7)矩阵：128×128～512×512。

2. 增强扫描

(1)快速手推注射方法：注射完对比剂后即开始行增强扫描，成像程序一般与增强前 T_1WI 程序相同，通常做横断面、矢状面及冠状面 T_1WI。

(2)MRI 注射器注射方法：注射完对比剂后即开始行增强扫描，成像程序一般与增强前 T_1WI 程序相同，通常做横断面、矢状面及冠状面 T_1WI。

十一、颈部

(一)适应证

1. 各种面部的良、恶性肿瘤，包括咽旁和颈动脉间隙等部位的肿瘤。
2. 各种颈部的血管性病变，如血管畸形、血栓形成等。
3. 颈部的囊肿性病变。
4. 颈部的肉芽性病变。
5. 颈部的淋巴结肿大。

(二)禁忌证

1. 装有心脏起搏器者。
2. 使用带铁磁性材料的各种抢救用具而不能除去者。
3. 术后体内留有金属植入物且厂家说明书未指明为 MRI 检查安全者。

4. 与 MRI 对比剂有关的禁忌证。

5. 早期妊娠(3 个月内)的妇女。

(三)检查前准备

1. 认真核对 MRI 检查申请单,了解病情,明确检查目的和要求。对检查目的和要求不清的申请单,应与临床申请医生核准后再予以确认。

2. 确认患者没有上述禁忌证,嘱患者认真阅读检查注意事项,按要求进行准备。

3. 进入检查室之前应除去患者身上携带的一切金属物品、磁性物质及电子器件。

4. 告诉患者所需检查的时间,扫描过程中做平静呼吸,不得随意运动,若有不适,可通过话筒和工作人员联系。

5. 对于婴幼儿、焦躁不安及幽闭恐惧症患者,应根据情况给予适量的镇静剂或麻醉药物。一旦发生幽闭恐惧症,立即停止检查,让患者撤离检查室。

6. 急危重患者必须做 MRI 检查时,应有临床医师陪同观察。

(四)器械准备

选用标准的颈线圈或特殊的线圈,MRI 对比剂(需要增强扫描时使用)。

(五)操作方法及序列

1. 平扫

(1)体位设计:患者仰卧在检查床上,取头先进,颈部置于线圈内,人体长轴与床面长轴一致,双手置于身体两旁或胸前,双手和双脚避免交叉形成环路。头颅正中矢状面尽可能与线圈纵轴保持一致,并垂直于床面。

(2)成像中心:线圈横轴中心对准甲状软骨,移动床面位置,使十字定位灯的纵横交点对准线圈纵、横轴中点,即以线圈中心为采集中心。

(3)扫描方法

1)定位成像:采用快速成像序列同时采集冠状位、矢状位和轴位三个方向的定位图,根据定位图像确定扫描基线、扫描方法和扫描范围。

2)成像范围:根据病变部位大小而定。

3)成像序列:SE 序列或快速序列,常规做横断面 T_1WI 和 T_2WI,矢状面 T_1WI。必要时可根据病情以及 MR 设备条件辅以其他成像序列。

4)成像野:20~25cm。可根据临床检查要求设定扫描范围及成像野。

5)成像间距:10%~20%。

6)成像层厚:3~8mm。

7)矩阵:128×128~512×512。

2. 增强扫描

(1)快速手推注射方法:注射完对比剂后即开始行增强扫描,成像程序一般与增强前 T_1WI 程序相同,通常做横断面、矢状面及冠状面 T_1WI。

(2)MRI 注射器注射方法:注射完对比剂后即开始行增强扫描,成像程序一般与增强前 T_1WI 程序相同,通常做横断面、矢状面及冠状面 T_1WI。

第二节 胸部MRI检查技术操作规程

一、胸部

(一)适应证

1.肺部良、恶性肿瘤和肿瘤样病变。

2.纵隔肿瘤、淋巴结肿大和大血管病变。

3.肺血管性病变。

4.胸部手术后疗效的评价。

(二)禁忌证

1.装有心脏起搏器者。

2.使用带铁磁性材料的各种抢救用具而不能除去者。

3.术后体内留有金属植入物且厂家说明书未指明为MRI检查安全者。

4.与MRI对比剂有关的禁忌证。

5.早期妊娠(3个月内)的妇女。

(三)检查前准备

1.认真核对MRI检查申请单,了解病情,明确检查目的和要求。对检查目的和要求不清的申请单,应与临床申请医生核准后再予以确认。

2.确认患者没有上述禁忌证,嘱患者认真阅读检查注意事项,按要求进行准备。

3.进入检查室之前应除去患者身上携带的一切金属物品、磁性物质及电子器件。

4.告诉患者所需检查的时间,扫描过程中不得随意运动,训练患者屏气,若有不适,可通过话筒和工作人员联系。

5.对于婴幼儿、焦躁不安及幽闭恐惧症患者,应根据情况给予适量的镇静剂或麻醉药物。一旦发生幽闭恐惧症,立即停止检查,让患者撤离检查室。

6.急危重患者必须做MRI检查时,应有临床医师陪同观察。

(四)操作方法及序列

1.平扫

(1)体位设计:患者仰卧在检查床上,取头先进,人体长轴与床面长轴一致,双手置于身体两旁,双手和双脚避免交叉形成环路。

(2)成像中心:线圈横轴中心对准胸部中点,移动床面位置,开定位灯,使十字定位灯的纵横交点对准胸部中点,即以线圈中心为采集中心。

(3)扫描方法

1)定位成像:采用快速成像序列采集冠状位、矢状位和轴位三个方向的定位图,根据定位图像确定扫描基线、扫描方法和扫描范围。

2)成像范围:自胸廓入口开始直到肺下界为止。

3)成像序列:SE序列或快速序列,通常做横断面 T_1WI、T_2WI,冠状面或矢状面 T_1WI 成像。必要时可根据病情以及MR设备条件辅以其他成像序列。

4)成像野:35~40cm。可根据临床检查要求设定扫描范围及成像野。

5)成像间距:10%～20%。

6)成像层厚:5～10mm。

7)矩阵:128×128～512×512。

2.增强扫描

(1)快速手推注射方法:注射完对比剂后即开始行增强扫描,成像程序一般与增强前 T_1WI 程序相同,部分病例可根据需要在增强后加做延迟扫描。

(2)MRI 注射器注射方法:注射完对比剂后即开始行增强扫描,成像程序一般与增强前 T_1WI 程序相同,部分病例可根据需要在增强后加做延迟扫描。

二、心脏

(一)适应证

1.心脏肿瘤。

2.先天性心脏病。

3.心肌病。

4.冠心病。

5.瓣膜病。

(二)禁忌证

1.装有心脏起搏器者。

2.使用带铁磁性材料的各种抢救用具而不能除去者。

3.术后体内留有金属植入物且厂家说明书未指明为 MRI 检查安全者。

4.与 MRI 对比剂有关的禁忌证。

5.早期妊娠(3 个月内)的妇女。

(三)检查前准备

1.认真核对 MRI 检查申请单,了解病情,明确检查目的和要求。对检查目的和要求不清的申请单,应与临床申请医生核准后再予以确认。

2.确认患者没有上述禁忌证,嘱患者认真阅读检查注意事项,按要求进行准备。

3.进入检查室之前应除去患者身上携带的一切金属物品、磁性物质及电子器件。

4.告诉患者所需检查的时间,扫描过程中不得随意运动,训练患者屏气,若有不适,可通过话筒和工作人员联系。

5.对于婴幼儿、焦躁不安及幽闭恐惧症患者,应根据情况给予适量的镇静剂或麻醉药物。一旦发生幽闭恐惧症,立即停止检查,让患者撤离检查室。

6.急危重患者必须做 MRI 检查时,应有临床医师陪同观察。

(四)器械准备

选用体部专用线圈或特殊的线圈,MRI 对比剂(需要增强扫描时使用)。

(五)操作方法及序列

1.平扫

(1)体位设计:患者仰卧在检查床上,取头先进,人体长轴与床面长轴一致,双手置于身体两旁或胸前,双手和双脚避免交叉形成环路。

(2)成像中心:线圈横轴中心对准胸部中点,移动床面位置,使十字定位灯的纵横交点对准胸部中点,即以线圈中心为采集中心。

(3)扫描方法

1)定位成像:采用快速成像序列同时采集冠状位、矢状位和轴位三个方向的定位图,根据定位图像确定扫描基线、扫描方法和扫描范围。

2)成像范围:从心底及大血管根部开始直到心尖部为止。

3)成像序列:SE 序列或快速序列,做横断面和冠状面 T_1WI、T_2WI 成像。根据病变情况可加扫心脏长轴、短轴和两腔位或四腔位的 T_1WI、T_2WI 成像。必要时可根据病情以及 MRI 设备条件辅以其他成像序列。

4)成像野:35~40cm。可根据临床检查要求设定扫描范围及成像野。

5)成像层厚:5~10mm。

6)成像间距:10%~20%。

7)矩阵:128×128~512×512。

8)根据所使用 MR 机的性能决定心脏门控的形式和方法。

2.增强扫描

(1)快速手推注射方法:注射完对比剂后即开始行增强扫描,成像程序一般与增强前 T_1WI 程序相同,通常做横断面、矢状面及冠状面 T_1WI。部分病例可根据需要加做延迟扫描。

(2)MRI 注射器注射方法:注射完对比剂后即开始行增强扫描,成像程序一般与增强前 T_1WI 程序相同,通常做横断面、矢状面及冠状面 T_1WI。部分病例可根据需要加做延迟扫描。

三、大血管

(一)适应证

1.主动脉瘤。

2.主动脉夹层。

3.主动脉弓及其分支发育异常。

4.大动脉炎。

(二)禁忌证

1.装有心脏起搏器者。

2.使用带铁磁性材料的各种抢救用具而不能除去者。

3.术后体内留有金属植入物且厂家说明书未指明为 MRI 检查安全者。

4.早期妊娠(3 个月内)的妇女。

(三)检查前准备

1.认真核对 MRI 检查申请单,了解病情,明确检查目的和要求。对检查目的和要求不清的申请单,应与临床申请医生核准后再予以确认。

2.确认患者没有上述禁忌证,嘱患者认真阅读检查注意事项,按要求进行准备。

3.进入检查室之前应除去患者身上携带的一切金属物品、磁性物质及电子器件。

4.告诉患者所需检查的时间,扫描过程中不得随意运动,训练患者屏气,若有不适,可通过话筒和工作人员联系。

5.对于婴幼儿、焦躁不安及幽闭恐惧症患者,应根据情况给予适量的镇静剂或麻醉药物。一旦发生幽闭恐惧症,立即停止检查,让患者撤离检查室。

6.急危重患者必须做MRI检查时,应有临床医师陪同观察。

(四)器械准备

选用体部专用线圈或特殊的线圈。

(五)操作方法及序列

1.平扫

(1)体位设计:患者仰卧在检查床上,取头先进,人体长轴与床面长轴一致,双手置于身体两胸前,双手和双脚避免交叉形成环路。

(2)成像中心:线圈横轴中心对准病变部位中点,移动床面位置,使十字定位灯的纵横交点对准病变部位中点,即以线圈中心为采集中心。

(3)扫描方法

1)定位成像:采用快速成像序列同时采集冠状位、矢状位和轴位三个方向的定位图,根据定位图像确定扫描基线、扫描方法和扫描范围。

2)成像范围:胸主动脉:从主动脉弓至膈面。腹主动脉:从膈面至髂总动脉分叉处。

3)成像序列:SE序列或快速序列,做横断面 T_2WI、T_1WI成像。根据病变情况可加扫矢状面或斜矢状面的 T_2WI、T_1WI成像。必要时可根据病情以及MR设备条件辅以其他成像序列。

4)成像野:30～40cm。可根据临床检查要求设定扫描范围及成像野。

5)成像层厚:5～10mm。

6)成像间距:10%～50%。

7)矩阵:128×256～256×512。

8)根据所使用MR机的性能决定心脏门控的形式和方法。

2.增强扫描

大血管MRA可用对比剂增强扫描,可提高血管造影的质量。

(1)快速手推注射方法:成像序列可用快速梯度回波序列。必要时可根据病情以及MR设备条件辅以其他成像序列。

(2)MRI注射器注射方法:注射完对比剂后即开始行增强扫描,成像程序可用快速梯度回波序列。必要时可根据病情以及MR设备条件辅以其他成像序列。

(六)图像后处理

无论何种方法所得的MRA原始资料都需进行图像后处理,一般以MIP为常用。也可根据需要进行SSD、MPR等重建。

第三节　腹部MRI检查技术操作规程

一、肝脏

(一)适应证

1.肝良、恶性肿瘤,如肝癌、肝血管瘤和肝转移瘤等。

2. 肝囊肿和囊肿性病变，如多囊肝和肝包虫病等。

3. 肝脓肿、肝结核和其他肝炎性肉芽肿等。

4. 肝局灶性结节状增生。

5. 各种原因所致的肝硬化。

6. Budd-Chiari 综合征。

(二)禁忌证

1. 装有心脏起搏器者。

2. 使用带铁磁性材料的各种抢救用具而不能除去者。

3. 术后体内留有金属植入物且厂家说明书未指明为 MRI 检查安全者。

4. 与 MRI 对比剂有关的禁忌证。

5. 早期妊娠(3 个月内)的妇女。

(三)检查前准备

1. 认真核对 MRI 检查申请单，了解病情，明确检查目的和要求。对检查目的和要求不清的申请单，应与临床申请医生核准后再予以确认。

2. 确认患者没有上述禁忌证，嘱患者认真阅读检查注意事项，按要求进行准备。

3. 进入检查室之前应除去患者身上携带的一切金属物品、磁性物质及电子器件。

4. 告诉患者所需检查的时间，扫描过程中不得随意运动，训练患者屏气，若有不适，可通过话筒和工作人员联系。

5. 对于婴幼儿、焦躁不安及幽闭恐惧症患者，应根据情况给予适量的镇静剂或麻醉药物。一旦发生幽闭恐惧症，立即停止检查，让患者撤离检查室。

6. 急危重患者必须做 MRI 检查时，应有临床医师陪同观察。

(四)器械准备

选用体部专用线圈或特殊的线圈，MRI 对比剂(需要增强扫描时使用)。

(五)操作方法及序列

1. 平扫

(1)体位设计：患者仰卧在检查床上，取头先进，人体长轴与床面长轴一致，双手置于身体两旁或胸前，双手和双脚避免交叉形成环路。

(2)成像中心：线圈横轴中心对准剑突，移动床面位置，开定位灯，使十字定位灯的纵横交点对准剑突，即以线圈中心为采集中心。

(3)扫描方法

1)定位成像：采用快速成像序列同时采集冠状位、矢状位和轴位三个方向的定位图，根据定位图像确定扫描基线、扫描方法和扫描范围。

2)成像范围：从膈顶开始直到肝下缘为止。

3)成像序列：SE 序列或快速序列，做横断面 T_1WI、T_2WI 加脂肪抑制和 DWI 成像，以及冠状面 T_1WI 加脂肪抑制成像。必要时可根据病情以及 MR 设备条件辅以其他成像序列。

4)成像野：30～40cm。可根据临床检查要求设定扫描范围及成像野。

5)成像层厚：5～10mm。

6)成像间距：10%～50%。

7)矩阵:128×128～512×512。

2.增强扫描

(1)快速手推注射方法:注射完对比剂后即开始行增强扫描,成像程序一般与增强前 T_1WI 程序相同,或快速递度回波序列横断面、矢状面及冠状面 T_1WI。部分病例可根据需要延迟扫描,一般延迟 5～10min 进行扫描。

(2)MRI 注射器注射方法:注射完对比剂后即开始行增强扫描,成像程序一般与增强前 T_1WI 程序相同,或快速递度回波序列横断面、矢状面及冠状面 T_1WI。部分病例可根据需要延迟扫描,延迟 5～10min 进行扫描。

二、肝脏灌注

(一)适应证

1.小肝癌的早期诊断和鉴别诊断。

2.肝血管瘤的诊断和鉴别诊断。

3.肝转移癌的早期诊断和鉴别诊断。

4.肝癌术后复发的发现和鉴别。

5.肝局灶性结节状增生。

6.肝脓肿、肝结核和其他肝炎性肉芽肿等。

7.肝囊肿和囊肿性病变。

(二)禁忌证

1.装有心脏起搏器者。

2.使用带铁磁性材料的各种抢救用具而不能除去者。

3.术后体内留有金属植入物且厂家说明书未指明为 MRI 检查安全者。

4.与 MRI 对比剂有关的禁忌证。

5.早期妊娠(3 个月内)的妇女。

(三)检查前准备

1.认真核对 MRI 检查申请单,了解病情,明确检查目的和要求。对检查目的和要求不清的申请单,应与临床申请医生核准后再予以确认。

2.确认患者没有上述禁忌证,嘱患者认真阅读检查注意事项,按要求进行准备。

3.进入检查室之前应除去患者身上携带的一切金属物品、磁性物质及电子器件。

4.告诉患者所需检查的时间,扫描过程中不得随意运动,训练患者屏气,若有不适,可通过话筒和工作人员联系。

5.对于婴幼儿、焦躁不安及幽闭恐惧症患者,应根据情况给予适量的镇静剂或麻醉药物。一旦发生幽闭恐惧症,立即停止检查,让患者撤离检查室。

6.急危重患者必须做 MRI 检查时,应有临床医师陪同观察。

(四)器械准备

选用体部专用线圈或特殊的线圈,MRI 对比剂(需要增强扫描时使用)。

(五)操作方法及序列

1.平扫

(1)体位设计:患者仰卧在检查床上,取头先进,人体长轴与床面长轴一致,双手置于身体两旁或胸前，双手和双脚避免交叉形成环路。

(2)成像中心：线圈横轴中心对准剑突，移动床面位置，开定位灯，使十字定位灯的纵横交点对准剑突，即以线圈中心为采集中心。

(3)扫描方法

1)定位成像：采用快速成像序列同时采集冠状位、矢状位和轴位三个方向的定位图，根据定位图像确定扫描基线、扫描方法和扫描范围。

2)成像范围：从膈顶开始直到肝下缘为止。

3)成像序列：SE序列或快速序列，做横断面 T_1WI、T_2WI 加脂肪抑制和 DWI 成像，以及冠状面 T_1WI 加脂肪抑制成像。必要时可根据病情以及 MRI 设备条件辅以其他成像序列。

4)成像野：30～40cm。可根据临床检查要求设定扫描范围及成像野。

5)成像层厚：5～10mm。

6)成像间距：10％～50％。

7)矩阵：128×256～512×512。

2.增强扫描

(1)快速手推注射方法：注射完对比剂后即开始行增强扫描，成像程序一般与增强前 T_1WI 程序相同，成像序列为快速梯度回波序列，用屏气扫描，以同样的扫描序列重复四次，间隔时间为 10s，最后一次可以 3～5min 后做延迟扫描。部分病例可根据需要在增强后加做 30min 延迟扫描。

(2)MRI 注射器注射方法：开始注射对比剂后延时 15～18s 开始做增强扫描，成像程序一般与增强前 T_1WI 程序相同，成像序列为快速梯度回波序列，用屏气扫描，以同样的扫描序列重复四次，间隔时间为 10s，最后一次可以 3～5min 后做延迟扫描。部分病例可根据需要在增强后加做 3min 延迟扫描。

三、胰腺

(一)适应证

1.胰腺肿瘤。

2.胰岛细胞瘤。

3.胰腺炎。

4.胰腺先天性异常。

(二)禁忌证

1.装有心脏起搏器者。

2.使用带铁磁性材料的各种抢救用具而不能除去者。

3.术后体内留有金属植入物且厂家说明书未指明为 MRI 检查安全者。

4.与 MRI 对比剂有关的禁忌证。

5.早期妊娠(3 个月内)的妇女。

(三)检查前准备

1.认真核对 MRI 检查申请单，了解病情，明确检查目的和要求。对检查目的和要求不清的申请单，应与临床申请医生核准后再予以确认。

2. 确认患者没有上述禁忌证，嘱患者认真阅读检查注意事项，按要求进行准备。

3. 进入检查室之前应除去患者身上携带的一切金属物品、磁性物质及电子器件。

4. 告诉患者所需检查的时间，扫描过程中不得随意运动，训练患者屏气，若有不适，可通过话筒和工作人员联系。

5. 对于婴幼儿、焦躁不安及幽闭恐惧症患者，应根据情况给予适量的镇静剂或麻醉药物。一旦发生幽闭恐惧症，立即停止检查，让患者撤离检查室。

6. 急危重患者必须做 MRI 检查时，应有临床医师陪同观察。

（四）器械准备

选用体部专用线圈或特殊的线圈，MRI 对比剂(需要增强扫描时使用)。

（五）操作方法及序列

1. 平扫

(1)体位设计：患者仰卧在检查床上，取头先进，人体长轴与床面长轴一致，双手置于身体两旁或胸前，双手和双脚避免交叉形成环路。

(2)成像中心：线圈横轴中心对准剑突下 3cm，移动床面位置，使十字定位灯的纵横交点对准剑突下 3cm，即以线圈中心为采集中心。

(3)扫描方法

1)定位成像：采用快速成像序列同时采集冠状位、矢状位和轴位三个方向的定位图，根据定位图像确定扫描基线、扫描方法和扫描范围。

2)成像范围：从膈顶开始直到胰腺下缘为止。

3)成像序列：SE 序列或快速序列，做横断面 T_1WI、T_2WI 加脂肪抑制和 DWI 成像，以及冠状面 T_1WI 加脂肪抑制成像。必要时可根据病情以及 MR 设备条件辅以其他成像序列。

4)成像野：30～40cm。可根据临床检查要求设定扫描范围及成像野。

5)成像层厚：5～10mm。

6)成像间距：10%～50%。

7)矩阵：128×256～256×512。

2. 增强扫描

(1)快速手推注射方法：注射完对比剂后即开始行增强扫描，成像程序一般与增强前 T_1WI 程序相同，通常做横断面 T_1WI 及冠状面 T_1WI 加脂肪抑制成像。部分病例可根据需要在增强后加做延迟扫描。

(2)MRI 注射器注射方法：注射完对比剂后即开始行增强后扫描，成像程序一般与增强前 T_1WI 程序相同，通常做横断面 T_1WI 及冠状面 T_1WI 加脂肪抑制成像。部分病例可根据需要在增强后加做延迟扫描。

四、肾脏

（一）适应证

1. 肾脏良、恶性肿瘤，如肾癌、肾母细胞瘤、肾转移瘤和肾错构瘤等。

2. 肾囊肿和囊肿性病变。

3. 各种肾脏先天性畸形。

4.肾脓肿、肾结核和其他肾脏炎性肉芽肿等。

5.肾盂积水。

6.肾血管病变。

(二)禁忌证

1.装有心脏起搏器者。

2.使用带铁磁性材料的各种抢救用具而不能除去者。

3.术后体内留有金属植入物且厂家说明书未指明为MRI检查安全者。

4.与MRI对比剂有关的禁忌证。

5.早期妊娠(3个月内)的妇女。

(三)检查前准备

1.认真核对MRI检查申请单,了解病情,明确检查目的和要求。对检查目的和要求不清的申请单,应与临床申请医生核准后再予以确认。

2.确认患者没有上述禁忌证,嘱患者认真阅读检查注意事项,按要求进行准备。

3.进入检查室之前应除去患者身上携带的一切金属物品、磁性物质及电子器件。

4.告诉患者所需检查的时间,扫描过程中不得随意运动,训练患者屏气,若有不适,可通过话筒和工作人员联系。

5.对于婴幼儿、焦躁不安及幽闭恐惧症患者,应根据情况给予适量的镇静剂或麻醉药物。一旦发生幽闭恐惧症,立即停止检查,让患者撤离检查室。

6.急危重患者必须做MRI检查时,应有临床医师陪同观察。

(四)器械准备

选用体部专用线圈或特殊的线圈,MRI对比剂(需要增强扫描时使用)。

(五)操作方法及序列

1.平扫

(1)体位设计:患者仰卧在检查床上,取头先进,人体长轴与床面长轴一致,双手置于身体两旁,双手和双脚避免交叉形成环路。

(2)成像中心:线圈横轴中心对准剑突与肚脐连线中点,移动床面位置,使十字定位灯的纵横交点对准剑突与肚脐连线中点,即以线圈中心为采集中心。

(3)扫描方法

1)定位成像:采用快速成像序列同时采集冠状位、矢状位和轴位三个方向的定位图,根据定位图像确定扫描基线、扫描方法和扫描范围。

2)成像范围:从肾上极开始直到肾下极为止。

3)成像序列:SE序列或快速序列,做横断面 T_1WI、T_2WI 加脂肪抑制和DWI成像,以及冠状面 T_1WI 加脂肪抑制成像。必要时可根据病情及MRI设备条件辅以其他成像序列。

4)成像野:30~40cm。可根据临床检查要求设定扫描范围及成像野。

5)成像层厚:5~10mm。

6)成像间距:10%~50%。

7)矩阵:128×128~512×512。

2.增强扫描

(1)快速手推注射方法:注射完对比剂后即开始行增强扫描,成像程序一般与增强前

T_1WI 程序相同,常规做横断面 T_1WI 及冠状面 T_1WI 加脂肪抑制成像。部分病例可根据需要在增强后加做 5～10min 延迟扫描。

(2)MRI 注射器注射方法:注射完对比剂后即开始行增强扫描,成像程序一般与增强前 T_1WI 程序相同,常规做横断面 T_1WI 及冠状面 T_1WI 加脂肪抑制成像。部分病例可根据需要在增强后延迟 5～10min 扫描。

3.必要时可进行动态扫描。

五、前列腺

(一)适应证

1.前列腺肿瘤和肿瘤样病变。

2.前列腺增生。

3.前列腺损伤等。

(二)禁忌证

1.装有心脏起搏器者。

2.使用带铁磁性材料的各种抢救用具而不能除去者。

3.术后体内留有金属植入物且厂家说明书未指明为 MRI 检查安全者。

4.与 MRI 对比剂有关的禁忌证。

(三)检查前准备

1.认真核对 MRI 检查申请单,了解病情,明确检查目的和要求。对检查目的和要求不清的申请单,应与临床申请医生核准后再予以确认。

2.确认患者没有上述禁忌证,嘱患者认真阅读检查注意事项,按要求进行准备。

3.进入检查室之前应除去患者身上携带的一切金属物品、磁性物质及电子器件。

4.告诉患者所需检查的时间,扫描过程中做平静呼吸,不得随意运动,若有不适,可通过话筒和工作人员联系。

5.对于婴幼儿、焦躁不安及幽闭恐惧症患者,应根据情况给予适量的镇静剂或麻醉药物。一旦发生幽闭恐惧症,立即停止检查,让患者撤离检查室。

6.急危重患者必须做 MRI 检查时,应有临床医师陪同观察。

(四)器械准备

选用体部专用线圈或特殊的线圈,MRI 对比剂(需要增强扫描时使用)。

(五)操作方法及序列

1.平扫

(1)体位设计:患者仰卧在检查床上,取头先进,人体长轴与床面长轴一致,双手置于身体两旁或胸前,双手和双脚避免交叉形成环路。

(2)成像中心:线圈横轴中心对准耻骨联合上缘,移动床面位置,使十字定位灯的纵横交点对准耻骨联合上缘,即以线圈中心为采集中心。

(3)扫描方法

1)定位成像:采用快速成像序列同时采集冠状位、矢状位和轴位三个方向的定位图,根据定位图像确定扫描基线、扫描方法和扫描范围。

2)成像范围:包括整个前列腺范围。

3)成像序列:SE序列或快速序列,以前列腺为中心常规做横断面 T_2WI 加脂肪抑制、T_1WI、DWI和矢状面 T_2WI。必要时可根据病情及MR设备条件辅以其他成像序列。

4)成像野:35～40cm。可根据临床检查要求设定扫描范围及成像野。

5)成像间距:10%～20%。

6)成像层厚:3～5mm。

7)矩阵:128×256～256×512。

2.增强扫描

(1)快速手推注射方法:注射完对比剂后即开始行增强扫描,成像程序一般与增强前 T_1WI 程序相同,常规做横断面、矢状面及冠状面 T_1WI,其中至少有一个切面加做脂肪抑制。部分病例可根据需要在增强后加做延迟扫描。

(2)MRI注射器注射方法:注射完对比剂后即开始行动态增强扫描,通常做横断面、矢状面及冠状面 T_1WI,其中至少有一个切面加做脂肪抑制。部分病例可根据需要在增强后加做延迟扫描。

六、女性盆腔MRI检查

(一)适应证

1.女性内生殖器官的良、恶性肿瘤和囊肿。

2.子宫内膜异位症。

2.生殖道畸形。

3.女性生殖系统损伤等。

(二)禁忌证

1.装有心脏起搏器者。

2.使用带铁磁性材料的各种抢救用具而不能除去者。

3.术后体内留有金属植入物且厂家说明书未指明为MRI检查安全者。

4.与MRI对比剂有关的禁忌证。

5.早期妊娠(3个月内)的妇女。

(三)检查前准备

1.认真核对MRI检查申请单,了解病情,明确检查目的和要求。对检查目的和要求不清的申请单,应与临床申请医生核准后再予以确认。

2.确认患者没有上述禁忌证,嘱患者认真阅读检查注意事项,按要求进行准备。

3.进入检查室之前,应除去患者身上携带的一切金属物品、磁性物质及电子器件。

4.带节育环的妇女检查腰椎及下腹部时须取出节育环后方能进行检查。

5.告诉患者所需检查的时间,扫描过程中做平静呼吸,不得随意运动,若有不适,可通过话筒和工作人员联系。

6.对于婴幼儿、焦躁不安及幽闭恐惧症患者,应根据情况给予适量的镇静剂或麻醉药物。一旦发生幽闭恐惧症,立即停止检查,让患者撤离检查室。

7.急危重患者必须做MRI检查时,应有临床医师陪同观察。

(四)器械准备

选用体部专用线圈或体部表面线圈,MRI对比剂(需要增强扫描时使用)。

(五)操作方法及序列

1.平扫

(1)体位设计:患者仰卧在检查床上,取头先进,人体长轴与床面长轴一致,双手置于身体两旁,双手和双脚避免交叉形成环路。

(2)成像中心:线圈横轴中心对准脐与耻骨联合连线中点,移动床面位置,使十字定位灯的纵横交点对准脐与耻骨联合连线中点,即以线圈中心为采集中心。

(3)扫描方法

1)定位成像:采用快速成像序列同时采集冠状位、矢状位和轴位三个方向的定位图,根据定位图像确定扫描基线、扫描方法和扫描范围。

2)成像范围:包括整个女性盆腔范围。

3)成像序列:SE序列或快速序列,常规做矢状面 T_1WI、T_2WI,以及横断面 T_2WI 加做脂肪抑制、T_1WI、DWI。以双侧附件为检查中心者可以做横断面 T_1WI、T_2WI 加做脂肪抑制、DWI和冠状面 T_1WI 加脂肪抑制为主要的检查序列。必要时可根据病情以及MRI设备条件辅以其他成像序列。

4)成像野:35～40cm。

5)成像间距:10%～50%。

6)成像层厚:5～10mm。

7)矩阵:128×128～512×512。

2.增强扫描

(1)快速手推注射方法:注射完对比剂后即开始行增强扫描,成像程序一般与增强前 T_1WI 程序相同,常规做横断面、矢状面及冠状面 T_1WI,其中至少有一个切面加做脂肪抑制。部分病例可根据需要在增强后加做延迟扫描。

(2)MRI注射器注射方法:注射完对比剂后即开始行增强扫描,成像程序一般与增强前 T_1WI 程序相同,常规做横断面、矢状面及冠状面 T_1WI,其中至少有一个切面加做脂肪抑制。部分病例可根据需要在增强后加做延迟扫描。

七、磁共振胰胆管成像

(一)适应证

1.肝胆管、胆囊结石。

2.胰胆管炎症所致胰、胆管扩张。

3.肿瘤所致胰、胆管阻塞或侵犯。

4.胰、胆管先天性变异。

(二)禁忌证

1.装有心脏起搏器者。

2.使用带铁磁性材料的各种抢救用具而不能除去者。

3.术后体内留有金属植入物且厂家说明书未指明为MRI检查安全者。

4.早期妊娠(3个月内)的妇女。

(三)检查前准备

1.认真核对MRI检查申请单,了解病情,明确检查目的和要求。对检查目的和要求不清的申请单,应与临床申请医生核准后再予以确认。

2.确认患者没有上述禁忌证,嘱患者认真阅读检查注意事项,按要求进行准备。

3.进入检查室之前,应除去患者身上携带的一切金属物品、磁性物质及电子器件。

4.带节育环的妇女检查腰椎及下腹部时须取出节育环后方能进行检查。

5.告诉患者所需检查的时间,扫描过程中做平静呼吸,不得随意运动,若有不适,可通过话筒和工作人员联系。

6.对于婴幼儿、焦躁不安及幽闭恐惧症患者,应根据情况给予适量的镇静剂或麻醉药物。一旦发生幽闭恐惧症,立即停止检查,让患者撤离检查室。

7.急危重患者必须做MRI检查时,应有临床医师陪同观察。

(四)器械准备

选用体部专用线圈或体部便面线圈。

(五)操作方法及程序

1.平扫

(1)体位设计:受检者仰卧在检查床上,取头先进,人体长轴与床面长轴一致,双手置于身体两旁,双手和双脚避免交叉形成环路。

(2)成像中心:线圈横轴中心对准剑突,移动床面位置,使十字定位灯的纵横交点对准剑突。即以线圈中心为采集中心,锁定位置,并送至磁场中心。

(3)扫描方法

1)定位成像:采用快速成像序列同时采集冠状位、矢状位和轴位三个方向的定位图,根据定位图像确定扫描基线、扫描方法和扫描范围。

2)成像范围:冠状位包括从右侧膈顶至十二指肠乳头部下缘全部胰、胆管范围,横断位则以梗阻部位为中心。

3)成像序列:SE序列或快速序列,做横断位 T_2WI、T_1WI,以及冠状位屏气状态下重 T_2WI厚层或薄层成像。

4)成像野:30~40cm。可根据临床检查要求设定扫描范围及成像野。

5)成像层厚:薄层冠状位3mm,厚层冠状位60~80mm,横断面5~10mm。

6)成像间距:冠状位0mm,横断面5~10mm。

7)矩阵:128×128~512×512。

(六)图像后处理

冠状位薄层重 T_2WI图像经多方位、多角度旋转MIP重建后进行摄片,其余序列按顺序摄片。

八、磁共振尿路造影

(一)适应证

1.肾结石、输尿管结石、肿瘤所致的泌尿系梗阻。

2.肾、输尿管和膀胱先天性发育异常。

3.盆腔内肿瘤的局部侵犯。

(二)禁忌证

1.装有心脏起搏器者。

2. 使用带铁磁性材料的各种抢救用具而不能除去者。

3. 术后体内留有金属植入物且厂家说明书未指明为 MRI 检查安全者。

4. 早期妊娠(3 个月内)的妇女。

(三)检查前准备

1. 认真核对 MRI 检查申请单,了解病情,明确检查目的和要求。对检查目的和要求不清的申请单,应与临床申请医生核准后再予以确认。

2. 确认患者没有上述禁忌证,嘱患者认真阅读检查注意事项,按要求进行准备。

3. 进入检查室之前应除去患者身上携带的一切金属物品、磁性物质及电子器件。

4. 带节育环的妇女检查时须取出节育环后方能进行检查。

5. 告诉患者所需检查的时间,扫描过程中不得随意运动,训练患者屏气,若有不适,可通过话筒和工作人员联系。

6. 对于婴幼儿、焦躁不安及幽闭恐惧症患者,应根据情况给予适量的镇静剂或麻醉药物。一旦发生幽闭恐惧症,立即停止检查,让患者撤离检查室。

7. 急危重患者必须做 MRI 检查时应有临床医师陪同观察。

8. 检查前禁食 6~8h,多饮水,必要时可使用利尿剂以利于肾盂及输尿管的显示。

(四)器械准备

选用体部专用线圈或体部表面线圈。

(五)操作方法及序列

1. 平扫

(1)体位设计:患者仰卧在检查床上,取头先进,人体长轴与床面长轴一致,双手置于身体两旁,双手和双脚避免交叉形成环路。

(2)成像中心:线圈横轴中心对准肚脐,移动床面位置,使十字定位灯的纵横交点对准脐孔。即以线圈中心为采集中心。

(3)扫描方法

1)定位成像:采用快速成像序列同时采集冠状位、矢状位和轴位三个方向的定位图,根据定位图像确定扫描基线、扫描方法和扫描范围。

2)成像范围:冠状位包括左肾上极到膀胱下缘,横断位则以梗阻部位为中心。

3)成像序列:SE 序列或快速序列,横断位 T_2WI、T_1WI,以及冠状面屏气状态下重 T_2WI 厚层或薄层成像。

4)成像野:30~40cm。可根据临床检查要求设定扫描范围及成像野。

5)成像层厚:薄层冠状位 3mm,厚层冠状位 60~80mm,横断面 5~10mm。

6)成像间距:冠状位 0mm,横断面 5~10mm。

7)矩阵:128×128~512×512。

(六)图像处理

冠状位薄层重 T_2WI 图像经多方位、多角度旋转 MIP 重建后进行摄片。

第四节　四肢和脊柱 MRI 检查技术操作规程

一、四肢骨骼

(一)适应证

1. 软组织良、恶性肿瘤。

2. 软组织损伤,如肌腱韧带断裂、肌肉撕裂、外伤性血肿等。

3. 骨髓疾患,包括白血病、骨髓瘤、骨髓硬化症和再生障碍性贫血等以及化疗、放疗后的随访观察。

4. 骨良、恶性肿瘤,观察肿瘤的范围及周围浸润情况以及手术或放疗、化疗后的随访观察。

5. 四肢骨的外伤但 X 线平片阴性,为排除有无骨折骨水肿及韧带肌腱等软组织损伤。

6. 骨与关节感染。

(二)禁忌证

1. 装有心脏起搏器者。

2. 使用带铁磁性材料的各种抢救用具而不能除去者。

3. 术后体内留有金属植入物且厂家说明书未指明为 MRI 检查安全者。

4. 与 MRI 对比剂有关的禁忌证。

5. 早期妊娠(3 个月内)的妇女。

(三)检查前准备

1. 认真核对 MRI 检查申请单,了解病情,明确检查目的和要求。对检查目的和要求不清的申请单,应与临床申请医生核准后再予以确认。

2. 确认患者没有上述禁忌证,嘱患者认真阅读检查注意事项,按要求进行准备。

3. 进入检查室之前,应除去患者身上携带的一切金属物品、磁性物质及电子器件。

4. 告诉患者所需检查的时间,扫描过程中做平静呼吸,不得随意运动,若有不适,可通过话筒和工作人员联系。

5. 对于婴幼儿、焦躁不安及幽闭恐惧症患者,应根据情况给予适量的镇静剂或麻醉药物。一旦发生幽闭恐惧症,立即停止检查,让患者撤离检查室。

6. 急危重患者必须做 MRI 检查时,应有临床医师陪同观察。

(四)器械准备

一般选用特殊骨关节表面线圈,两侧肢体同时扫描可选用体线圈,MRI 对比剂(需要增强扫描时使用)。

(五)操作方法及序列

1. 平扫

(1)体位设计:患者取仰卧位,用海绵垫垫平被查肢体并用沙袋固定,使患者舒适且易于配合。单侧肢体检查时,尽量把被检肢体放在床中心,可用四肢线圈或特殊骨关节表面线圈。两侧肢体可用体线圈同时进行扫描,以便对照观察。双手和双脚避免交叉形成环路。

(2)成像中心:应根据不同的检查部位而定。

(3)扫描方法

1)定位成像:采用快速成像序列同时采集冠状位、矢状位和轴位三个方向的定位图,根据定位图像确定扫描基线、扫描方法和扫描范围。

2)成像范围:视病变范围而定。

3)成像序列:SE序列或快速序列,常规做横断面 T_1WI、T_2WI和脂肪抑制 T_2WI,矢状面 T_1WI。必要时可根据病情以及MR设备条件辅以其他成像序列。

4)成像野:20~25cm。可根据临床检查要求设定扫描范围及成像野。

5)成像间距:10%~50%。

6)成像层厚:5~10mm。

7)矩阵:128×128~512×512。

2.增强扫描

(1)快速手推注射方法:注射完对比剂后即开始行增强扫描,成像程序一般与增强前 T_1WI程序相同,常规做横断面、矢状面及冠状面 T_1WI,其中至少有一个切面加做脂肪抑制。

(2)MRI注射器注射方法:注射完对比剂后即开始行增强扫描,成像程序一般与增强前 T_1WI程序相同,常规做横断面、矢状面及冠状面 T_1WI,其中至少有一个切面加做脂肪抑制。

二、四肢关节

(一)适应证

1.关节及关节周围韧带及肌腱的损伤,如膝关节半月板损伤、肌腱撕裂、十字韧带断裂和肩袖撕裂等。

2.关节内及关节周围囊肿,如腱鞘囊肿和滑膜囊肿等。

3.关节滑膜病变,如滑膜炎和滑膜瘤等。

4.骨缺血性坏死。

5.退行性关节病。

6.骨及关节的良、恶性肿瘤。

7.关节感染性疾病,包括化脓性、结核性骨关节炎和类风湿及其他关节病变。

8.关节软骨病变。

(二)禁忌证

1.装有心脏起搏器者。

2.使用带铁磁性材料的各种抢救用具而不能除去者。

3.术后体内留有金属植入物且厂家说明书未指明为MRI检查安全者。

4.与MRI对比剂有关的禁忌证。

5.早期妊娠(3个月内)的妇女。

(三)检查前准备

1.认真核对MRI检查申请单,了解病情,明确检查目的和要求。对检查目的和要求不清的申请单,应与临床申请医生核准后再予以确认。

2.确认患者没有上述禁忌证,嘱患者认真阅读检查注意事项,按要求进行准备。

3.进入检查室之前应除去患者身上携带的一切金属物品、磁性物质及电子器件。

4.告诉患者所需检查的时间,扫描过程中做平静呼吸,不得随意运动,若有不适,可通过话筒和工作人员联系。

5.对于婴幼儿、焦躁不安及幽闭恐惧症患者,应根据情况给予适量的镇静剂或麻醉药物。一旦发生幽闭恐惧症,立即停止检查,让患者撤离检查室。

6.急危重患者必须做 MRI 检查时,应有临床医师陪同观察。

(四)器械准备

一般选用特殊骨关节表面线圈,若行两侧肢体同时扫描者可选用体线圈,MRI 对比剂(需要增强扫描时使用)。

(五)操作方法及序列

1.平扫

(1)体位设计:患者取仰卧位,用海绵垫垫平被查肢体并用沙袋固定,使患者舒适且易于配合。行单侧肢体检查时,尽量把被检侧放在床中心。切面的方位应根据不同的关节而定。双手和双脚避免交叉形成环路。

(2)成像中心:应根据不同的关节部位而定。

(3)扫描方法

1)定位成像:采用快速成像序列同时采集冠状位、矢状位和轴位三个方向的定位图,根据定位图像确定扫描基线、扫描方法和扫描范围。

2)成像范围:视病变范围而定。

3)成像序列:SE 序列或快速序列,常规做横断面 T_1WI 和 T_2WI,以及矢状面或冠状面 T_1WI 和 T_2WI。半月板检查一般采用质子密度加权和 T_2WI 双回波检查序列。必要时可根据病情以及 MR 设备条件辅以其他成像序列。

肩关节:斜冠状面+横断面为主,辅以其他切面。

肘关节:冠状面+矢状面为主,辅以其他切面。

腕关节:横断面+冠状面为主,辅以其他切面。

髋关节:横断面+冠状面为主,辅以其他切面。

膝关节:矢状面+冠状面为主,辅以其他切面。

踝关节:冠状面+矢状面为主,辅以其他切面。

4)成像野:20～25cm。可根据临床检查要求设定扫描范围及成像野。

5)成像间距:10%～50%。

6)成像层厚:3～10mm。

7)矩阵:128×256～256×512。

2.增强扫描

(1)快速手推注射方法:注射完对比剂后即开始行增强扫描,成像程序一般与增强前 T_1WI 程序相同,常规做横断面、矢状面及冠状面 T_1WI,其中至少一个切面加做脂肪抑制。

(2)MRI 注射器注射方法:注射完对比剂后即开始行增强扫描,成像程序一般与增强前 T_1WI 程序相同,常规做横断面、矢状面及冠状面 T_1WI,其中至少一个切面加做脂肪抑制。

三、脊柱

(一)适应证

1.脊柱退行性病变,包括椎间盘变性、膨隆、突出、椎管狭窄和脊椎滑脱等。

2.脊柱外伤,尤其是脊椎骨折伴脊髓损伤。

3.椎管肿瘤,包括髓内、髓外、硬膜下和硬膜外肿瘤。

4.脊髓血管畸形。

5.脊柱骨髓发育畸形,包括脊柱裂、脊膜膨出和脊髓脊膜膨出等。

7.脊柱及脊髓感染性病变。

8.脊柱原发或转移性肿瘤。

9.脊柱手术后的随访观察。

(二)禁忌证

1.装有心脏起搏器者。

2.使用带铁磁性材料的各种抢救用具而不能除去者。

3.术后体内留有金属植入物且厂家说明书未指明为MRI检查安全者。

4.与MRI对比剂有关的禁忌证。

5.早期妊娠(3个月内)的妇女。

(三)检查前准备

1.认真核对MRI检查申请单,了解病情,明确检查目的和要求。对检查目的和要求不清的申请单,应与临床申请医生核准后再予以确认。

2.确认患者没有上述禁忌证,嘱患者认真阅读检查注意事项,按要求进行准备。

3.进入检查室之前,应除去患者身上携带的一切金属物品、磁性物质及电子器件。

4.告诉患者所需检查的时间,扫描过程中做平静呼吸,不得随意运动,若有不适,可通过话筒和工作人员联系。

5.对于婴幼儿、焦躁不安及幽闭恐惧症患者,应根据情况给予适量的镇静剂或麻醉药物。一旦发生幽闭恐惧症,立即停止检查,让患者撤离检查室。

6.急危重患者必须做MRI检查时,应有临床医师陪同观察。

(四)器械准备

选用脊柱线圈或特殊表面线圈,检查颈椎时可用马鞍形表面线圈,MRI对比剂(需要增强扫描时用)。

(五)操作方法及序列

1.平扫

(1)体位设计:患者仰卧在检查床上,取头先进,双腿屈曲,置在三角形垫子上,使患者保持舒适,人体长轴与床面长轴一致,双手置于身体两旁。人体正中矢状面尽可能与线圈纵轴保持一致,并垂直于床面,双手和双脚避免交叉形成环路。

(2)成像中心:应按临床检查要求确定扫描中心。

(3)扫描方法:

1)定位成像:以矢状面和横断面为基本扫描方位,需要时加做冠状面扫描。

2)成像范围:视病变范围而定。

3)成像序列:SE序列或快速SE,常规做矢状面 T_1WI、T_2WI,以及横断面 T_1WI。必要时可根据病情以及MR设备条件辅以其他成像序列。矢状面扫描范围应包括椎体两侧缘结构,横断面范围视病灶大小而予以决定。椎间盘横断面应采用多平面、多角度,切面方向与各椎间盘平行的扫描方式。

4)成像野:20～40cm。可根据临床检查要求设定扫描范围及成像野。

5)成像间距:0%～20%。

6)成像层厚:2～5mm。

7)矩阵:128×128～512×512。

2.增强扫描

(1)快速手推注射方法:注射完对比剂后即开始行增强扫描,成像程序一般与增强前 T_1WI程序相同,常规做横断面、矢状面及冠状面 T_1WI。

(2)MRI注射器注射方法:注射完对比剂后即开始行增强扫描,成像程序一般与增强前 T_1WI程序相同,常规做横断面、矢状面及冠状面 T_1WI。

第八章

DSA 检查技术操作规程

第一节 基本要求

数字减影血管造影(Digital Subtractive Angiography,DSA)是一项具有一定创伤性和危险性的检查,为了保证检查能顺利进行,各个岗位的DSA操作都应做好以下工作。

1.器械准备

每次手术前都要对X线机、C型臂、导管床、高压注射器、DSA设备和激光相机等设备逐一检查和测试,对环境温度和湿度进行监测,根据要求进行调整,保证工作环境符合设备运行要求。

2.资料输入

在患者进行检查之前,应将有关资料输入计算机内,输入的资料应包括检查时间、患者姓名、性别、年龄、检查号和检查部位等。

3.患者准备

术前告知造影时可能出现的情况,如注射对比剂时可能有全身发热感,舌根及咽部位的灼热感等,以解除患者紧张情绪。对躁动患者或易动患儿可给予镇静剂,必要时采取适当固定肢体的措施。在腹部检查前应训练患者屏气。

4.图像后处理与存储

造影结束后进行图像后处理及摄片,图像后处理包括窗宽窗位的调整、边缘增强、病变部位测量、再蒙片和像素位移等,摄片必须包括造影各期图像。如有动态摄录的应保存全程摄录的图像。

5.辐射剂量优化和防护

放射介入操作时辐射剂量较大,会给患者和操作者造成一定的辐射损伤,因此必须遵守时间、距离和屏蔽防护三原则。通过尽量减少透视时间和摄影次数,合理调整X线管与患者距离、优化选择滤过板、去除滤线栅、采用脉冲透视和缩小曝光野等方法,以较低的辐射剂量满足临床需求,降低患者和操作人员的辐射危险。

第二节 头颈部DSA检查技术操作规程

一、头部

(一)造影参数

1.对比剂一般采用浓度为200～300mgI/ml的非离子型碘对比剂。

2.颈内动脉造影,对比剂用量为6～8ml,注射速率为4～6ml/s。

3.椎动脉造影,对比剂用量为5～7ml,注射速率为3～5ml/s。

4.超选择性颈内动脉或椎动脉分支造影,对比剂用量为3～5ml,注射速率为2～3ml/s。

(二)造影程序

1.头部动脉造影常规体位取头颅前后位与水平侧位,侧位摄影时两侧外耳孔应重叠。

2.对于动脉瘤等某些病变,可加摄15°～30°角的斜位,以显示动脉瘤的根部。左前60°～65°角斜位可使主动脉弓、颈动脉及椎动脉显示清晰且彼此分离。70°角左或右斜位,可使颈内与颈外动脉起始部分离。30°角斜位可较好地分辨颈内动脉虹吸部。

3.汤氏位时增强器向头端倾斜35°角,两眉骨位于两眼眶的上缘,该体位可减少头颅动脉前后重叠。

4.图像采集速度为每秒3～5帧,蒙片的采集时间为2s,然后注射对比剂,曝光至静脉窦显示为止。对不配合或易动者可选择每秒25帧的速度进行摄影。

二、颈面部

(一)造影参数

1.对比剂一般采用浓度为200～300mgI/ml的非离子型碘对比剂。

2.颈总动脉造影,对比剂总量为10～12ml/次,注射速率为5～6ml/s。

3.颈外动脉造影,对比剂总量为5～7ml/次,注射速率为3～5ml/s。

4.超超选择性上颌动脉、舌动脉、甲状腺上动和面动脉等造影,对比剂用量为4～6ml/次,注射速率为2～3ml/s。

5.栓塞后复查造影时对比剂用量为2～3ml/次,注射速率为1～2ml/s。

(二)造影程序

1.颈总动脉造影常规取摄头颅前后位和水平侧位,根据需要可加摄左前15°～30°角斜位和右前15°～30°角斜位。

2.颈外动脉造影取正位和侧位,根据需要可加摄不同角度的斜位,以完全显示病变象。

3.图像采集速度为每秒2～3帧,蒙片的采集时间为2s,然后注射对比剂,曝光至静脉显示为止。

第三节 胸部DSA检查技术操作规程

一、胸部血管

(一)造影参数

1. 对比剂一般采用浓度为200～300mgI/ml的非离子型碘对比剂。

2. 肺动脉主干造影,对比剂用量为25～35ml/次,注射速率为15～18ml/s。如采用非减影方式,对比剂用量为35～45ml/次,注射速率为18～20ml/s。一侧肺动脉造影时,在减影模式下对比剂用量为20～25ml/次,注射速率为10～15ml/s。严重肺动脉高压者对比剂用量和注射速率均须酌减。

3. 支气管动脉造影,对比剂用量为4～6ml/s,注射速率为2～3ml/s,屏气曝光,每秒2帧,直至实质期为止。

4. 锁骨下动脉造影,对比剂用量为10～15ml/次,注射速率为4～6ml/s。

5. 腋动脉造影,对比剂用量为8～12ml/次,注射速率为3～5ml/s。

6. 胸廓内动脉、肋间动脉及腋动脉分支造影,对比剂用量为6～8ml/次,注射速率为1～2ml/s。

(二)造影程序

1. 肺动脉造影常规取正侧位,对肺栓塞者加斜位投照,考虑到心脏运动与呼吸运动,可不用减影模式,如需减影,可选用每秒25～50帧速度采集图像,屏气曝光。注射对比剂前先摄取3～4s的蒙片图像,注射对比剂后曝光采集至静脉回流至左心房为止。

2. 支气管动脉造影常规取正位,必要时加摄侧位或斜位,屏气曝光。图像采集速度为每秒2～3帧,直至实质期为止。

3. 锁骨下动脉、肋间动脉、腋动脉和胸廓内动脉常规取正位,必要时加照斜位。图像采集速度为每秒2～3帧,蒙片的采集时间为2s,在屏气下曝光,曝光至实质期为止。

4. 如遇呼吸运动不易控制患者,可用数字电影模式减影,以免影像模糊。

二、右心室

(一)造影参数

1. 对比剂一般采用浓度为300～370mgI/ml的非离子型对比剂。

2. 对比剂用量为1～1.5ml/kg,成年人不超过50ml/次,注射速率为15～20ml/s。

3. 有肺动脉狭窄者,注射速率可降为15～16ml/s。

(二)造影程序

1. 常规投照位置为前后正位和左侧位,根据病变可加照轴位。

2. 对法乐氏四联症者,可用长轴斜位,增强器向患者左侧转动65°～70°角,同时向头端倾斜25°～30°角。

3. 对三尖瓣关闭不全者,可用右前斜位。观察室间隔缺损用左前70°角斜位。图像采集速度为每秒25～50帧,注射对比剂与曝光采集同时开始,共采集3～5s。如需了解左心室情况,可延迟至10～12s。

三、左心室

(一)造影参数

1. 对比剂一般采用浓度为300～370mgI/ml的非离子型碘对比剂。

2. 对比剂用量为1～1.5ml/kg,成年人不超过50ml/次,注射速率为12～15ml/s。

3. 如有心室水平分流者,注射速率为15～20ml/s。

(二)造影程序

1. 投照位置为前后正位、左侧位、左前斜位和右前斜位,如病变需要可加摄轴位,对心内膜垫缺损者可采用四腔位。

2. 图像采集速度为每秒25～50帧,注射对比剂与曝光采集同时开始,共采集3～5s。

四、左心房和右心房

(一)造影参数

1. 对比剂一般采用浓度为300～370mgI/ml的非离子型碘对比剂。

2. 注射剂量为每次30～50ml,注射速率为10～13ml/s。

(二)造影程序

1. 造影体位一般首选标准正侧位,在此基础上再加照各种角度的斜位。有些特殊疾病需采用复合的投照角度,如房间隔缺损采用左前斜20°～35°角加增强器向头端倾斜20°～30°角,可清楚显示房间隔。

2. 图像采集速度为每秒25～50帧,左房造影注射延迟时间为1～2s,共采集3～5s。

五、冠状动脉

(一)造影参数

1. 对比剂一般采用浓度为300～370mgI/ml的非离子型碘对比剂。

2. 左冠状动脉造影每次对比剂用量为8～10ml,手推注入,2s内连续注射完。右冠状动脉造影每次用量为6～8ml,手推注入,1～2s内连续注射完。图像采集至冠状静脉回流为止。

(二)造影程序

1. 冠状动脉造影一般取左前斜位、右前斜位、向足倾斜和向头倾斜轴位等。

2. 旋转的角度要在透视下选择,视心脏类型(如横位心、垂直心等)、心脏大小、左右心室增大情况、横膈位置、冠状动脉开口位置及其分布等因素进行调整。

3. 以下摄影位置可作为造影参考。

(1)左冠状动脉造影体位:①右前斜30°角体位。②右前斜20°角+增强器向头倾斜20°角体位。③正位+增强器向足倾斜40°角体位。④左前斜30°～40°角+增强器向头倾斜30°～40°角体位。

(2)右冠状动脉造影体位:①左前斜40°角体位。②右前斜30°角体位。③增强器向足倾斜35°角体位。

第四节 腹部DSA检查技术操作规程

一、肝脏

(一)造影参数

1.对比剂一般采用浓度为200～300mgI/ml的非离子型碘对比剂。

2.腹腔动脉造影,对比剂用量为35～40ml/次,注射速率为6～8ml/s。

3.肝总动脉造影,对比剂用量为25～30ml/次,注射速率为4～6ml/s。

4.超选择性肝动脉分支造影,对比剂用量为10～12ml/次,注射速率为3～5ml/s。肝右动脉造影的对比剂用量和注射速率较肝左动脉造影略高。

5.肝动脉分支栓塞后复查造影,对比剂用量为3～5ml/次,注射速率为1～3ml/s。

(二)造影程序

1.腹腔动脉和肝动脉造影体位一般采用正位。

2.对于动脉瘤或血管主干相互重叠时可选用不同角度的左或右前斜位,以使病变暴露清晰。

3.肝脏血管造影一般选用每秒2～4帧速度摄影,先曝光,延迟1～2s后注射对比剂,曝光至肝实质期显示为止。蒙片采集时间为2s。

4.腹腔动脉造影观察门静脉者,曝光时间不少于16s,至门静脉清楚显示方可结束。

二、胃肠道

(一)造影参数

1.对比剂一般采用浓度为200～300mgI/ml的非离子型碘对比剂。

2.腹主动脉造影,对比剂用量为40～45ml/次,注射速率为14～16ml/s

3.腹腔动脉造影,对比剂用量为35～40ml/次,注射速率为1～8ml/s。

4.肠系膜上动脉造影,对比剂用量为15～20ml/次,注射速率为4～6ml/s。

5.肠系膜下动脉造影,对比剂用量为10～15ml/次,注射速率为3～5ml/s。

6.胃十二指肠动脉造影,对比剂用量为8～10ml/次,注射速率为3～5ml/s。

7.胃左动脉、胃右动脉、胰十二指肠动脉和肠系膜下动脉造影,对比剂用量为6～8ml/次,注射速率为2～4ml/s。

(二)造影程序

1.造影位置一般取正位。

2.对于显示动脉瘤蒂或分离血管重叠的,可加摄侧位和不同角度的左右斜位。为了避免膀胱与直肠乙状结肠重叠,对肠系膜下动脉造影时,可采用轻度的左右斜位。

3.图像采集速度为每秒2～4帧,先曝光1s后再注射对比剂,曝光至对比剂完全消失为止。对不合作的患者可采用非减影模式。

三、肾及肾上腺

(一)造影参数

1. 对比剂一般采用浓度为200～300mgI/ml的非离子型碘对比剂。

2. 肾动脉造影,对比剂用量为10～15ml/次,注射速率为4～6ml/s。

3. 选择性肾动脉造影,对比剂用量为6～8ml/次,注射速率为3～5ml/s。

4. 选择性肾上腺动脉造影,对比剂用量为4～6ml/次,注射速率为2～3ml/s。

5. 膈动脉造影,对比剂用量为6～8ml/次,注射速率为3～4ml/s。

6. 肾肿瘤栓塞后复查造影,对比剂用量为5～7ml/次,注射速率为2～3ml/s。

(二)造影程序

1. 造影体位一般情况下可选用前后正位。

2. 选择性肾动脉造影可加摄同侧倾斜影像增强器7°～15°角的斜位。肾上腺动脉造影必要时可加摄同侧倾斜10°～12°角的斜位。

3. 以每秒4～6帧速度采集图像,先曝光1s后再注射造影剂,曝光至实质期显示为止。蒙片的采集时间为2s。对不合作的患者可选用非减影模式。

四、胰腺及脾脏

(一)造影参数

1. 对比剂一般采用浓度为200～300mgI/ml非离子型碘对比剂。

2. 脾动脉造影,对比剂用量为25～30ml/次,注射速率为4～6ml/s。

3. 胰背动脉及胆囊动脉造影,对比剂用量为8～10ml/次,注射速率为2～4ml/s。

(二)造影程序

1. 造影体位一般采用前后正位。

2. 对于动脉瘤、动静脉瘘和动静脉畸形等血管性病变,根据需要可加摄不同角度的斜位。

3. 以每秒4～6帧速度采集图像,先曝光1s后再注射对比剂,曝光至实质期及静脉期显示满意为止。蒙片的采集时间为2s。对不合作患者可选用非减影模式。

五、盆腔动脉

(一)造影参数

1. 对比剂一般采用浓度为200～300mgI/ml的非离子型碘对比剂。

2. 导管置于腹主动脉下端造影,对比剂用量为20～30ml/次,注射速率为14～16ml/s。

3. 髂总动脉造影,对比剂用量为18～20ml/次,注射速率为12～14ml/s。

4. 髂内动脉或髂外动脉造影,对比剂用量为10～12ml/次,注射速率为4～6ml/s。

5. 髂内动脉和外动脉的分支血管造影(如子宫动脉、膀胱动脉等),对比剂用量为8～10ml/次,注射速率为2～4ml/s。

(二)造影程序

1. 造影取前后正位,如病变需要,可加摄不同角度的左右斜位。

2. 以每秒2～4帧速度采集图像,曝光1s后再注射对比剂,曝光至毛细血管期显示为止。蒙片采集时间为2s。

第五节 四肢DSA检查技术操作规程

一、上肢血管

(一)造影参数

1.采用非离子型碘对比剂,因肢体动脉管对对比剂的敏感性较高,为防止对比剂刺激引起患者剧痛,对比剂浓度要适当降低,一般采用的浓度为180～200mgI/ml,每次用量为10～12ml,注射速率为4～6ml/s。

2.上肢静脉造影一般采用浓度为180～200mgI/ml的非离子型碘对比剂。每次用量为8～12ml,手背穿刺时的注射速率为1～2ml/s;肘正中静脉或贵要静脉穿刺或插管时的注射流率为3～4ml/s。

(二)造影程序

1.上肢动脉和静脉的造影常规体位取正、侧位,如有血管重叠或需观察动脉瘤根部及血管的狭窄范围和程度,可以加摄不同角度的斜位。

2.上肢动脉造影可选用每秒2帧速度采集图像,采集蒙片2s后注射对比剂(即延迟注射),曝光至毛细血管期显示为止。

3.对于血管阻塞或狭窄性病变而需观察前臂或手掌时,应先注射对比剂再予以曝光(即采集延迟)。注射对比剂的提前时间应视血管狭窄和闭塞的程度而定。

4.上肢静脉造影,采用先曝光0.5s后再注射对比剂。对于静脉栓塞病变,需观察远端血管情况时应先注射对比剂再予以曝光。

二、下肢血管

(一)造影参数

1.下肢动脉一般采用浓度为180～200mgI/ml的非离子型碘对比剂。

2.髂总动脉造影的对比剂用量为15～20ml/次,注射速率为10～12ml/s。

3.髂内动脉或髂外动脉造影的对比剂用量为8～10ml/次,注射速率为4～6ml/s。

4.导管前端置于股动脉上段至小腿动脉或足背动脉造影时,则对比剂用量为15～20ml/次,注射速率为3～5ml/s。

5.下肢静脉造影,置导管前端于髂外静脉远端或股总静脉,对比剂用量为15～18ml/次,注射速率为2～3ml/s。

6.如做足背浅静脉直接穿刺造影时,对比剂用量为60～70ml/次,注射速率为1ml/s。

(二)造影程序

1.下肢血管造影体位可用正位和侧位,根据病情需要加摄斜位。

2.以每秒1～2幅的速度采集,曝光至兴趣区的血管显示为止。

3.下肢动脉造影的注射对比剂时间是否延迟或提前应根据不同病变决定,有动静脉分流者注射对比剂时间应适当延迟,对动脉阻塞性患者注射对比剂时间应适当提前。

第九章

X线透视和造影操作规程

第一节 X线透视

目前临床上X线透视已经很少应用，由于其X线辐射剂量相对较大，对儿童健康体检时禁用X线透视。但由于X线透视操作简单，费用较低，能够实时动态观察，在部分病变的检查中有一定的价值。

(一)适应证

1. 胸部疾患：肺部疾病如肺炎、肺气肿、支气管病变、肿瘤、结核等，纵隔、心脏、大血管病变、横隔和胸膜等疾病的诊断。
2. 腹部疾患：胃肠道穿孔和肠梗阻等的诊断。
3. 四肢关节、骨骼、胸腹部异物等。
4. 透视下取金属异物。
5. 透视下四肢骨折、脱位复位。
6. 部分介入治疗以透视作为引导。
7. 胃管和十二指肠导管盲插有困难时可借助X线透视。

(二)禁忌证

无绝对禁忌证，危重患者须有医务人员陪同。

(三)检查方法与技术

1. 检者前除去体外金属异物。
2. 胸部或腹部透视先按序检查各部位，发现病灶后进一步重点观察，并转动体位观察病变与邻近器官的关系。
3. 嘱患者深呼吸有利于观察横隔和心、肺等病灶的活动度。
4. 四肢骨折整复和取异物等透视取最佳观察体位。
5. 对透视图像质量要求不高的，可采用脉冲透视以减少辐射剂量。

第二节　消化道X线造影操作规程

一、食管钡餐造影

(一)适应证

1.食管病变

(1)食管良、恶性肿瘤。

(2)食管静脉曲张。

(3)食管异物:有误吞异物史,造成吞咽不适或疼痛者。

(4)腐蚀性食管炎:误食强酸、强碱后。

(5)食管憩室及憩室炎。

(6)食管瘘:食管气管瘘和食管纵隔瘘。

(7)食管炎等。

2.邻近食管的纵隔肿块(肿瘤和炎性等),食管钡餐造影有助于了解肿块与食管关系,帮助病变定位与定性。

3.食管和胃底手术后观察吻合口情况。

4.全身性疾病食管受累(如结缔组织疾病、硬皮病和皮肌炎等)。

5.外伤(如食管创伤、破裂等)。

(二)禁忌证

1.昏迷或神志不清,不能自主吞咽者。

2.有严重食管瘘伴有纵隔炎症或脓肿者。

(三)并发症

稀钡经会厌或内瘘进入呼吸道,如量多时可引起窒息或呼吸道继发感染。

(四)器械准备

具备透视、自动控制曝光条件及摄片装置的X线机,能使检查方便,图像清晰。

(五)药物准备

1.产气剂(粉剂)须在行食管双对比造影时使用。

2.低张药(山莨菪碱20mg),须在行食管双对比造影时使用。

3.硫酸钡制剂

(1)浸钡糊的棉絮片:检查食管异物和鱼刺等时使用。

(2)钡糊剂:观察心脏和纵隔肿块时使用。

(3)1.4～1.8g/ml双对比造影用细颗粒型硫酸钡混悬液或2.5g/ml双对比造影用颗粒不匀型硫酸钡混悬液,食管双对比造影时用。

4.疑有食管瘘者,选用碘水作为对比剂。

(六)患者准备和注意事项

1.临床提示为食管胃连接区病变,如反流性食管炎、食管贲门癌、食管裂孔疝和食管下段先天性异常时须做包括胃底贲门区在内的上消化道造影检查,而不应单做食管造影检查,以免漏诊。

2.食管下段病变伴有食管梗阻临床表现时,以空腹检查为好,检查前应禁食。

3.如无食管梗阻情况,食管检查一般无须做准备(禁食),但亦不宜于进食后立即检查,以免食物残渣附着在食管黏膜上造成假象而误诊。

4.根据不同临床表现(有无梗阻及梗阻程度)及不同的检查目的(诊断食管自身病变,或诊断食管外病变)来选用合适的对比剂和剂型及采用不同的检查方法。

5.已经确诊为晚期食管癌或重度贲门失弛缓症者,且伴有严重的食管梗阻症状时,不应重复检查。

(七)检查方法和技术

食管造影前行常规胸透,特别是要注意纵隔形态及其邻近器官(心脏和胸主动脉)情况。对食管异物检查前更应做颈部和胸部透视,观察有无不透光异物存在。

(1)食管单对比造影检查:患者口含对比剂(钡糊剂、浸钡棉絮或碘剂),于站立右前斜位(将食管置于脊柱前和心影后),透视下嘱其咽下口中对比剂,自上而下进行跟踪观察食管逐段被充盈扩张、收缩排空(黏膜相)及静止弛张状态的情况,直至对比剂经贲门口入胃为止。再于左前斜位(必要时加正位)进行观察。

(2)食管双对比造影检查(以低张法为好):肌注山莨菪碱 20mg,10min 后,先吞服产气剂(粉剂)。患者取右前斜位立于检查床前,连续大口吞服高浓度双对比钡混悬液,即刻摄取点片(连续曝光更好),此法可使食管扩张满意,食管黏膜涂钡均匀,对食管黏膜浅表病变显示有利。如不用低张法或产气剂时,也可采用捏鼻吞钡(吞钡同时以手捏住鼻孔)或使用带侧孔的吸管吸钡(患者吸钡时可同时从侧孔吸入空气),但效果均不如低张法理想。

(八)摄片要求

一般情况下,食管钡剂造影检查在电视监视屏上显示极为清晰,并不需要摄片,但如发现异常或观察不满意时则必须摄取局部点片。

(1)多相点片(充盈和半充盈及黏膜相):无论是单对比或双对比食管造影检查都要求摄取食管扩张时的充盈相及食管收缩时的黏膜相,有利于发现管壁的轻度舒张受限、轮廓改变和确定管腔的充盈缺损以及食管黏膜的细微变化。

(2)多轴位观察摄片:为正确反映食管病变的全貌,食管造影检查还必须摄取多轴位点片。

(3)立位和卧位点片:食管造影通常处在立位下进行与摄片,但有时钡液通过较快,则可改取卧位或头低位,使钡液通过减慢,有利于病变(如曲张的静脉充盈缺损)的显示及摄取。

(九)检查后注意事项

如有较多钡剂进入呼吸道时,应嘱患者尽量将钡剂咳出。必要时加用抗生素。

二、上消化道钡餐造影

(一)适应证

1.食管疾病

(1)食管裂孔疝。

(2)胃食管反流,反流性食管炎。

(3)胃底静脉曲张。

(4)贲门失弛缓症等。

2. 胃十二指肠病变

(1)良、恶性肿瘤(包括早期癌)、食管胃连接区鳞癌、腺癌和淋巴瘤等。

(2)胃及十二指肠溃疡。

(3)慢性炎症、糜烂和胃窦炎等。

(4)胃及十二指肠息肉(增生性、腺瘤性)和憩室。

(5)胃及十二指肠先天性发育异常:先天性肥厚性幽门狭窄、幽门隔膜、重复畸形、十二指肠闭锁和狭窄。

(6)胃石症和胃异物。

(7)巨大肥厚性胃病。

(8)胃及十二指肠迷走胰腺和胃嗜酸性肉芽肿等。

(9)胃及十二指肠手术后,了解吻合口及其功能,残胃病变。

(10)胃类癌、慢性胃扭转、十二指肠淤积症和 Zollinger-Ellison 综合征等。

3. 其他与上消化道有关联的疾病

(1)上腹部肿块(炎性和肿瘤),了解肿块与胃及十二指肠关系。

(2)十二指肠壶腹部肿瘤等占位病变。

(二)禁忌证

1. 急性肠道梗阻(尤其是梗阻程度严重或低位梗阻者)。

2. 急性胃肠道穿孔。

3. 神志不清和其他不能自主吞咽者。

4. 上消化道大出血者。

(三)并发症

一般无严重并发症。

(四)器械准备

1. 带影像增强、电视及点片装置的 X 线诊断机(能自动控制曝光条件者更好)。

2. 采用小焦点 X 线管、摇篮床和数字成像与图像处理功能,都能使检查更方便,图像质量更优越。

(五)药物准备

1. 产气剂。

2. 山莨菪碱 20mg,低张双对比造影时使用。

3. 硫酸钡制剂:普通硫酸钡配制成 0.3～0.5g/ml 浓度的溶液 400ml;双对比造影用颗粒不均匀型硫酸钡 300g 加水配制成 2.5g/ml 浓度的双对比硫酸钡混悬液。

(六)患者准备和注意事项

1. 禁止饮食 6h(检查前一日晚餐后不再进食)。

2. 严重便秘者,在检查前服泻剂以清除肠内过多的粪渣及气体。

3. 胃内滞留液过多,不但会影响钡涂布,还易产生钡絮凝,需先做如下处理:检查前,先服下温水(可加入碳酸钠)100ml,于卧位下,躯体向左作 360°翻滚 5 圈,后每隔 5min 翻滚 1 次,共 4～5 次。翻滚间歇,躯体保持右侧卧位,以引流胃内液体排出至十二指肠,也可用清胃酶或糜蛋白酶 20mg 代替碳酸钠,效果更佳。

4. 除去体外金属饰物。

(七)检查方法和技术

(1)肌注山莨菪碱20mg,10min后检查,可抑制胃肠道蠕动,减少胃分泌,有利于钡液的涂布。减低胃肠张力可使胃及十二指肠能在补充气后充分舒张。展平胃肠黏膜面有利于黏膜面微细结构(胃小区)及病变的显示。

(2)右前斜立位:让患者边服2.5g/ml的硫酸钡液边进行食管检查,此时即可获得满意的食管充盈相、双对比相以及贲门口开放相。一旦发现异常可及时摄下点片。待钡剂服完后,再让患者做空咽动作,随着食管的蠕动,电视屏上即可呈现食管的收缩相,显示食管各段及贲门口的关闭相。

(3)仰卧位:患者仰卧,躯体向左(或向右)作360°旋转2~3周后,取右前斜位,使胃内钡液尽量流向胃底内,构成胃幽门前区及胃窦部双对比相。然后向右转动躯体直至左前斜位,胃底内胃液逐渐流向胃窦则构成胃角切迹部及胃体上部双对比相。

(4)半立左前斜—右侧卧位:躯体继续向右侧旋转,同时将检查台头侧升高10°~30°角,使胃泡内钡液流出,构成胃底双对比相,显示胃贲门正面形态。正常时,胃泡内钡液应全部流向胃窦,但如有食管胃连接区功能不全时,则此时可见部分钡液自胃泡内逆流进入食管,显示食管下段。这对胃食管连接区病变的诊断极为重要。

(5)俯卧右后斜位(必要时可适度抬高足侧台面):此位置钡液流向胃体上部,从而构成胃窦部及十二指肠的双对比相。

(6)俯卧左后斜位:为使胃腔充盈饱满,可再加服0.3~0.5g/ml的普通型硫酸钡混悬液100~400ml左右,此时胃体、胃角切迹、胃窦部及十二指肠均被钡液充盈,有利于对胃十二指肠的位置、形态、轮廓及柔软度的观察,同时可显示胃底前壁的双对比相。

(7)立位:将检查床由卧式改为立式,以观察钡充盈状态下的胃切迹形态;将检查床适度右前斜以观察十二指肠各组及胃泡充气相。

在上述各体位检查中,根据需要和可能都应配以适当强度的加压检查,尤其是在充盈时。

(八)摄片要求

1.一个完整的上胃肠道双对比(低张)造影检查,必须包括充盈、黏膜、加压及双对比相片。

2.满意的双对比相片应是腔壁线连续、无气泡、无絮凝、胃黏膜面结构(黏膜皱襞或胃小区)显示良好和对比度满意。

3.全胃及十二指肠各部被分区和分段所摄取。

4.检查医师必须熟悉双对比成像原理及不同病变在双对比相中的征象与特征性表现(如认识胃前壁病变在仰卧位片中的表现),否则病变极易被遗漏。

5.规范化摄片(5片,13次曝光)的要求包括如下。

1a:胃体和胃窦部双对比相。

1b:胃窦幽门区双对比相。

2a:胃体上部双对比相。

2b、2c:胃贲门区正面相。

3a:胃窦前壁双对比相。

3b:胃底双对比及胃窦和胃体充盈相。

4a:十二指肠充盈相。

4b:十二指肠双对比相。

4c、4d:胃窦及球部加压相。

5a、5b:全胃立式充盈相(显示胃角及十二指肠曲)。

(九)检查后注意事项

注意低张药物的副作用(视物模糊、心率加速和排尿困难等),患者休息片刻后即可消除。

三、小肠钡剂灌肠造影

(一)适应证

1.小肠良、恶性肿瘤,包括淋巴肉瘤、平滑肌瘤(肉瘤)、腺瘤和类癌。

2.小肠先天性病变,包括空、回肠闭锁和憩室病。

3.原发性小肠溃疡。

4.小肠肠气囊肿症。

5.小肠扭转(原发性与继发性)。

6.胃肠道息肉病等须排除小肠受累。

7.慢性小肠梗阻(粘连性与癌性)。

8.缺血性小肠疾病。

(二)禁忌证

1.年迈体弱者。

2.食管狭窄或胃幽门和十二指肠溃疡致严重变形不能插管者。

3.胃肠道溃疡,有活动期出血者。

4.低张药的有关禁忌证。

(三)并发症

插管时动作不当,引起胃幽门或十二指肠球部穿孔或黏膜损伤出血。

(四)器械准备

1.导管应选取硅胶双腔(带球囊)小肠导管及配套的导引钢丝。

2.注射器,用于注气扩张球囊。

3.皮气球,用于插管后、灌钡前向小肠注气。

4.开放式悬挂玻璃输液瓶(2000ml),在灌注钡液时使用。

5.咽喉麻醉喷雾器。

(五)药物准备

1.对比剂

(1)0.18~0.20g/ml双对比造影用细颗粒型钡混悬液1000~2000ml,用于小肠稀钡法造影。

(2)0.5g/ml双对比造影用细颗粒型钡混悬液2000ml,用于小肠双对比法造影。

2.1%~2%利多卡因(或利舒卡喷雾剂)用于咽喉部喷雾麻醉。也可直接服用利多卡因胶浆。

3.低张药(654-2)20mg,目的是使肠管松弛呈低张状态。

(六)患者准备和注意事项

1. 检查前2d进少渣饮食。

2. 检查前1d进无渣饮食,晚饭后服用轻泻剂。

3. 检查前禁食6h以上,保持空腹,并于造影前用开塞露2支,排尽结肠内粪便,使小肠、盲肠及结肠清洁,处于"空虚"状态,以利于灌注钡液和使其顺利充盈小肠。

4. 对比剂灌注速度过快(尤其对比剂逆流入胃),会引起呕吐,此时应避免钡液进入呼吸道。

(七)检查方法和技术

1. 插管前10min,肌注甲氧氯普胺,用利多卡因或利舒卡喷雾剂行咽喉黏膜喷雾麻醉或直接服用利多卡因胶浆进行麻醉。

2. 坐位时将导管经鼻、咽和食管,接近贲门后将导引钢丝插入导管内。使患者取仰卧位,头高足低约呈20°角左右,于透视下将导管前端指向幽门,随着胃蠕动,顺势缓慢地使导管头通过幽门管进入十二指肠,并尽可能地送至空肠曲,甚至进入空肠起始段。

3. 取出导线后,注气扩张球囊以固定导管,并可阻止肠内钡液反流。注钡液前可先经导管向小肠内注入空气约800ml,使肠腔适度扩张。

4. 连接导管与悬吊输液瓶,稀硫酸钡(0.18～0.20g/ml)经导管连续灌注。在电视透视下注意钡液前端走向及控制流速。待全部小肠充盈满意,且有部分钡液进入回盲部时,停止灌注,此时立即肌注低张药,10min左右后开始摄片。

5. 如要行小肠钡、气双对比法造影,则自小肠导管内注入0.5g/ml钡液400ml,边注入钡剂边于透视下检查各肠段,直至钡前端达回盲部后,再经导管注入空气500～1000ml,然后肌注低张药物,使整个小肠呈双对比相。

(八)摄片要求

1. 小肠造影检查应采取不同的体位和分段摄取点片的方法来观察整个小肠,为分离重叠的肠襻,显露病变段肠曲及病理改变,还必须辅以不同轻重程度的加压技术。

2. 第2～5组(空肠～回肠上段)小肠位于上、中腹部,一般取仰卧位加压和右斜位摄片。第6组小肠(回肠下段)位于下腹部及盆腔内,肠曲间盘旋重叠较密,则须取头低足高或俯卧位,使该组肠段离开盆腔后在加压下辅以摄片。

3. 对可疑病变肠段,除在充盈状态下摄取不同方位和不同加压的点片外,必要时还可再经导管内注入空气,进行双对比观察并摄片。

4. 对全小肠进行分段观察并摄片后,再摄一张包括全小肠的仰卧位片(投照曝光条件宜稍高,使能透过重叠的肠襻,显示其走向)。

5. 观察回盲部(包括末端回肠、回盲瓣、盲肠和升结肠)充盈情况,并摄取相应点片。

(九)检查后注意事项

1. 有便秘史者可给以轻泻剂加速钡剂排出。

2. 注意山莨菪碱对视觉的不良影响。

四、口服钡餐+双向注气法小肠双对比造影

(一)适应证

1. 小肠良、恶性肿瘤,包括上皮性肿瘤如腺瘤、腺癌、类癌以及非上皮性肿瘤如脂肪瘤

(肉瘤)、平滑肌瘤(肉瘤)和淋巴肉瘤等。

2.小肠息各种息肉综合征。

3.小肠炎性病变,如肠结核、克罗恩病等。

4.小肠先天性病变,如麦氏憩室和重复畸形等。

5.原发性小肠溃疡。

6.缺血性小肠疾病。

7.小肠淋巴滤泡增生。

8.小肠系膜病变,如平滑肌肿瘤等。

(二)禁忌证

1.年迈体弱者。

2.肠梗阻。

3.胃肠道溃疡,有活动期出血者。

4.低张药的有关禁忌证。

(三)并发症

肠梗阻或胃肠穿孔。

(四)器械准备

1.200mA 以上 X 线机。

2.Folley 管。

3.注射器及肌注针头。

(五)药物准备

1.双对比造影用 1.0～1.2g/ml 硫酸钡(颗粒均匀型)混悬液 150ml。

2.甲氧氯普胺 10～20mg。

3.低张药。

4.双对比造影用产气粉。

5.轻泻剂。

(六)患者准备和注意事项

1.检查前一日

(1)检查前中餐和晚餐进无渣软食,20 点后禁食。

(2)禁服重金属类药物。

(3)检查前晚服轻泻剂。

2.检查当日,禁早餐,通便 1 次。

(七)检查方法和技术

经口服硫酸钡液、产气剂及经肛管内逆行注气做全小肠双对比造影。本法操作简便,患者痛苦小。

1.服钡与产气

常规胸腹透视后,首次服硫酸钡液 70ml 及甲氧氯普胺 10～20mg,电透观察钡流运行情况,务使钡剂在肠管内呈连续分布,当钡液前端到达回肠远段时,再服硫酸钡液 40ml。当钡液到达近回盲部时(应避免过多钡剂进入结肠)摄一小肠单对比相片。第二次服硫酸钡液 40ml 及产气粉,在体位引流下使上部空肠呈现权对比相,随即肌注山莨宕碱 20mg。

2. 逆行注气

小肠低张后，即自肛门插入 Folley 管，经管内注入空气约 1000ml，以手轻拍腹部使气体经回盲瓣逆行入小肠，待气体均匀地充盈小肠后，拔除肛管，排出结肠内气体，同时嘱患者在检查床上翻滚 2 周，使钡剂均匀地涂布于肠壁上。

(八)摄片要求

1. 摄取俯卧后前位全小肠及分别摄取上部及下部小肠的左斜位和右斜位片。必要时可摄局部片(加压)点片。

2. 摄片应在 10～15min 内完成，以免钡剂凝聚。

(九)检查后注意事项

检查后留观 1h，如无特殊反应则无须处理。

五、口服钡餐追踪小肠造影

(一)适应证

1. 小肠和回盲部肿瘤，如癌和淋巴瘤等。

2. 小肠和回盲部炎症，如结核和克罗恩(Crohn's)病等。

3. 慢性阑尾炎。

4. 右半结肠切除术后复查。

5. 右下腹肿块的鉴别诊断。

6. 观察小肠功能情况。

(二)禁忌证

急性肠梗阻，尤其是结肠梗阻。

(三)并发症

无。

(四)药物准备

硫酸钡粉剂 150g 加水 300ml 配置 0.3～0.5g/ml 钡混悬液(可适量加入调味剂，如糖、牛奶等)。

(五)患者准备和注意事项

1. 检查前 2 天进少渣饮食。

2. 检查前晚用开塞露通便 1 次。

3. 不要口服泻剂(硫酸镁、番泻叶)以及阿托品类止痛药物，以免影响肠道动力改变。

4. 检查日早晨空腹。

(六)检查技术

口服钡餐追踪造影检查是运用传统的单对比技术，通过钡剂在胃肠道(自食管至升结肠中段)内的运行、分布及充盈状态下的形态改变显示小肠和回盲部(末端回肠、回盲瓣、肠、近侧半升结肠及阑尾)结构及器质性与功能性改变。对跨越回盲瓣，同时连累大、小肠疾病的诊断与鉴别诊断特别有帮助。该法在临床上不常单独运用，可作为小肠和回盲部病变的初选检查手段。如疑有小肠器质性病变时需再次做小肠灌肠检查。也可在结肠双对比检查或小肠灌肠检查后进行，作为二法检查的补充。

1.食管、胃和十二指肠观察

空腹时,一次服下0.3～0.5g/ml普通硫酸钡悬液300ml后,在透视下于立位观察食管,俯卧位观察胃和十二指肠各段单对比充盈相。

2.追踪观察

(1)钡剂进入小肠后,每隔10～30min做透视检查,追踪钡剂在肠道内通过及分布情况,直至钡剂前端抵达肝曲、充盈升结肠和盆腔小肠(5～6组)内同时亦有较多钡剂充盈时。

(2)在卧位透视下转动患者,配合压迫技术分离重叠的肠曲,观察小肠各组与回盲部各部分(末端回肠、阑尾、回盲瓣和盲肠)位置、形态以及肠腔充盈情况,有无激惹刺激等功能异常。

(3)如钡剂在小肠内通过缓慢,而病变主要是位于回盲区时,则可在做胃钡餐检查后,给予甲氧氯普胺20mg,可使前端钡剂在30～60min内到达回盲部。

(七)摄片要求

1.在对食管、胃和十二指肠检查中发现充盈异常应及时摄下不同投照角度及加压相点片。

2.在对小肠进行追踪检查时,需配合适度重力的加压相点片,压力不当易出现假象。

3.回盲部检查以摄取充盈相和加压相点片为主,摄片必须掌握在回盲部全部充盈时相,时间不宜过早(大部分钡剂尚在盆腔小肠内,盲肠和升结肠内仅有小量钡剂)或过迟(大部分钡剂已进入结肠而末端回肠甚至盆腔内小肠仅有少量或零星钡剂残存)。

(八)检查后注意事项

对大便不通畅者,可给以轻泻药物。

六、双对比结肠钡剂灌肠造影

(一)适应证

1.结肠及直肠(壶腹部以上)良、恶性肿瘤,如癌、淋巴瘤、绒毛状腺瘤和类癌等。

2.结肠炎症性疾病,如结核和溃疡性结肠炎等。

3.结肠息肉综合征,如家族性结肠腺瘤性息肉病、Gardner综合征和Peutz-Jeghers综合征。

4.结肠憩室病(炎)。

5.子宫内膜异位症。

6.结肠肉芽肿病、血吸虫病和阿米巴病。

7.肠易激综合征(过敏性结肠炎)。

8.肠气囊肿症。

9.缺血性结肠炎。

10.回盲部肿块的鉴别诊断。

11.结肠慢性穿孔、瘘道和脓肿(炎症和肿瘤所致)。

12.结肠吻合术或结肠造瘘术后复查,了解吻合口情况。

(二)禁忌证

1.结肠急性穿孔或有可疑引起急性穿孔(疑有肠坏死)时。

2. 急性大量便血时。

3. 假膜性肠炎。

4. 中毒性巨结肠。

5. 直肠活检后。

(三)并发症

硫酸钡是一种极为稳定的药物,注气注钡两用肛管又较柔软,故结肠双对比造影检查极为安全,也偶有穿孔和静脉及门静脉积气的并发症。

(四)器械准备

1. 200mA 以上 X 线机。

2. 带活塞的注气和注钡两用肛管。

3. 灌肠桶。

4. 注射器及注射针。

(五)药物准备

1. 用双重造影硫酸钡干混悬剂(颗粒均匀型)配制成 0.7～0.8g/ml 钡液 300～800ml。

2. 轻泻剂。

(六)患者准备和注意事项

1. 检查前肠道清洁准备是结肠双对比造影质量好坏的关键,要求肠腔内无粪便和液体。具体做法如下:

(1)少渣饮食:检查前 2d 内进少渣或无渣及低脂肪饮食。

(2)多饮水:检查前 2d 内饮水量每日不少于 1500～2000ml。

(3)通便:检查前 2d,每天服用轻泻剂,检查日早晨用开塞露通便。

2. 检查前 6h 内禁食,勿用清洁灌肠。

3. 检查前先做腹部透视。

(七)检查方法和技术

1. 造影前 5min 肌注低张药物。

2. 患者取俯卧位,经肛门插入注气注钡两用肛管,检查床头低约 10°～20°角。

3. 在透视下经肛管注入 0.70～0.80g/ml 钡混悬液,当钡流前端经脾曲达横结肠中部或远端时即停止注钡。

4. 于肛管内用加压气球缓慢注入空气,由气体将钡液推向右半结肠,气体的注入量约为 700～1000ml。透视见右侧升结肠横径扩张至 5cm 左右时停止注气。

5. 拔除肛管,让患者于卧位状态下做俯卧—仰卧—俯卧翻转 2 次,见钡剂在结肠表面已形成良好涂布时即可分段依次摄片。

(八)摄片要求

1. 一般先摄取直肠、乙状结肠和降结肠下部的双对比相(包括仰位和俯卧位)及直肠乙状结肠段侧位。摄片时应适当变动体位,使重叠肠曲展开,再转动体位,于半立位或头低位下分段依次摄取脾曲、横结肠、肝曲及盲升结肠的双对比相。

2. 分段摄片时应注意肠段的连接,勿遗漏部位。摄片过程中,发现病变时应进行局部多角度和多相(双对比、充盈相或半充盈相及加压相等)摄片,分段摄完肠曲点片后,让患者再做 360°翻转,摄取全结肠的仰卧位和俯卧位及立位片。

3. 整个检查过程不应超过 15min,否则因为水的吸收使钡剂易在肠壁上形成“龟裂纹”,妨碍诊断。

(九)检查后注意事项

1. 肌注山莨菪碱类低张药可引起视物模糊和心率加快等副作用,稍作休息即可消失。

2. 检查完毕后嘱患者多饮水。

七、急诊结肠钡剂灌肠造影

(一)适应证

1. 成年结肠低位梗阻,如肿瘤和乙状结肠扭转等。

2. 小儿肠套叠。

3. 小儿巨结肠。

4. 先天性肠道回转不全。

5. 急性阑尾炎的诊断与鉴别诊断。

(二)禁忌证

疑有腹腔中脏器穿孔或肠坏死者。

(三)并发症

1. 钡剂排出困难者或钡液进入肠狭窄处以上时可诱发肠梗阻。

2. 肠套叠时间较久且程度较严重者可能发生肠穿孔。

(四)器械准备

灌肠筒和肛管(小儿及老年人灌肠可用带气囊的肛管)。

(五)药物准备

用普通硫酸钡配制成 0.2～0.3g/ml 钡混悬液 800～1000ml。

(六)患者准备和注意事项

肛门内用开塞露通便或低位清洁灌肠,也可不做肠道准备。

(七)检查方法和技术

1. 患者取左侧卧位,经肛门插入肛管后采用低压灌注(注意灌肠筒的高度)。在透视下注视钡灌逆流进入肠腔情况,如未发现异常,则待钡流前端抵达升结肠时即停止灌注,以避免钡剂进入盆腔内的小肠(第 6 组小肠)太多,与直肠及乙状结肠相重叠而影响诊断。

2. 如发现病变或钡流受阻应停止灌钡(不可勉强,甚至采用高压灌注,使钡液过多地进入梗阻以上肠腔),转动患者使病变暴露清晰且尽可能地显示梗阻段及其两端的形态改变后,及时摄取点片。

(八)摄片要求

急诊钡灌肠要求快速和准确地显示疾病所在肠段,强调病变肠段在被充盈状态下的形态改变,于充盈、半充盈相及充盈加压相下摄取不同角度 X 线点片即可。

(九)检查后注意事项

1. 检查完毕后,尽可能将灌入的钡液排出。

2. 注意腹痛情况,要避免已坏死或已绞窄的肠段回复后发生穿孔。

八、直肠排便钡剂造影

(一)适应证

1. 功能性便秘。
2. 器质性(瘢痕)便秘:如肛瘘、骶尾部及会阴部外伤或手术后所致。
3. 直肠脱垂。
4. 直肠癌根治术加臀大肌或括约肌成形术后的控便及排便功能判定。

(二)禁忌证

1. 极度衰弱者。
2. 急性肠梗阻。

(三)并发症

无。

(四)器械准备

1. 排粪造影专用坐桶和专用测量尺。
2. 快速连续点片或录像装置。

(五)药物准备

1. 0.75～1.0g/ml 硫酸钡混悬液 300～400ml,灌肠用。
2. 0.5g/ml 普通硫酸钡混悬液 200ml,口服用以显示小肠。

(六)患者准备和注意事项

1. 检查前日分别于 14、16 及 20 点用番泻叶 9～15g 冲水饮用,每次 500ml,以清洁肠道。
2. 检查前 2h 口服钡液 200ml,使小肠充盈有利于盆底小肠疝的检出。

(七)检查技术

自肛管内注入灌肠用钡剂至降结肠(一般用量约 300ml)后拔去肛管,嘱患者坐在专用排粪桶上,调整高度使左右股骨重合,在患者躯干与下肢(大腿)成钝角的情况下,进行摄片。

(八)摄片要求

侧位片必须使骶尾骨尖、肛门及耻骨联合显示清楚,以便测量。

1. 侧位片:静止相、提肛相(肛门紧闭上提)、力排相(用力排粪,肛门开大)及力排后的黏膜相。
2. 正位片:力排黏膜相。

(九)检查后注意事项

留意肠内钡剂的排出情况,必要时给予通便药物。

第三节 其他 X 线造影检查操作规程

一、经引流管(T 管)造影

(一)适应证

1. 了解术后胆管内残留结石。
2. 胆道蛔虫症。

3. 胆管狭窄。

4. 了解肝胰管壶腹部括约肌情况。

5. 经T管行溶石药物灌注。

6. 经T管瘘道用网篮套取残留结石。

7. 行胆道镜检或胆管病变活检用。

(二)禁忌证

无。

(三)器械准备

200mA有滤线器的X线机,50ml针筒。

(四)药物准备

60%泛影葡胺20～40ml或非离子型碘对比剂50ml。

1. 造影前一般不需特殊准备,抽出引流管内胆汁,或先用温生理盐水冲洗胆管,抽出冲洗液。

2. 患者仰卧于X线检查床上,低头30°角,取右侧抬高或侧位,缓缓注入10ml对比剂,使左侧肝管分支充盈良好,然后转至仰卧位,在影屏监视下见多级肝管充盈良好后再拍片。

(五)摄片要求

1. 摄影条件略高于腰椎。

2. 在影屏监视下仰卧位右侧抬高20°角,必要时加摄侧位片。

3. 摄片时要屏气,保持不动。

(六)并发症

1. 如压力超过2.9kPa,可能出现胆汁逆流并经淋巴入血液,引起感染的扩散或者诱发胆管壁溃疡出血。

2. 过高压力可引起肝胰壶腹括约肌痉挛,使对比剂逆行入胰管,诱发急性胰腺炎。

(七)检查后注意事项

若有梗阻存在,造影完毕将注入的对比剂尽量予以吸出,或开放T管引流并观察患者的反应。

二、经皮穿刺胆管造影

(一)适应证

1. 原因不明的梗阻性黄疸或者经传统X线检查方法、经内镜逆行胆管造影以及CT检查而未明确诊断或不能肯定诊断者。

2. 胆管肿瘤,需要了解病变的部位及范围。

3. 肝内胆管结石伴有梗阻性黄疸。

4. 先天性胆管狭窄、闭锁或其他畸形。

5. 胆系介入性治疗(胆系内、外引流等)的术前常规检查。

6. 胆道多次手术后仍有胆管梗阻症状。

7. 胆管损伤引起胆管狭窄。

8. 原发性硬化性胆管炎。

9. 未能确诊的肝外胆管的内外胆瘘。

(二)禁忌证

1.严重的急性梗阻性化脓性胆管炎。

2.严重的凝血机制障碍。

3.对比剂过敏。

4.年龄过大,全身情况差。

(三)器械准备

1.17～23号穿刺针。

2.带有电视监视的X线机。

(四)药物准备

1.局部麻醉剂。

2.60%泛影葡胺或非离子型碘对比剂。

(五)患者准备和注意事项

1.禁食6h。

2.造影前1h给予镇静剂。

3.测定凝血酶原时间,若凝血酶原时间延长或长期黄疸者,可注射维生素K。

4.细菌性胆管炎者或胆系引流前的造影者,术前1～2d开始服用广谱抗生素。

(六)检查方法和技术

1.患者仰卧于检查台上,在透视下确定右腋中线上肋膈窦部位,在皮肤上做好标记。

2.穿刺点选择在肋膈窦下的第7～10肋间腋中线或腋中线前1～3cm处。

3.穿刺针在进入肝脏后,在肝实质内推进可有脆松、质地均匀的感觉。

4.在透视监视下,边缓慢退针边缓慢注入少量对比剂,一旦监视屏上显示对比剂进入胆管内即固定穿刺针。

5.在造影前尽量多引流出胆汁。

(七)摄片要求

1.穿刺针进入胆管后缓缓注入20%～35%对比剂,其用量视胆管有无扩张及扩张程度而定。

2.在透视监视下,见肝内外胆管全部充盈后即采用不同体位摄片。

3.胆总管下端梗阻者,必须摄立位片。

4.当胆管完全梗阻,对比剂不能流入十二指肠者,检查完毕后要尽量抽出对比剂。

(八)并发症

1.腹腔内出血。

2.胆汁瘘或胆汁性腹腔炎。

3.胆系感染导致败血症(脓毒血症)。

4.中毒性休克。

5.误穿入腹内其他脏器,如十二指肠、结肠和胃等。

6.药物过敏。

(九)检查后注意事项

1.应卧床观察局部有无渗出。

2.注意血压和体温。

三、经内镜逆行胆胰管造影

(一)适应证

1.胆胰管和壶腹部肿瘤,包括胆管癌、胰腺癌和壶腹癌。

2.胆总管结石。

3.胆管狭窄(手术后和炎症)。

4.肝胰壶腹括约肌狭窄症。

5.胆系手术后,复查残余结石。

6.慢性胰腺炎。

7.功能性与非功能性胰岛素细胞瘤(癌)。

8.胰腺良性占位。

(二)禁忌证

1.急性胰腺炎。

2.病毒性肝炎。

3.胃和结肠内镜检查的禁忌证。

4.急性胆系感染。

5.胰腺假性囊肿为相对禁忌证。

(三)器械准备

1.十二指肠内镜。

2.带有电视监视的X线机。

(四)药物准备

1.60%泛影葡胺或非离子型碘对比剂。

2.阿托品、哌替啶、地西泮和口服去泡剂(如硅油)。

3.局麻药物,如2%丁卡因或2%～4%利多卡因。

(五)患者准备和注意事项

1.禁食6h以上。

2.做好解释工作,让患者了解检查过程以取得患者的合作。

3.全面了解病史、体格检查、B超以及CT资料。

(六)检查方法和技术

1.术前30min皮下注射阿托品0.5mg或山莨菪碱20mg及哌替啶35～50mg,还可加用地西泮10mg。口服去泡剂。

2.咽部喷2%利多卡因或口服利多卡因胶浆。

3.患者取左侧卧位,将内镜缓慢地送入十二指肠球部,其左侧可见十二指肠上角皱襞,将镜头沿小弯侧滑下,镜头顺利进入十二指肠降段,找到十二指肠降段内侧壁乳头。

4.静脉内注射山莨菪碱20mg或胰高糖素1～2mg。

5.将导管插入乳头开口5～10mm深度。

6.插管成功后,经导管尾端连接20ml注射器,轻缓地注入经加温(36～37℃)后的对比剂,充盈胰管需2～5ml,充盈胆管则需10～20ml。

(七)摄片要求

1.在透视监视下,胰管和(或)胆管充盈满意后,先取左侧卧位,后改俯卧位摄充盈相片。

2.胆管充盈后取头低足高位摄片,使上段胆管及左右肝管分支充盈。

3.观察胆总管下段,需用仰卧位或立位才能使其充盈满意。

4.胆管和胆囊充盈后可在立位加压下观察,有利于显示结石。

5.拔管前须再摄片观察胰管内对比剂排出情况,如15～30min后主胰管未排空,胆总管在30～60min后未排空,则可能有梗阻。

(八)并发症

1.急性胰腺炎、出血性胰腺炎和胆管炎。

2.乳头及胆管损伤。

3.胆系和胰腺的败血症是本造影常见的死亡原因。

4.器械损伤,可造成十二指肠穿孔和对比剂注入十二指肠壁内。

(九)检查后注意事项

1.术后2h及次日空腹检查血清淀粉酶,如超过200U/L以上又伴有腹痛或发热的,应按急性胰腺炎处理。

2.造影后应食低脂半流质饮食2～3d。

3.造影后给予广谱抗生素预防感染。

4.如对比剂进入狭窄段以上的管腔中或进入囊肿内,应密切观察对比剂排空情况,若排出困难,必要时进行手术,以早期对梗阻的胆管或胰管进行引流。

四、乳腺导管造影

(一)适应证

除分泌性溢乳外,所有病理性乳头溢液患者,包括血性、浆液性、黄色和清水样溢液等均可作为适应证。

(二)禁忌证

急性炎症,哺乳期和对碘对比剂过敏者。

(三)器械与药物准备

1.皮肤消毒用品一份(弯盘、镊子、75%酒精若干和纱布2块)。

2.无菌手套。

3.特制钝头针一套(5号半、6号和7号针)。

4.1ml注射器一副。

5.碘对比剂1ml左右。

6.消毒巾、棉球和胶布。

7.其他包括照明灯一只,载玻片。

(四)造影方法

1.取少量溢液行溢液细胞学检查。

2.患部消毒两次,可采用坐位或仰卧位,以乳头为中心,逐渐向外扩展,消毒半径为5cm左右。

3.戴无菌手套,轻轻挤压乳头,确认溢液乳孔后开始进针,将针头抬起缓缓捻入乳孔1～

2cm 深即可,切勿用力过猛而造成人为的假道或穿破导管使对比剂进入乳管外间质。

4. 吸净导管内残留液体可留作溢液细胞学检查。

5. 换上装好对比剂的针管,抬高后用力回抽乳孔内气体,不再有气泡吸出即可注射对比剂。注射对比剂压力不宜过大,以防对比剂溢出导管而致造影失败。

6. 一旦患者感觉疼痛时应停止注射,有剧痛则提示对比剂进入间质造成刺激所致。

7. 拔出针头后,用棉球和胶布包裹乳头,立即进行钼靶摄片。

(五)摄片要求

1. 常规摄片位置,通常采用斜位和轴位(上下位)。

2. 为了外科手术定位,可在导管内同时注射亚甲蓝或用特别的定位器,拍一张相应部位的定位片。

五、腮腺造影

(一)适应证

1. 腮腺的慢性炎症,良、恶性肿瘤及瘘管。

2. 寻找腮腺肿大的原因。

(二)禁忌证

急性腮腺炎及碘过敏者。

(三)药物准备

1. 碘苯酯或碘化油,用量为 1.5～2ml。

2. 非离子型碘对比剂,用量为 2～2.5ml。

(四)造影方法

1. 患者取坐位或仰卧位,消毒导管口处黏膜,将弯曲成 120°的平头针与颊黏膜呈垂直方向缓慢插入导管内。

2. 缓慢注入对比剂至患者有胀感为止,然后拔出针头,用棉球阻塞导管口,防止对比剂外溢,立即摄取正位和侧位片。

(五)摄片要求

1. 腮腺后前位

腮腺后前位主要是用来观察腮腺及导管内外移位的情况。

(1)摄影体位:胶片平放于摄影机上,其长轴与台面长轴平行。患者取俯卧位,头颅呈标准后前位,被检侧下颌升支对准胶片中线,下颌支中部置于胶片中心。

(2)中心线:经被检侧下颌支中点,垂直于床面并射入胶片中心。

(3)照片显示:在正位像上,腺管位于下颌升支外缘处,呈自然弯曲。腮腺导管由外上斜向内下,止于上颌第二磨牙处。

2. 腮腺侧位

(1)摄影体位:患者取仰卧位,头侧转,被检侧靠近胶片,头颅矢状面与胶片平行,颜部尽量前伸,下颌骨体部下缘置于胶片边缘内 2cm,并相互平行,下颌升支后缘位于胶片中线后 2cm 处。

(2)中心线:向背侧倾斜 5°～10°角,经对侧下颌骨角下方 5cm 处为入胶片中心。

(3)照片显示:腮腺侧位见导管起于上颌第二磨牙处,走向背侧,主导管走向自然,粗细均匀,分枝细小。

(六)注意事项

注射对比剂压力不宜过高,否则对比剂进入腺泡使腺管显影不清。

六、瘘管造影

(一)适应证

各种颈部、胸部、腹部和肢体瘘管。

(二)禁忌证

急性炎症。

(三)药物准备

病变部位不同,所用对比剂各异,胸部瘘管与支气管腔或胸腔相通者宜用碘化油,腹部瘘管与腹腔或与尿路相通的瘘管采用碘水对比剂。

(四)造影方法

1.患者卧在摄影台上,瘘口向上,局部消毒后将导尿管或塑料管插入瘘管。

2.在透视下缓慢注入对比剂,了解瘘管走行方向、形状、深度与邻近器官关系,然后擦除外溢对比剂即可摄片。

(五)摄片要求

1.瘘管造影,一般在电透下选择病变曝露充分和瘘管内口显示清楚的位置进行摄片。

2.摄片时应将瘘管全部包括在照片内,瘘管内口所通的腔隙部位与体表最近距离应尽可能显示出来。

七、子宫输卵造影

(一)适应证

1.不孕症:寻找不孕症的原因(炎症、结核和肿瘤等)。

2.确定输卵管有无阻塞。

3.绝育后观察输卵管情况。

(二)禁忌证

1.急性炎症。

2.子宫出血。

3.碘过敏者。

4.子宫恶性肿瘤。

(三)药物准备

常用非离子型对比剂,也可用碘化油。

(四)造影前准备

月经干净后7～10d。

(五)造影方法

1.导管插入子宫颈后在电视透视下注射对比剂,注射对比剂速度宜缓慢,压力勿太高,等子宫、输卵管显影后即摄点片。

2.用碘化油造影者于24h后再摄第二张片,观察对比剂是否进入腹腔。采用碘水作为对比剂进行造影,因该对比剂吸收快,无须复查。

(六)摄片要求

患者仰卧于摄影台上,在电视透视下,对准位置,摄点片即可。

八、椎管造影

(一)适应证

1. 椎管内占位病变。
2. 蛛网膜粘连。
3. 椎间盘突出及黄韧带肥厚等。

(二)禁忌证

1. 穿刺部位有炎性。
2. 蛛网膜下腔出血。
3. 对碘过敏者。

(三)药物准备

常用非离子碘对比剂(如欧乃派克),用量为3~5ml。

(四)造影方法

分上行性和下行性椎管造影两种。

1. 上行性椎管造影经腰椎穿刺注入对比剂。
2. 下行性椎管造影是经小脑延髓池穿刺缓慢注入对比剂。
3. 在电视透视下根据检查需要调整摄影床角度,当对比剂到达病变区后摄片。

(五)摄片要求

常规摄取正、侧位和双斜位,必要时在透视下选择最佳体位摄取点片。

九、静脉肾盂造影

(一)适应证

1. 尿路结核、结石、肿瘤、囊肿、先天性畸形和慢性炎症等。
2. 原因不明的血尿及脓尿。
3. 尿路损伤,需了解操作程度和范围。
4. 腹膜后肿病的鉴别诊断。

(二)禁忌证

1. 碘过敏,甲状腺功能亢进。
2. 严重肾功能不良,严重心血管疾病。

(三)药物准备

60%复方泛影葡胺,现一般用非离子型碘作为对比剂,一般成人用量为20~40ml。

(四)造影前准备

清洁肠道。前12h禁食、禁水。

(五)造影方法

1. 摄取全尿路平片。
2. 注入对比剂后7min及15min各摄取肾区片一张,如肾盂、肾盏显影良好再摄全尿路片一张。

3.若30min后肾盂、肾盏仍然显影不良,膀胱内也无对比剂,应延迟60min后再行摄片。

十、逆行肾盂造影

(一)适应证

静脉尿路造影不能达到诊断目的者。

(二)药物准备

多用10%～30%复方泛影葡胺,现在一般用非离子型碘对比剂,用量每侧为5～10ml。

(三)造影方法

1.先由泌尿科医生经膀胱镜将输尿导管插入输尿管,然后将患者送至放射科进行造影检查。

2.在透视下观察导管位置,注药后立即摄片,观察图像,满足诊断要求后,拔出导管,结束检查。

(四)摄片要求

常规摄取仰卧前后位,有时加拍斜位及侧位。

十一、膝关节造影

(一)适应证

膝关节病变,半月板病变等。

(二)禁忌证

膝关节感染。

(三)对比剂

常用空气、氧气或泛影葡胺。

(四)造影方法

关节充气造影,碘水造影或双对比造影均由骨科医师操作完成,采取6个不同的位置进行摄片。

1.患者俯卧,内侧内翻位。

2.患者俯卧,内侧中间位。

3.患者俯卧,内侧外翻位。

4.患者俯卧,外侧外翻位。

5.患者俯卧,外侧中间位。

6.患者俯卧,外侧内翻位。

注意观察已摄照片,若能满足诊断需要,可解除分离器,加照正、侧位。照片显示:正常半月板在各个切线位置均显示为等边三角形。底边附着在关节中韧带上,尖端锐利,指向关节中心,交叉韧带在正位上呈倒置的“V”字形。

十二、上颌窦造影

(一)适应证

上颌窦肿瘤、囊肿、息肉和炎症等。

(二)药物准备

40%碘化油 10～20ml。

(三)造影前准备

麻醉药过敏试验。

(四)造影方法

由临床医师操作完成上颌窦穿刺。

(五)摄片要求

对比剂注入完毕后保持窦口向上,摄侧位和坐位瓦氏位,如有需要可加摄其他位置。

第十章

放射科技术质量标准

第一节 X线片影像标准

一、胸部

1. 胸后前位

(1)胸廓对称。

(2)双锁骨位于第1前肋间上1/3。

(3)双胸锁关节对称。

(4)双肩胛骨投影于双肺野之外。

(5)横隔以上肋骨整体显示(前6肋或后10肋)。

(6)双肺野血管影(肺纹理)自肺门至肺野外带能连续追踪,直径2mm的血管影像显示清晰。

(7)气管及邻近支气管、心脏及主动脉边缘、横膈及双侧肋膈角显示清晰。

(8)心影后肺野及脊椎隐约可见。

(9)影像层次丰富,对比良好,无明显伪影。

2. 胸侧位

(1)双肺后缘重叠,肺尖圆盖部显示良好。

(2)气管显示,自颈部至气管分叉部能连续追踪。

(3)肋膈角显示清晰。

(4)心脏后缘、主动脉、纵隔、横膈、胸骨以及胸椎显示清晰。

(5)肺野血管影(肺纹理)自肺门至肺野外带能连续追踪,直径2mm的血管影像显示清晰。

(6)影像层次丰富,对比良好,无明显伪影。

3. 胸右前斜位(吞钡)

(1)胸部斜位投影,心脏大血管于胸椎左侧显示,与胸椎无重叠,胸椎投影于右后1/3处。

(2)心脏和升主动脉弓影像清晰,周围肺纹理能追踪。

(3)肺尖显示清晰,食道钡剂充盈良好。

(4)胃泡影于脊柱后显示。

(5)影像层次丰富,对比良好,无明显伪影。

4.左前斜位

(1)胸部斜位投影,心脏大血管于胸椎右侧显示,胸椎投影于胸部左后1/3处。

(2)下腔静脉基本位于心影底部中央显示。

(3)胸主动脉整体显示清晰。

(4)肺野血管影(肺纹理)自肺门至肺野外带能连续追踪,直径2mm的血管影像显示清晰。

(5)胃泡影于脊柱前显示。

(6)影像层次丰富,对比良好,无明显伪影。

二、头颅

1.头颅后前位

(1)完整显示颅骨及下颌升支正位像。

(2)双侧颞骨岩部或内耳道投影于眼眶中心,眼眶和上颌窦对称显示。

(3)蝶骨大翼、蝶骨小翼、额窦、筛窦、眶下裂和鸡冠显示清晰。

(4)颅骨内、外板和板障显示清晰。

(5)鼻根部位于图像中心。

(6)影像层次丰富,对比良好,无明显伪影。

2.头颅侧位

(1)完整显示颅骨及下颌升支侧位像。

(2)颅骨穹窿、颅前窝底、颞骨岩部和蝶骨小翼清晰可见。

(3)双侧蝶鞍前、后床突及双侧外耳道相互重叠,蝶鞍底部无假性双边。

(4)血管沟、颅骨小梁结构显示。

(5)双下颌角和下颌骨升支相重叠。

(6)影像层次丰富,对比良好,无明显伪影。

3.颅底颏顶位

(1)脑颅骨、面颅骨和鼻中隔与牙突连线位于正中,下颌小头至颅板等距离,与外耳道无重叠。

(2)鼻咽部影居中,左右双侧对称。

(3)翼板、岩部、卵圆孔、棘孔、破裂孔、颈动脉管、蝶窦、鼻中隔、下颌角、颧骨弓、枕骨大孔、寰椎和枢椎齿状突显示清晰。

(4)影像层次丰富,对比良好,无明显伪影。

4.岩骨斯氏位

(1)岩骨呈平面显示于胶片正中,其内缘与枕骨基底分离。

(2)乳突尖端距下颌升支约1cm,在颅底投影线以下充分显示。

(3)内听道、岩骨尖部、弓状隆突及三半规管结构显示清晰。

(4)影像层次丰富,对比良好,无明显伪影。

5.视神经孔瑞氏位

(1)视神经孔呈卵圆形投影于眼眶外下1/4处。

(2)视神经孔于蝶骨岬、蝶骨大翼和眼眶内侧壁组成的三角区上方显示。

(3)视神经孔管壁三条骨壁线显示,构成视神经孔轴位像。

(4)影像层次丰富,对比良好,无明显伪影。

6.内听道经眶位(葛氏位)

(1)鸡冠与鼻中隔连线位于图像正中,双侧眼眶对称。

(2)岩骨内听道在眼眶内呈管状显示。

(3)内听道边界及中耳结构易辨认。

(4)影像层次丰富,对比良好,无明显伪影。

7.上颌窦瓦氏位

(1)鸡冠与鼻中隔连线位于图像正中,双侧眼眶、筛窦和上颌窦对称显示,“三壁一孔”显示良好。

(2)岩骨上缘投影于上颌窦下缘。

(3)鼻窦边界锐利,周围骨质清晰。

(4)影像层次丰富,对比良好,无明显伪影。

8.汤氏位

(1)完整显示枕骨、岩骨、眶骨及下颌骨升支。

(2)矢状缝与鼻中隔连线位于图像正中,诸骨对称显示。

(3)双侧内听道位于岩骨正中显示。

(4)鞍背于枕骨大孔内1/2处显示清晰。

(5)影像层次丰富,对比良好,无明显伪影。

9.柯氏位

(1)鸡冠与鼻中隔连线位于图像正中,两眼眶外缘与颅骨外缘等距离。

(2)岩骨上缘投影于眼眶下缘。

(3)诸眶骨边界锐利,前颅窝底清晰。

(4)影像层次丰富,对比良好,无明显伪影。

10.乳突侧位

(1)内外耳孔重叠,位于图像正中横轴前1/3处。

(2)双侧下颌关节上下分离,但在同一直线上,间距3～4cm。

(3)下颌小头与乳突部无重叠,颞颌关节间隙呈切线位,未见耳翼重叠。

(4)乳突窦、蜂房间隔等乳突细微结构显示。

(5)张口位,下颌小头关节面向前滑移。

(6)影像层次丰富,对比良好,无明显伪影。

11.伦氏位

(1)鼓窦区呈椭圆形投影于图像中轴上1/3处。

(2)鼓窦入口透亮显示,上鼓窦骨性结构和内、外耳道显示清晰。

(3)乙状窦前壁界限锐利,乳突尖位于图像中轴下前1/2处显示。

(4)颞颌关节位于图像中轴后下方显示。

(5)影像层次丰富,对比良好,无明显伪影。

12.乳突轴位

(1)岩骨正中长轴投影于图像正中,颞颌关节间隙明显,其切线与外耳道底部平行。

(2)岩骨长径与横径之比为4∶1,无明显变形。

(3)鼓室、乳突窦、内耳孔、耳咽管及颈动脉管影像显示清晰。

(4)影像层次丰富,对比良好,无明显伪影。

三、脊柱

1.第1、2颈椎张口位

(1)第1颈椎和第2颈椎于上、下齿列之间显示。

(2)上、下切牙牙冠与枕骨底部重叠,第2颈椎齿突与枕骨无重叠。

(3)牙冠与第1颈椎的侧块间隙对称,环枕关节呈切线显示。

(4)影像层次丰富,对比良好,无明显伪影。

2.颈椎正位

(1)第3颈椎~第1胸椎椎体显示清晰,椎间隙与钩突关节显示分明,双侧软组织边界限可辨。

(2)气管、颈椎棘突投影于椎体正中部,边界可辨,两侧横突对称显示。

(3)下颌骨下缘位于第1颈椎和第2颈椎椎间隙水平显示。

(4)影像层次丰富,对比良好,无明显伪影。

3.颈椎侧位

(1)颅底至第1胸椎椎体及其前后颈部软组织显示清晰,第1颈椎~第7颈椎序列呈正常生理曲度并位于图像正中。

(2)各椎体、椎间隙、棘突、椎间关节和椎管显示清晰。

(3)下颌骨与椎体无重叠,椎间隙无双边影。

(4)气管、颈部软组织与椎体层次可辨。

(5)影像层次丰富,对比良好,无明显伪影。

4.颈椎双斜位

(1)第1颈椎~第7颈椎位于图像正中显示。

(2)下颌骨与椎体无重叠。

(3)椎间孔呈卵圆形,边缘清晰锐利,椎弓根投影于椎体正中。

(4)影像层次丰富,对比良好,无明显伪影。

注:后前斜位观察同侧椎间孔,前后斜位观察对侧椎间孔。

5.胸椎正位

(1)上段胸椎及第7颈椎或下段胸椎及第1腰椎投影于图像正中。

(2)棘突位于椎体正中,双侧横突和椎弓根对称显示。

(3)各椎体椎间隙显示清晰。

(4)椎旁软组织影分界分明。

(5)影像层次丰富,对比良好,无明显伪影。

6.胸椎侧位

(1)第3胸椎~第12胸椎呈侧位投影于图像正中,自然后突弯曲,与肱骨无重叠。

(2)各椎体边缘呈切线位显示,无双边影,椎间隙显示清晰。

(3)肺野密度均匀且与椎体对比适中。

(4)各椎体及附件结构显示清晰。

(5)影像层次丰富,对比良好,无明显伪影。

7.腰椎正位

(1)第11胸椎～第2骶椎于图像正中,腰大肌对称显示。

(2)椎体序列投影于图像正中,棘突位于椎体正中,双侧横突、椎弓根对称显示。

(3)椎间隙清晰,第3腰椎椎体边缘呈切线显示,无双边影。

(4)椎体及附件骨小梁清晰,腰大肌影边界清晰锐利。

(5)影像层次丰富,对比良好,无明显伪影。

8.腰椎侧位

(1)显示第11胸椎～第2骶椎侧位像,腰椎及腰骶位于图像正中,棘突显示清晰。

(2)椎体后缘完全重叠,无双边影,椎间隙显示清晰。

(3)椎弓根及椎间孔显示清晰。

(4)骨皮质与骨小梁显示清晰。

(5)影像层次丰富,对比良好,无明显伪影。

9.腰椎双斜位

(1)第1～5腰椎及腰骶关节呈40°～45°角斜位投影于图像正中。

(2)各椎弓根投影于椎体正中或前1/3处,被检侧椎间关节间隙呈切线位,投影于椎体后1/3处。

(3)椎间隙显示清晰,第3腰椎上、下侧缘呈切线显示,无双边影。

(4)与椎体相重叠的椎弓部结构显示清晰锐利。

(5)影像层次丰富,对比良好,无明显伪影。

10.骶椎正位

(1)显示全部骶椎及骶髂关节,骶中嵴位于图像正中。

(2)骶椎孔及骶髂关节左右对称。

(3)耻骨联合部与骶椎无重叠。

(4)无肠内容物与骶椎重叠,骶椎骨小梁清晰可见。

(5)影像层次丰富,对比良好,无明显伪影。

11.骶尾椎侧位

(1)骶尾椎及腰骶关节位于图像正中,边界锐利,各椎体显示清晰。

(2)骶椎两侧无名线重叠,显示清晰。

(3)腰骶关节及骶尾关节间隙显示清晰。

(4)影像层次丰富,对比良好,无明显伪影。

12.骨盆正位

(1)骨盆组成骨及股骨近端1/4左右对称投影于图像正中,骶骨中线与耻骨联合线相重叠。

(2)骶髂关节显示清晰。

(3)双侧髂骨翼与其他诸骨密度均匀,骨小梁显示清晰。

(4)耻骨与骶椎无重叠,双侧大粗隆内缘与股骨颈重叠1/2。

(5)影像层次丰富,对比良好,无明显伪影。

四、腹部

1.腹部立位

(1)双侧膈肌、腹壁软组织及骨盆对称性投影于图像正中,椎体棘突位于图像正中。

(2)膈肌边缘锐利,胃内液平面及可能出现的肠内液平面、膈下游离气体均应能明确辨认。

(3)双肾和腰大肌轮廓,腹壁脂肪线及骨盆显示清晰。

(4)影像层次丰富,对比良好,无明显伪影。

2.泌尿系正位

(1)肾脏轮廓上缘到膀胱底全泌尿系器官均投影于正中,棘突位于图像正中显示。

(2)肾轮廓、腹脂线及腰大肌影清晰。

(3)肠内容物清除良好,对诊断无影响。

(4)影像层次丰富,对比良好,无明显伪影。

3.泌尿系统后前位(注射对比剂后)

(1)肾实质密度增加(显示对比剂效果)。

(2)肾盂和肾盏显示清晰。

(3)肾盂和输尿管连接部显示。

(4)正常输尿管穿越区域显示。

(5)整个膀胱显示。

(6)影像层次丰富,对比良好,无明显伪影。

五、四肢关节

1.手正位

(1)全部掌指骨及腕关节包括在图像中,第3掌指关节位于正中。

(2)5个指骨以适当的间隔呈分离状态。

(3)第2～5掌骨呈正位,拇指呈斜位。

(4)掌骨至指骨远端,骨小梁清晰可见,软组织层次显示良好。

(5)影像层次丰富,对比良好,无明显伪影。

2.手内斜位

(1)全部掌指骨及腕关节显示在图像中,呈斜位投影,第3掌指关节位于正中。

(2)全部掌指骨骨小梁清晰可见,软组织层次显示良好。

(3)大多角骨与第1掌指关节间隙明确。

(4)影像层次丰富,对比良好,无明显伪影。

3.腕关节正位

(1)尺桡骨远端、掌骨近端及腕关节位于图像正中。

(2)掌腕关节及桡腕关节间隙显示清晰。

(3)诸骨小梁及周围软组织清晰可见。

(4)影像层次丰富,对比良好,无明显伪影。

4.腕关节侧位

(1)腕关节呈侧位显示,位于图像正中。

(2)尺桡骨远端重叠良好。

(3)诸骨小梁及周围软组织清晰可见。

(4)影像层次丰富,对比良好,无明显伪影。

5.肘关节正位

(1)肱骨远端及尺桡骨近端显示清晰,其关节间隙呈"一"字样投影于图像正中。

(2)肘关节面呈切线位显示。

(3)鹰嘴窝位于肱骨内外髁正中稍偏尺侧。

(4)肘关节诸骨小梁及周围软组织清晰可见。

(5)影像层次丰富,对比良好,无明显伪影。

6.肘关节侧位

(1)肱骨远端与尺桡骨近端呈90°～120°角。

(2)尺骨和肱骨关节间隙显示清晰。

(3)肱骨外髁重叠,呈圆形投影。

(4)肘关节诸骨小梁及周围软组织清晰可见。

(5)影像层次丰富,对比良好,无明显伪影。

7.肩关节正位

(1)显示肩关节诸骨,其关节面位于图像正中或稍偏外显示。

(2)肩关节盂前后重合,呈切线位显示,与肱骨头无重叠,关节间隙显示清晰。

(3)肱骨小结节位于肱骨头外1/3处。

(4)肱骨头、肩峰及锁骨小梁显示清晰,周围软组织层次分明。

(5)影像层次丰富,对比良好,无明显伪影。

8.足正位

(1)显示跖骨、趾骨及跗骨,第三跖骨基底部位于图像正中。

(2)跗骨到趾骨远端密度适当,骨小梁清晰。

(3)舟距关节与骰跟间隙清晰可见。

(4)影像层次丰富,对比良好,无明显伪影。

9.足内斜位

(1)全足诸骨呈斜位,第三、四跖骨基底部位于图像正中。

(2)第一、二跖骨部分重叠,其余均单独显示。

(3)距跟关节、楔舟关节及第三、四跗跖关节间隙清晰可见。

(4)全足诸骨密度基本均匀,骨小梁清晰。

(5)影像层次丰富,对比良好,无明显伪影。

10.跟骨侧位

(1)显示踝关节、部分骰骨和距骨,跟骨位于图像正中,呈侧位显示。

(2)距骨下关节面呈切线显示,其关节间隙清晰可见。

(3)跟骨骨小梁显示清晰。

(4)影像层次丰富,对比良好,无明显伪影。

11.跟骨轴位

(1)跟骨位于图像正中,其纵径与图像长轴重合。

(2)跟骨纵径与横径投影比例适当,约为1∶2。

(3)从距下关节面到跟骨粗隆部均显示清晰。

(4)影像层次丰富,对比良好,无明显伪影。

12.踝关节

(1)踝关节位于图像正中,关节面呈切线位,其间隙清晰可见。

(2)胫腓联合间隙不超过0.5cm。

(3)踝关节诸骨小梁显示清晰,周围软组织层次分明。

(4)影像层次丰富,对比良好,无明显伪影。

13.踝关节侧位

(1)距骨滑车面内外缘重叠良好。

(2)腓骨小头重叠于胫骨正中偏后。

(3)踝关节位于图像正中显示。

(4)踝关节诸骨小梁及周围软组织层次分明。

(5)影像层次丰富,对比良好,无明显伪影。

14.膝关节正位

(1)显示股骨两髁、胫骨两髁及腓骨小头,其关节面位于图像正中。

(2)腓骨小头与胫骨仅有少许重叠。

(3)膝关节诸骨小梁显示清晰,周围软组织层次分明。

(4)影像层次丰富,对比良好,无明显伪影。

15.膝关节侧位

(1)膝关节间隙位于图像正中,股骨内外髁重叠良好。

(2)髌骨呈侧位显示,其与股骨间隙分离明确,关节面锐利,无双边影。

(3)股骨与胫骨平台重叠极少。

(4)膝关节诸骨小梁清晰,周围软组织层次分明。

(5)影像层次丰富,对比良好,无明显伪影。

16.髌骨轴位

(1)髌骨呈三角形,髁间窝位于图像正中。

(2)髌骨内缘呈切线位,无双边影,与股骨间隙呈倒“人”字形。

(3)髌骨小梁清晰可见。

(4)影像层次丰富,对比良好,无明显伪影。

17.髋关节正位

(1)显示髋关节、股骨近端1/3、同侧耻骨、坐骨及部分髂骨翼。

(2)股骨头位于图像正中或位于图像上1/3正中,大粗隆内缘与股骨颈重叠1/2,股骨颈充分显示。

(3)股骨颈及闭孔无投影变形,沈通氏线光滑锐利,曲度自然。

(4)髋关节诸骨小梁清晰锐利,坐骨棘显示,周围软组织可分辨。

(5)影像层次丰富,对比良好,无明显伪影。

18.髋关节侧位

(1)股骨头颈部呈侧位显示,股骨头前方可见耻骨,其后方可见坐骨,耻骨、坐骨与股骨头颈部呈花瓶状显示。

(2)大小粗隆重叠,位于股骨颈正中偏后。

(3)股骨长轴与图像正中长轴重合。

(4)髋关节诸骨纹理清晰可见,髋关节间隙清晰可见。

(5)影像层次丰富,对比良好,无明显伪影。

六、乳腺

1.乳腺内外侧斜位(MLO)

(1)胸大肌角度正确,沿胸大肌皮肤结构清晰。

(2)乳房下角可见。

(3)上外侧腺体组织显示清晰,各种脉管和纤维束层次分明,可示踪。

(4)腺体后脂肪组织显示清晰。

(5)乳头的轮廓清晰位于乳腺组织之上。

(6)左右乳腺摄影对称。

(7)影像层次丰富,对比良好,无明显伪影。

(8)其他评价指标,如微小钙化显示清晰。

2.乳腺位(CC位或头尾位)

(1)胸大肌角度正确,沿胸大肌皮肤结构清晰。

(2)内侧腺体组织显示清晰,各种脉管、纤维束层次分明,可示踪。

(3)腺体后脂肪组织显示清晰。

(4)左右乳腺摄影对称。

(5)影像层次丰富,对比良好,无明显伪影。

(6)其他评价指标,如微小钙化显示清晰。

第二节 CT影像质量标准

一、头颈部

(一)颅脑

1.扫描范围

(1)整个大脑、小脑和脑干。

(2)整个头颅骨。

2.组织显示要求

(1)显示灰白质间的边界。

(2)显示基底神经节。

(3)显示清晰脑室系统。

(4)显示清晰中脑周围的脑脊液腔隙。

(5)清晰显示整个脑部的脑脊液腔隙。

(6)清晰显示静脉注射对比剂后的大血管和脑室脉络丛。

(7)无明显伪影。

(二)面部和鼻窦

1. 扫描范围

从腭到额窦顶部的整个面部。

2. 组织显示要求

(1)清晰显示骨皮质和骨小梁结构。

(2)清晰显示额窦。

(3)清晰显示蝶窦。

(4)清晰显示眼眶。

(5)清晰显示眼球、视神经和眼肌。

(6)清晰显示筛窦。

(7)清晰显示上颌骨及其窦腔。

(8)清晰显示鼻腔。

(9)清晰显示鼻咽。

(10)无明显伪影。

(三)耳部

1. 扫描范围

(1)整个岩骨。

(2)整个外耳结构。

(3)整个小脑。

2. 组织显示要求

(1)清晰显示骨皮质和骨小梁结构。

(2)清晰显示内耳的骨结构,包括听小骨链、卵圆孔、面神经管和迷路。

(3)清晰显示含气腔隙。

(4)清晰显示邻近的小脑组织。

(5)清晰显示邻近的大脑组织。

(6)显示灰白质间的边界。

(7)显示清晰注射对比剂后的大血管和脑室脉络丛。

(8)无明显伪影。

(四)眼眶

1. 扫描范围

整个眼眶。

2. 组织显示要求

(1)清晰显示骨壁。

(2)清晰显示视神经管。

(3)清晰显示眼球。

(4)清晰显示视神经。

(5)清晰显示眼肌。
(6)清晰显示球后脂肪。
(7)清晰显示静脉注射对比剂后的主要血管。
(8)无明显伪影。

(五)蝶鞍和垂体

1.扫描范围

包括骨壁在内的整个垂体区域、鞍上池。

2.组织显示要求

(1)清晰显示蝶鞍的骨性界限。
(2)清晰显示垂体和它的相关结构。
(3)清晰显示内密度差异。
(4)清晰显示视交叉和鞍上池。
(5)清晰显示筛窦蝶窦双侧区域。
(6)清晰显示注射对比剂后的大血管。
(7)无明显伪影。

(六)唾液腺(腮腺和颌下腺)

1.扫描范围

(1)整个腮腺。
(2)整个颌下腺。
(3)覆盖的皮肤和皮下脂肪。
(4)局部淋巴结分布范围(肿瘤病例)。

2.组织显示要求

(1)清晰显示腺体组织。
(2)清晰显示正常腺体边缘。
(3)清晰显示腺体周围脂肪间隙。
(4)清晰显示肿大的淋巴结。
(5)显示下颌骨和相关肌肉。
(6)无明显伪影。

(七)咽部

1.扫描范围

(1)整个咽部。
(2)局部淋巴结区和相关肌肉。
(3)颅底。
(4)下咽部结合处。

2.组织显示要求

(1)显示整个检查区域的咽壁。
(2)清晰显示黏膜边界。
(3)清晰显示咽周脂肪间隙。
(4)清晰显示咽周肌肉。

(5)清晰显示局部肿大的淋巴结。
(6)无明显伪影。
(八)喉部
1. 扫描范围
(1)整个喉部。
(2)喉周围组织,包括肌肉、血管和甲状腺。
(3)喉部的淋巴结区。
(4)脊柱和椎体周围肌肉。
2. 组织显示要求
(1)显示整个检查区域的喉壁。
(2)清晰显示黏膜皱襞。
(3)清晰显示黏膜周围脂肪间隙。
(4)清晰显示内在喉部肌肉。
(5)清晰显示喉周围肌肉。
(6)显示局部肿大的淋巴结。
(7)无明显伪影。

二、脊柱

(一)脊柱、椎体和椎体周围结构
1. 扫描范围
怀疑病变的整个区域。
2. 组织显示要求
(1)清晰显示骨皮质和骨小梁。
(2)清晰显示椎间关节。
(3)清晰显示椎间盘。
(4)清晰显示椎间神经根管。
(5)显示鞘囊。
(6)显示椎骨周围韧带。
(7)清晰显示椎体周围肌肉。
(8)显示注射对比剂后的大血管和鞘周围静脉丛。
(9)无明显伪影。
(二)腰椎、椎间盘
1. 扫描范围
包括可疑病变区域上下各 2cm 范围。
2. 组织显示要求
(1)清晰显示椎间盘影像。
(2)清晰显示鞘囊。
(3)清晰显示鞘周脂肪。
(4)清晰显示椎间神经根管。

(5)清晰显示神经根。
(6)显示静脉注射对比剂后的鞘周静脉丛。
(7)显示骨皮质和骨小梁。
(8)清晰显示椎间关节。
(9)显示椎体周围韧带。
(10)清晰显示椎体周围肌肉。
(11)无明显伪影。
(三)脊髓
1. 扫描范围
包括可疑病变区域上下各 2cm 范围。
2. 组织显示要求
(1)清晰显示脊髓影像(在 CT 脊髓造影图像中)。
(2)清晰显示鞘囊。
(3)清晰显示鞘周脂肪。
(4)清晰显示椎间盘影。
(5)显示静注对比剂后的鞘周静脉丛。
(6)显示椎间神经根管。
(7)清晰显示椎间关节。
(8)显示椎体周围韧带。
(9)清晰显示椎体周围肌肉。
(10)无明显伪影。
(四)椎体
1. 扫描范围
包括可疑病变区域上下各 2cm 范围。
2. 组织显示要求
(1)清晰显示骨皮质和骨小梁。
(2)清晰显示椎间关节。
(3)清晰显示椎间盘影像。
(4)清晰显示脊髓影像(在 CT 脊髓造影图像中)
(5)显示鞘囊。
(6)显示静注对比剂后的大血管和鞘周静脉丛。
(7)清晰显示椎间神经根孔。
(8)显示椎体周围韧带。
(9)清晰显示椎体周围肌肉。
(10)无明显伪影。

三、胸部

(一)胸(常规扫描)

1.扫描范围

(1)整个胸壁。

(2)整个胸主动脉和腔静脉。

(3)整个心脏。

(4)整个肺实质。

2.组织显示要求

(1)清晰显示胸主动脉。

(2)清晰显示前纵隔结构。

(3)清晰显示气管、主支气管和段支气管。

(4)清晰显示气管周围组织。

(5)清晰显示隆凸和淋巴结区。

(6)显示食管。

(7)清晰显示胸膜纵隔边界。

(8)清晰显示中等的肺部血管。

(9)清晰显示肺实质。

(10)显示小的肺部血管。

(11)清晰显示胸膜和胸壁间的边界。

(12)清晰显示椎体周围间隙。

(13)清晰显示横隔和肋膈角。

(14)无明显伪影。

(二)胸高分辨 CT

1.扫描范围

重点肺病变区域。

2.组织显示要求

(1)清晰显示肺实质。

(2)清晰显示肺裂。

(3)清晰显示二级肺小叶结构(如小叶间隔)。

(4)清晰显示中等的肺血管。

(5)显示小的肺血管。

(6)清晰显示段支气管。

(7)显示小的气管。

(8)清晰显示胸膜纵隔边界。

(9)清晰显示胸膜和胸壁间的边界。

(10)无明显伪影。

(三)肺 CTPA

1. 扫描范围

胸廓入口下界至膈肌下 2cm。

2. 组织显示要求

(1)清晰显示肺动脉及分支。

(2)清晰显示栓塞部位。

(3)清晰显示狭窄程度。

(4)清晰显示栓塞区域。

(5)无明显伪影。

(四)胸和纵隔血管

1. 扫描范围

(1)整个胸主动脉。

(2)整个上腔静脉。

(3)整个心脏。

2. 组织显示要求

(1)清晰显示胸主动脉的轮廓。

(2)清晰显示胸主动脉壁。

(3)清晰显示上腔静脉。

(4)清晰显示前纵隔的主要血管。

(5)清晰显示心脏。

(6)清晰显示部分下腔静脉。

(7)清晰显示大和中等的肺部血管。

(8)无明显伪影。

(五)冠状动脉 CTA

1. 扫描范围

自气管隆突下方至膈顶下方 1cm 处。

2. 组织显示要求

(1)清晰显示冠状动脉口。

(2)清晰显示 1～3 级分支。

(3)清晰显示管腔内狭窄及软斑块。

(4)清晰显示管腔内支架。

(5)无明显伪影。

(六)主动脉 CTA

1. 扫描范围

自胸腔入口至耻骨联合上方。

2. 组织显示要求

(1)清晰显示主动脉全程(升主动脉、主动脉弓和降主动脉)。

(2)清晰显示主动脉弓各分支的起始部。

(3)清晰显示腹腔干和肾动脉。

(4)清晰显示双侧髂总动脉。
(5)清晰显示管腔内支架。
(6)无明显伪影。

四、腹部和盆腔

(一)腹(常规扫描)
1.扫描范围
(1)整个肝脏。
(2)整个脾脏。
(3)其他实质器官(如胰腺和肾脏等)。
(4)腹主动脉上部至腹主动脉分叉处。
(5)腹壁。
(6)根据需要分为上下腹部。
2.组织显示要求
(1)清晰显示肝实质和肝内血管。
(2)显示胆囊壁。
(3)清晰显示脾实质。
(4)清晰显示胰轮廓。
(5)清晰显示肾和近端输尿管。
(6)清晰显示大血管(如主动脉、腔静脉)。
(7)清晰显示腹腔干的起端。
(8)清晰显示肠系膜血管。
(9)清晰显示肾血管。
(10)无明显伪影。
(二)后腹膜
1.扫描范围
(1)横膈。
(2)主动脉和髂总动脉的近端。
2.组织显示要求
(1)清晰显示血管周围的腹膜后间隙。
(2)显示肿大的淋巴结。
(3)显示肾上腺。
(4)清晰显示主动脉。
(5)清晰显示主动脉分叉和髂总动脉近端。
(6)显示腹膜动脉的分支。
(7)清晰显示腔静脉。
(8)显示腔静脉分支,特别是肾静脉。
(9)显示椎体周围间隙。
(10)显示椎体和脊髓。

(11)无明显伪影。

(三)肝脾

1.扫描范围

膈顶至肝和脾的下缘。

2.组织显示要求

(1)清晰显示肝实质和肝内门静脉。

(2)清晰显示肝静脉。

(3)显示肝门结构。

(4)清晰显示胆总管。

(5)显示胆管。

(6)显示胆囊壁。

(7)清晰显示脾实质。

(8)清晰显示脾血管。

(9)清晰显示脾静脉和肠系膜上静脉。

(10)清晰显示主动脉和腔静脉。

(11)显示腹腔干的起始。

(12)显示肠系膜动脉。

(13)无明显伪影。

(14)肝三期扫描

1)平扫时显示整个肝脏。

2)静注对比剂后动脉期可见清晰显示的肝实质、肝内动脉和腹主动脉。

3)静注对比剂后静脉期可见清晰显示的肝实质和肝静脉、门静脉和下腔静脉;清晰显示肝门结构;显示胆总管。

(四)肾

1.扫描范围

(1)双侧肾脏。

(2)输尿管近端。

2.组织显示要求

(1)清晰显示肾实质。

(2)清晰显示肾盂。

(3)清晰显示输尿管近段。

(4)清晰显示肾周围间隙。

(5)清晰显示主动脉和腔静脉。

(6)显示肾动脉。

(7)显示肾静脉。

(8)无明显伪影。

(五)胰腺

1.扫描范围

(1)整个胰腺(头、体、尾和钩突)。

(2)胰腺周围组织。

(3)相邻的肝脏、脾脏、肠和部分胃。

2.组织显示要求

(1)清晰显示胰腺轮廓。

(2)清晰显示胰实质。

(3)清晰显示肠系膜动脉和静脉。

(4)清晰显示胰头内的胆总管。

(5)显示胰管。

(6)显示腹腔干。

(7)清晰显示门静脉。

(8)清晰显示脾血管。

(9)显示肝门结构。

(10)显示脾门结构。

(11)清晰显示肋膈角。

(12)清晰显示主动脉。

(13)清晰显示腔静脉。

(14)显示肾血管。

(15)无明显伪影。

(16)胰腺的三期扫描

1)平扫可见整个胰腺和胰腺周围组织(相邻的肝、脾、肠和胃)。

2)动脉期和静脉期清晰显示胰腺轮廓(头、体、尾和钩突),清晰显示胰腺实质,清晰显示肠系膜上动脉和静脉,清晰显示胰头部的胆总管,显示胰管,清晰显示腹主动脉和腔静脉。

(六)肾上腺

1.扫描范围

(1)双肾上腺。

(2)肾上部周围间隙。

2.组织显示要求

(1)清晰显示双侧肾上腺。

(2)清晰显示双侧膈肌脚。

(3)清晰显示双侧肾上腺与周围组织。

(4)清晰显示主动脉。

(5)清晰显示腔静脉。

(6)无明显伪影。

(七)盆腔(常规扫描)

1.扫描范围

(1)整个髂骨。

(2)整个坐骨。

(3)整个耻骨联合。

(4)整个膀胱。

(5)骨盆周围软组织。

2.组织显示要求

(1)清晰显示膀胱壁。

(2)显示输尿管远端。

(3)清晰显示直肠。

(4)清晰显示直肠周围间隙。

(5)清晰显示子宫。

(6)清晰显示子宫旁组织或精囊。

(7)清晰显示前列腺。

(8)无明显伪影。

五、骨关节

(一)髋关节和骨盆

1.扫描范围

(1)整个骨盆环。

(2)髋关节。

(3)骶髂关节。

(4)耻骨联合。

2.组织显示要求

(1)清晰显示骨盆诸骨。

(2)清晰显示髋关节。

(3)清晰显示骶髂关节。

(4)清晰显示耻骨联合。

(5)骨盆肌肉系统。

(6)清晰显示骨盆内软组织结构。

(7)无明显伪影。

(二)肩关节

1.扫描范围

(1)肩关节。

(2)整个肩胛骨。

(3)肱骨近端 8cm 或更多。

2.组织显示要求

(1)清晰显示诸骨(肱骨、肩胛骨和锁骨的外侧)。

(2)清晰显示肩关节。

(3)清晰显示肌肉和其他软组织结构。

(4)无明显伪影。

六、四肢血管

(一)上臂 CTA

1. 扫描范围

整个上臂(肩关节至手指)。

2. 组织显示要求

(1)清晰显示上臂动脉全程及分支。

(2)清晰显示造瘘动脉。

(3)清晰显示管腔内支架。

(4)清晰显示动脉狭窄或斑块。

(5)无明显伪影。

(二)下肢 CTA

1. 扫描范围

自腹主动脉下段至足底。

2. 组织显示要求

(1)清晰显示腹主动脉下段及左右髂总动脉。

(2)清晰显示下肢动脉全程及分支。

(3)清晰显示管腔内支架。

(4)动脉狭窄或斑块。

(5)无明显伪影。

第十一章

介入诊疗指南(试行)

第一节　介入诊疗的质量管理

一、介入诊疗管理要求

1.开展介入诊疗技术应当与医院功能和任务相适应。

2.具有卫生行政部门核准登记的医学影像科和与开展介入诊疗相适应的诊疗科目。

3.开展介入诊疗技术应通过省级卫生行政部门组织的临床应用能力评估。

4.具有符合放射防护及无菌操作条件介入手术室。

5.配备有数字减影功能的血管造影机以及心电监护设备。

6.具备存放导管、导丝、造影剂、栓塞剂以及其他物品和药品的存放柜。

7.有经过正规培训并具备介入诊疗技术临床应用能力的本院在职医师,有经过综合介入诊疗相关知识与技能培训的和与开展的综合介入诊疗相适应的其他专业技术人员。

8.介入诊疗一般由放射科(影像科)统一管理,放射科科主任为管理责任者。

9.导管室必须建立严格的管理制度和消毒灭菌制度,介入诊疗器械的消毒灭菌必须遵照医院内感染管理的要求,一次性器械和物品禁止重复使用。

10.严格选择介入诊疗适应证,必须以病理诊断或典型影像诊断结合典型临床诊断为治疗依据。恶性肿瘤介入放射诊疗应尽可能获得病理诊断。介入诊疗术前要和家属谈话并书写谈话记录,说明手术经过,不良反应及其预防和处理方法,患者或家属须签字。

11.实施介入诊疗前必须有导管造影定位摄片记录,治疗后应记录介入放射诊疗过程和用药,术中有无不良反应。

12.进行介入诊疗的各专业人员应明确职责,分工合作。

13.做好介入放射诊疗病例的术后随访、疗效追踪及统计资料的保存,以不断提高工作质量。

14.应设置相应独立病床或兼管病床,以规范介入放射治疗患者的管理。

15.介入诊疗中必须注意术者和患者的X线防护,避免不必要的照射,定期监测射线剂量。

16.导管室内药品要分类存放,标志明显。麻醉药品存放要符合麻醉药品管理要求。抢救药品要固定存放于醒目位置或专用抢救车中,易于取用。定期检查药品有无过期失效,有无变质,有缺少的应时补齐。

二、导管室基本配置

导管室是实施介入治疗和介入诊断的场所,应根据各级医院条件和工作量合理布局。一般导管室除X线机安装使用的要求外,必须有足够空间,存放辅助设备,抢救设备、药品等,也要便于手术者操作及发生意外抢救时有足够的空间。基本配置要求如下:

1. 导管室面积一般不少于30～50m^2,应有空调、通风、除湿装置和技术控制室。辅助用房包括更衣室、洗手室和无菌物品存放室等。

2. 导管室设备:数字减影血管造影机、高压注射器。具备供氧系统、心电监护、管道负压吸引装置或吸引器、除颤器等必要的急救设备以及药品。开展神经介入等需要配备麻醉机和血氧监测仪等设备。配置专用抢救车,放置常用抢救药品和器材。

3. 基本设备

(1)氧气瓶及其附件或管道氧气接口,吸引器接管。

(2)血压计、听诊器、压舌板、开口器、简易呼吸气囊和氧气面罩。

(3)器械台1～2台。

(4)看片灯1只或配置显示屏。

(5)护士操作台1张。

(6)输液架1～2台。

(7)药品柜1只。

(8)污物桶2只。

(9)空气消毒柜(根据房间面积大小设置功率)。

(10)挂钟1只。

(11)备置各种注射器、输液器和消毒棉球纱布等。

(12)无影灯或落地手术灯1只。

4. 导管室日常应配备药品

(1)局麻药:利多卡因、普鲁卡因。

(2)对比剂:非离子型碘对比剂。

(3)抗凝和溶栓剂:肝素钠、尿激酶。

(4)止吐剂:灭吐灵、枢丹、昂丹司琼或康泉。

(5)肾上腺皮质激素类药:地塞米松、氢化考的松。

(6)镇静剂:安定。

(7)镇痛剂:杜冷丁或吗啡。

(8)抗过敏药:哌替啶等。

(9)中枢兴奋剂:尼可刹米、洛贝林和回苏灵。

(10)抗休克血管活性药、肾上腺素、多巴胺和阿拉明。

(11)强心药:西地兰。

(12)抗心律失常药:利多卡因、心得安、异搏定、阿托品。

(13)抗心绞痛药:硝酸甘油。

(14)平喘药:氨茶碱。

(15)降压药:利血平。

(16)生理盐水、10%GS、50%GS、低分子右旋糖酐。

(17)肝素钠中和药:鱼精蛋白。

5.化疗药物、抗生素和栓塞材料等可备置或根据治疗需要临时配置。

三、导管室人员分工及职责

在科主任领导下,介入诊疗实行术者负责制,助手、技术人员和护士服从术者安排,分工明确,紧密配合,动作协调,保证治疗工作顺利进行。在患者未送走前每位手术参与者均不得离开介入治疗室。

1.术者职责

(1)对介入治疗负主要责任。

(2)术前核对患者病情、复核影像学资料,有否家属签字。

(3)决定患者治疗体位、治疗途径、施行治疗操作。

(4)决定术中和术后用药。

(5)注意术中患者反应,发生意外时组织抢救。

(6)做好介入治疗记录,开具术后医嘱。

2.助手职责

(1)做好消毒铺巾。

(2)术前冲洗导管、导丝等介入器材、吸好麻醉药。

(3)术中负责传递导管等器械,配合术者操作。

(4)术中密切观察患者反应。

(5)术后压迫止血,包扎创口,抬送患者。

(6)告诉患者术后应注意事项。

3.技术人员职责

(1)保证X线机及辅助设备正常运行,监视X线机运转情况。

(2)负责X线机和高压注射器的连接。

(3)记录对比剂用量、速率和造影体位,记录透视时间,做好治疗登记。

(4)及时打印胶片。

(5)负责调节室内温度和湿度。

(6)平时负责X线机的维护和保养。

4.护士职责

(1)负责导管室内物品保管和领用。

(2)负责室内灭菌消毒,督促无菌操作。

(3)定期检查药品是否齐备,抢救设备是否完好,药品和消毒物品有无过期。

(4)术前铺好床单和枕头,准备好手术包及介入器械。

(5)接诊患者,核对患者姓名、性别、年龄、床号和治疗目的,各种皮试和皮肤准备情况。对于重危患者和特殊治疗者,要测心率、呼吸和血压,做好心电监护。

(6)做好患者心理辅导,使其积极配合治疗。

(7)术中严密观察患者精神及生命体征,发现异常及时向术者报告。

(8)术中随时执行术者下达的医嘱。

(9)随时传递术中所需药品和物品。

(10)术后协助搬送患者。

(11)做好预约、收费、记账及统计工作。

第二节 恶性肿瘤经导管化疗和栓塞

一、适应证

1.失去手术指征的恶性实体肿瘤,如肺癌、肝癌、胰腺癌、胃癌、肠癌、肾癌、骨骼肿瘤、头颈部肿瘤和盆腔肿瘤等。

2.病灶可手术切除但有手术禁忌证或患者拒绝手术。

3.手术前开展介入治疗,以使病灶缩小,为进一步手术做准备。

4.手术切除后复发及预防复发。

5.术前辅助化疗。

二、禁忌证

1.恶液质或严重肝、肾功能衰竭。

2.高热,严重感染,血白细胞计数明显低于正常值。

3.严重出血倾向。

4.不能平卧者。

5.凝血功能障碍。

6.碘对比剂的禁忌证。

三、术前检查

1.心电图检查,胸部正侧位片,CT或MRI等相关影像检查。

2.实验室检查:三大常规、肝肾功能、出凝血时间及肿瘤标记物检测等。

3.有病理诊断或有典型影像表现及临床表现。

四、术前准备

1.备皮。

2.禁食4h以上。

3.器械准备:穿刺针、导丝、导管鞘和合适的导管等。

4.药物准备

(1)对比剂,建议用非离子型对比剂。

(2)化疗药物:铂类、MMC、Vp-16、5-Fu或FUDR、MTX和健泽等,根据肿瘤病理类型选择敏感药物。

(3)中枢性止吐药:枢丹或康泉。

(4)鲁米那、地西泮、地塞米松和抗生素等。

(5)抢救药品:肾上腺素和呼吸兴奋剂等。

5. 术前和患者及家属谈话并签署手术知情同意书。

五、基本操作要求

1. 常规消毒铺巾和局部麻醉。

2. 采用 Seldinger 技术插入导丝导管,寻找靶血管。要考虑存在多支动脉供血的可能,必要时更换导管,寻找可能变异的血管。

3. 找到靶血管后造影,分析肿瘤供血情况。

4. 抗癌药物一般采用三联用药,药物分别溶于 50ml 生理盐水或注射用水或 5% 葡萄糖溶液,在靶血管内缓慢注入。根据供血动脉情况可行栓塞治疗,栓塞前必须有导管造影定位影像,栓塞过程必须在透视监视下进行,以免误栓。栓塞完成后再次造影,了解血管栓塞情况。

5. 拔除导管,对穿刺点行局部压迫 15~20min,无出血后再加压包扎。

六、术后处理原则

1. 用 2kg 重的沙袋压迫穿刺点 4~6h,嘱患者卧床 24h。

2. 注意下肢血液循环及呼吸、脉搏和血压等生命体征。

3. 输液及对症处理。

4. 间隔 3~4w 后可行第 2 次治疗。

七、并发症

1. 穿刺点局部血肿、股动脉血栓形成。

2. 异位栓塞致重要脏器功能障碍。

3. 栓塞后综合征。

4. 肝功能损伤及肝功能衰竭。

5. 诱发消化道大出血。

6. 继发感染、栓塞器官坏死。

7. 骨髓抑制、血象低下和脱发等。

第三节 血管性病变的栓塞治疗

一、适应证

1. 动静脉畸形、动脉瘤、血管瘤、血管结构不良和动静脉瘘等血管性病变。

2. 各种原因引起的出血,如大咯血、肝癌破裂出血、胆道出血和消化道出血等。

3. 外伤性实质脏器出血,如肝破裂、脾破裂、肾破裂和盆腔内血管破裂出血等。

4. 医源性损伤出血。

5. 富血管肿瘤手术前栓塞,如鼻咽部纤维血管瘤、脑膜瘤、肾癌和盆腔肿瘤等以减少术中出血。

6. 作为"内科性脏器切除",如部分性脾栓塞,子宫肌瘤栓塞等。

二、禁忌证

1. 栓塞动脉的远端有重要器官,可能会影响该器官功能。
2. 血管扭曲明显,导管无法插至靶血管。
3. 凝血功能障碍。
4. 严重肝肾功能衰竭。
5. 碘对比剂的禁忌证。

三、术前检查

1. 心电图检查,胸部正侧位片。
2. 实验室检查:三大常规、肝肾功能和出凝血时间等。
3. 病变部位相关的超声、CT 和 MRI 等影像学检查。
4. CTA 或 MRA,必要时行 DSA 检查。

四、术前准备

1. 备皮。
2. 器械包括穿刺针、导丝、导管鞘和合适的导管。
3. 栓塞材料包括自体血凝块,明胶海绵、丝线,冻干硬脑膜、碘油,PVA、弹簧栓子,可脱离球囊和无水乙醇等。
4. 术前和患者及家属谈话并签署手术知情同意书。

五、基本操作步骤

1. 常规消毒铺巾和局部麻醉。
2. 采用 Seldinger 技术送入导丝和导管,导管(必要时用微导管)超选择插入相应的靶血管后造影,了解供血情况,选择合适的栓塞材料。
3. 调整导管至适当位置后固定导管,注入或释放栓塞材料,整个过程应在 X 线透视监视下进行。
4. 栓塞后应再次行血管造影,了解栓塞后情况,栓塞不完全时可再行栓塞。
5. 栓塞结束后,拔除导管,对穿刺点行局部压迫 15～20min,无出血后再加压包扎。

六、术后处理

1. 用 2kg 重的沙袋压迫穿刺点 4～6h,嘱患者卧床 24h。
2. 严密观察栓塞部位的出血及血液循环情况。
3. 观察呼吸、血压和脉搏等生命体征。

七、并发症

1. 异位栓塞。
2. 相应器官功能减退,组织坏死。
3. 继发感染。

4. 再次出血。
5. 穿刺点血肿、血管栓塞。
6. 栓塞材料移位。
7. 穿刺部位血肿形成。
8. 栓塞后综合征。

第四节 经皮血管腔内成形术

一、经皮球囊血管成形术

(一)适应证
1. 血管狭窄或闭塞性病变。
2. 动脉狭窄远端有缺血症状。
3. 静脉狭窄或闭塞近端有淤血症状。
4. 血液透析通道的狭窄或闭塞。
(二)禁忌证
1. 狭窄段有严重钙化。
2. 有严重感染、发热和出血倾向。
3. 凝血功能障碍。
4. 碘对比剂的禁忌证。
5. 血管内新鲜血栓形成和大动脉炎的活动期为相对禁忌证。
(三)术前检查
1. 三大常规,出凝血时间、凝血酶原时间和肝肾功能等。
2. 相应部位的超声血管成像、CTA 或 MRA,必要时行 DSA 检查。
(四)术前准备
1. 备皮。
2. 术前 1～3d 用阿司匹林 0.1g,每日 1 次,手术当天停用。
3. 器械:穿刺针、导管鞘、普通造影导管、导丝、超长导丝和超硬导丝等,根据术前检查准备合适的球囊导管和压力泵。
4. 术前和患者及家属谈话,签署手术知情同意书。
(五)基本操作步骤
1. 常规消毒铺巾,局部麻醉,用 Seldinger 技术插入导丝导管,经导管注入肝素 5000U,达到全身肝素化。
2. 行病变部位血管造影,测量狭窄程度及范围,选择合适球囊导管,一般球囊直径大于狭窄两端正常血管直径的 1～2mm 或大于狭窄两端正常血管直径的 10%～20%。
3. 导丝通过狭窄段后,引入球囊导管扩张,球囊扩张一般不超过 3 次。
4. 球囊扩张后再次行血管造影,观察血管开通情况。
5. 拔除导管,对穿刺点行局部压迫 15～30min,无出血后再加压包扎。

(六)术后处理原则

1. 术后1～2d继续行全身肝素化,口服用阿司匹林3～6个月。

2. 观察呼吸、血压和脉搏等生命体征,注意穿刺点出血和血肿。

(七)并发症

1. 血管损伤及穿孔。

2. 急性血管闭塞。

3. 动脉痉挛。

4. 血管再狭窄。

二、经皮血管支架植入术

(一)适应证

1. 大、中血管的狭窄或球囊成形术后复发。

2. 偏心性血管狭窄,不适合做单纯球囊成形术者。

3. 球囊扩张术中经连续3次扩张后,狭窄程度仍然大于30%。

4. 动静脉瘤可用带膜支架。

(二)禁忌证

1. 导管未能够通过狭窄段。

2. 广泛血管狭窄。

3. 有严重感染、发热和出血倾向。

4. 大动脉炎活动期。

5. 凝血功能障碍。

6. 碘对比剂的禁忌证。

(三)术前检查

同球囊成形术。

(四)术前准备

同球囊成形术,另准备不同规格支架。

(五)基本操作步骤

基本同球囊导管扩张术。在球囊导管扩张后,选择合适的支架,在透视监视下缓慢释放支架,小心退出导管导丝。

(六)术后处理原则

1. 三天内继续行全身肝素化,口服用阿司匹林、波力维等维持3～6个月。

2. 观察呼吸、血压和脉搏等生命体征,注意穿刺点出血及血肿。

(七)并发症

1. 血管损伤,穿孔。

2. 动脉痉挛和(或)血栓形成造成急性血管闭塞。

3. 支架移位。

4. 支架植入后再狭窄。

第五节 其他血管性介入治疗

一、周围血管溶栓治疗

(一)适应证

由于动脉粥样硬化、感染、外伤及心脏疾患所致的血栓脱落,血管手术后和血管插管后引起肺动脉、腹主动脉、肾动脉、肠系膜上动脉及四肢动脉、静脉的血栓性栓塞。

(二)禁忌证

1.有活动性出血,如消化道溃疡活动性出血、外伤性出血、月经期及脑出血性梗死等。

2.近期实施外科手术。

3.严重高血压。

4.碘对比剂的禁忌证。

(三)术前检查

1.胸片、心电图、三大常规、肝肾功能和凝血酶原时间检测等。

2.超声血管成像、CT 或 MRI 血管成像。

(四)术前准备

1.备皮。

2.应用链激酶者应做过敏试验。

3.药物:链激酶、尿激酶、组织纤溶酶原激活剂和肝素等。

4.器械:穿刺针、导丝、导管鞘和合适的导管。

5.术前和患者及家属谈话,签署手术知情同意书。

(五)基本操作步骤

1.常规消毒铺巾,局部麻醉。

2.采用 Seldinger 技术插入导丝导管,导管插至病变处,造影显示栓塞部位。下肢静脉溶栓治疗需要植入临时腔静脉过滤器。

3.将导管插入血栓内或靠近血栓处灌注溶栓药物或经导管抽吸血栓后灌注溶栓药物。

4.当造影证实血栓完全溶解或大部分溶解时可减少溶栓药物剂量。

5.可以保留溶栓导管 3～5d 并用微泵注入溶栓剂。及时监测出凝血时间,调整药物剂量。

(六)术后处理

1.停用溶栓剂后 12～24h 拔除导管鞘,压迫止血后加压包扎。嘱患者卧床 24h。

2.口服阿司匹林 1～3 个月。

3.注意出血情况。

(七)并发症

1.重要器官出血。

2.再灌注损伤。

3.血肿形成。

4.继发感染。

二、经皮锁骨下动脉导管药盒系统植入术

(一)适应证

1.中晚期原发性肝癌和肝转移癌。

2.无法手术切除的胃癌及胰腺癌等。

3.妇科恶性肿瘤。

4.恶性骨肿瘤等。

(二)禁忌证

1.同肿瘤介入治疗的禁忌证。

2.严重高血压,动脉硬化。

3.局部皮肤感染。

4.凝血功能障碍。

5.碘对比剂的禁忌证。

(三)术前检查

同相应肿瘤介入治疗术前检查。

(四)术前准备

1.备皮。

2.器械包括穿刺针、手术刀片、注射器、静脉切开包、引导导管(常用长度为60~80cm,5F Cobra导管)、150~180cm超滑导丝以及导管药盒系统(内含药盒,连接装置,留置导管和隧道针)等。

3.术前和患者及其家属谈话,签署手术知情同意书。

(四)操作步骤

1.局部消毒铺巾,在左锁骨中外1/3下方约2.5~3cm处行局麻处理,做0.5cm小切口。

2.穿刺针向切口内上方穿刺锁骨下动脉,亦可在透视下对准左第一肋骨外缘中点进行穿刺。若穿刺十分困难,可经股动脉插入导丝至左锁骨下动脉,在透视下直接对准导丝穿刺。

3.引入导丝至腹主动脉,沿导丝送入引导导管至腹腔动脉或肝动脉或髂内动脉等部位,造影了解血供情况,选择留置导管位置,必要时行血流再分配技术。

4.将导管留置理想的部位,必要时在留置导管壁上开1~2个侧孔以利于药物扩散。

5.在穿刺点内下方,局部麻醉后钝性分离皮下组织,做皮下囊腔以容纳药盒。

6.用隧道针将留置导管经穿刺点引入囊腔,剪去多余留置管,用连接装置将导管与药盒紧密连接。经药盒试注生理盐水,观察接口是否有外渗及导管是否通畅,透视观察留置管位置满意后缝合皮肤,利用肝素封闭导管。

7.确认创口无渗血,用酒精纱布覆盖后包扎创口。必要时在创口处放置橡皮引流条。

(五)术后处理原则

1.卧床休息12h,局部沙袋压迫4h,置引流条者24h后拔除,注意观察局部有无血肿。

2.避免左上肢大幅度活动。

3.7~9d后拆线。

4.每2周用肝素冲洗封管以免堵塞。

(六)并发症

1.气胸及血气胸。

2.臂丛神经损伤。

3.感染及菌血症。

4.切口开裂或不愈合

5.留置管移位及堵塞。

6.留置管与药盒脱开。

7.药盒植入部位严重异物感。

第六节 非血管性介入治疗

一、经皮穿刺活检术

(一)适应证

胸部、腹部和体内深部非血管性病变,需进行明确诊断,以决定治疗方案。

(二)禁忌证

1.出凝血功能异常,有严重出血倾向者。

2.肺穿活检病例有呼吸困难、肺气肿、肺动脉高压、一侧肺已切除或有严重气胸者。

3.穿刺部位皮肤有严重感染未控制者。

4.肿块紧贴大血管无法区分者。

5.接近包膜的较大肝癌应慎重。

(三)术前检查

1.血常规出凝血时间检测。

2.不同部位的影像学资料(X片、B超、CT和MRI等)。

(四)术前准备

1.穿刺部位皮肤清洁。

2.术前禁食4h,必要时给予镇静剂。

3.选用合适的穿刺活检针。

4.术前进行知情告知,包括穿刺结果可能出现的假阴性,穿刺可能出现的并发症等。

(五)基本操作步骤

1.常规消毒铺巾和局部麻醉。

2.除体表可触及的肿块外,对深部肿块需在X线透视、超声或CT等设备引导下定位穿刺。

3.标本送病理及其他化验检查。

(六)术后处理原则

1.静卧4～12h,观察血压、脉搏和呼吸等生命体征,以及早发现气胸、内出血和腹膜炎等。

2.视情况给予抗生素。

3.对症处理。

(七)并发症

1. 出现气胸、血气胸、大咯血及胸膜反应性休克等。

2. 出现疼痛。

3. 腹、盆腔出血及腹膜炎等。

4. 穿刺针道种植转移。

5. 穿刺部位假性动脉瘤形成。

二、经皮穿刺脓肿引流术

(一)适应证

直径>5cm,通过穿刺抽吸不能治愈的胸、腹、盆腔或其他脏器的脓肿。

(二)禁忌证

1. 严重出血倾向。

2. 囊状肿瘤。

3. 未成熟的脓肿。

4. 无合适穿刺入路。

(三)术前检查

1. 三大常规、出凝血时间和肝肾功能等常规化验检查。

2. 相应部位 X 线、B 超、CT 或 MRI 等影像资料。

(四)术前准备

1. 穿刺部位皮肤清洁。

2. 器械包括穿刺针(或一步穿刺法引流套装)、手术刀片、导丝、扩张管和带侧孔 8～10F 引流管等。

3. 术前知情告知,包括引流术的优缺点和可能出现的并发症等。

(五)基本操作步骤

1. 常规消毒铺巾,局部麻醉,做 3～5mm 小切口。

2. 在 X 线透视、超声或 CT 等引导下定位下穿刺及放置引流管。

3. 用脓液做细菌培养及其他检查,进行脓腔冲洗,注入敏感抗生素。

4. 将引流管与皮肤进行固定,接引流袋。

(六)术后处理原则

1. 观察呼吸、血压和脉搏等生命体征。

2. 注意引流管位置及是否通畅,必要时调整或换管。

3. 对脓肿应每日进行冲洗,注入抗生素等药物。

4. 在体温下降、脓腔明显缩小和无脓液流出时可考虑拔管。

(七)并发症

1. 穿刺部位脓液外渗,感染扩散。

2. 局部出血疼痛。

3. 引流管脱出、堵塞等。

4. 引流管断裂。

5. 窦道形成。

三、经皮穿刺软组织囊肿硬化术

(一)适应证

较大的肝囊肿、肾囊肿及其他部位的软组织囊肿产生压迫症状时。

(二)禁忌证

1.严重出血倾向。

2.无合适穿刺入路。

(三)术前检查

1.血常规和出凝血时间等。

2.相应部位的超声、CT 或 MRI 等影像资料。

(四)术前准备

1.穿刺部位皮肤清洁。

2.器械:穿刺针或带套管穿刺针及无水乙醇等。

3.术前知情告知,包括硬化术的优缺点以及可能出现的并发症等。

(五)基本操作步骤

1.常规消毒铺巾,局部麻醉。

2.在 X 线透视、超声或 CT 等引导下定位穿刺。

3.抽出囊液。

4.注入对比剂,确认囊腔与其他正常器官无交通存在后抽出造影剂。

5.注入适量无水乙醇,留置数分钟后再抽出。

6.如囊肿较大,可置引流管,数日后拔管。

(六)术后处理

1.卧床休息 4h。

2.注意穿刺部位出血和疼痛等。

3.注意观察血压和脉搏等生命体征。

(七)并发症

1.穿刺部位出血。

2.操作过程中可能出现疼痛。

3.囊肿继发感染。

4.穿刺针及套管断裂。

5.无水乙醇对周围正常组织的损伤。

6.囊肿复发。

四、经皮肝胆道内外引流术

(一)适应证

1.由胆道及其周围组织恶性肿瘤引起的梗阻性黄疸。

2.由结石、炎症和手术引起的胆道狭窄并有梗阻性黄疸。

3.先天性胆管囊肿和化脓性胆管炎。

(二)禁忌证

1.明显出血倾向。

2.大量腹水。

3.肝功能衰竭。

以上为相对禁忌证,可根据情况和需要考虑。

(三)术前检查

1.三大常规、出凝血时间、肝功能和胸片等常规检查。

2.腹部B超、CT或MRI等影像检查。

(四)术前准备

1.穿刺部位皮肤清洁。

2.器械准备包括PTCD针(细针或套管针)、6F~9F带侧孔引流管、导丝、引流袋和静脉切开包等。

3.术前知情告知,包括PTCD的优缺点,可能出现的并发症等。

(五)操作方法

1.选择在X线透视下及(或)B超引导下进行。

2.根据阻塞部位选择腋中线入路或剑突下入路。

3.常规消毒铺巾,局部麻醉,做5mm小切口。

4.用PTCD针穿刺扩张的胆管,成功后行胆管造影并引入导丝和引流管。

5.将引流管置于合适位置,并经造影确认后固定引流管,接引流袋,行局部包扎。

(六)术后处理原则

1.卧床24h,观察呼吸、血压和脉搏等生命体征,注意观察有无腹腔内出血及胆汁性腹膜炎。

2.注意引流管通畅,如为长期留置,视情况更换引流管。

3.术后给予抗生素。

(七)并发症

1.腹腔出血。

2.胆汁性腹膜炎。

3.胆道出血。

4.胆道及创口感染。

5.气胸。

6.胆道门静脉瘘。动脉门静脉瘘。

7.引流管堵塞、脱出和断裂。

五、食道支架植入术

(一)适应证

1.晚期食道癌,食道狭窄,有明显吞咽困难者。

2.年老体弱及不愿手术的食道癌,有明显吞咽困难者。

3.食道气管瘘和食道纵隔瘘。

4.食道癌术后复发及放疗后引起的食道严重狭窄。

5. 肺部及其他部位恶性肿瘤引起纵隔淋巴结肿大,严重压迫食道,引起吞咽困难。

6. 食道良性狭窄,原则上不行金属支架植入,确因治疗需要,可植入可回收支架。

(二)禁忌证

1. 有严重出血倾向。

2. 食道上段病变超过第7颈椎。

(三)术前检查与准备

1. 血常规及其他必要的化验检查。

2. 胸片、食道吞钡造影、胸部CT或MRI检查。

3. 根据食道造影片,选择合适的支架。

4. 器械准备包括喉部麻醉剂、牙托、导管、交换导丝、推送器、金属定位标记和碘水对比剂。

5. 术前知情告知,包括植入术的优缺点和可能出现的并发症等。

(四)基本操作步骤

1. 透视下行狭窄段上端和下端定位。

2. 经口腔送入导管和导丝,通过狭窄段后,以确认导丝在胃腔内。

3. 沿导丝送入推送器,在合适部位释放支架,缓慢撤出推送器及导丝。

4. 整个操作过程在透视下进行。

(五)术后处理原则

1. 4h后可进流质,禁食冰水、冷饮及粗纤维食物。

2. 卧床休息2d。

3. 如有胸骨后疼痛可给予止痛药。

4. 定期检查,观察支架情况。

(六)并发症

1. 支架移位甚至脱入胃内。

2. 严重异物感、胸部不适和疼痛等。

3. 出血。

4. 残腔感染。

5. 支架断裂。

6. 操作过程中心搏骤停。

7. 食道支架植入后再狭窄。

六、胆道支架植入术

(一)适应证

1. 胆道及其周围恶性肿瘤引起的阻塞性黄疸。

2. 炎症和手术后引起胆道狭窄且无手术指征者可以作为相对适应证。

(二)禁忌证

1. 明显出血倾向。

2. 大量腹水。

3. 肝功能衰竭。

(三)术前检查

同经皮肝、胆道内外引流术。

(四)术前准备

同经皮肝、胆道内外引流术。

(五)基本操作步骤

1.先行胆道穿刺造影,了解梗阻情况。

2.已行胆道穿刺引流者在一周后行支架植入。

3.将导丝通过狭窄段后送至十二指肠或胃腔内。

4.选择适当胆道支架,沿导丝送入,通过狭窄段后,定位释放,再造影了解支架位置。

5.视梗阻情况选择留置引流管或不留置引流管,如不留置引流管应用明胶海绵封堵穿刺通道以防胆瘘。

6.留置引流管者于8～10d后造影,确认支架已撑开,造影显示胆道通畅后可拔除引流管。

(六)术后处理原则

见PTCD节。

(七)并发症

除PTCD节中出现的并发症外,尚可出现如下并发症。

1.支架移位。

2.胆道再狭窄。

3.胆道出血。

七、输卵管再通术

(一)适应证

单侧或双侧输卵管非结核性炎症粘连或发育异常引起的阻塞。

(二)禁忌证

1.内、外生殖器的炎症活动期。

2.月经期或子宫出血者。

3.输卵管伞端完全阻塞。

2.碘对比剂的禁忌证。

(三)术前检查

1.胸片及盆腔B超。

2.三大常规和肝功能检查。

3.其他必要的化验检查。

(四)术前准备

1.器械包括同轴导管、0.018～0.032英寸软导丝、窥阴器和宫颈钳等。

2.药物为疏通液(庆大霉素、地塞米松和α-糜蛋白酶)。

3.在月经干净后3～5d进行。

4.术前知情告知,包括输卵管再通术的优缺点,可能出现的并发症等。

(五)基本操作步骤

1. 术前半小时肌注阿托品 0.5mg。取膀胱截石位,常规消毒铺巾。

2. 经宫颈置入导管行宫腔造影,了解子宫角的位置、形态和输卵管阻塞的部位及程度。

3. 轻加压注射行输卵管再通,在疏通液灌注后拔管。

4. 必要时重复治疗。

(六)术后处理

口服抗生素 3~5d,以防感染。

(七)并发症

1. 输卵管穿孔。

2. 感染。

3. 出血。

八、经皮椎间盘髓核摘除术

(一)适应证

1. 经 CT 或 MRI 检查诊断为包容性腰椎间盘突出,临床症状明显,经 6~8 周以上的保守治疗无效。

2. 神经系统损伤,如感觉异常、肌力下降等。

3. 直腿抬高试验阳性。

4. 无骨性椎管狭窄。

5. 不伴有黄韧带肥厚及严重椎间关节退变。

6. 髂骨嵴超过第 4 腰椎椎体下缘和病变腰椎间盘,曾经有外科手术史为相对禁忌证。

(二)禁忌证

1. 曾用木瓜凝乳蛋白酶或胶原酶溶解法治疗。

2. 伴有脊髓肿瘤、黄韧带肥厚、骨性椎管狭窄和侧隐窝狭窄等病变。

3. 腰椎间隙明显狭窄、突出椎间盘钙化、游离骨片和游离碎片。

(三)术前检查与准备

1. 胸片、心电图、三大常规和出凝血时间检查。

2. 术前必须做 CT 或 MRI 检查,明确诊断,排除禁忌证。

3. 术前谈话及签署有创检查和治疗知情同意书。

4. 手术区皮肤准备。

5. 手术器械准备,应包括定位穿刺针、扩张器、套管和切割器等。

6. 术中用药准备,应包括生理盐水及抗生素。

(四)基本操作步骤

1. 下腰部皮肤消毒、铺巾。

2. 根据 CT/MRI 检查,确定皮肤穿刺点。

3. 局部麻醉,在 CT 或 DSA 引导下行椎间盘穿刺。

4. 确认穿刺针在椎间盘中心后行通道扩张,将切割器送入椎间盘内进行切割,负压抽吸椎间盘髓核。

5. 切割完毕后,在负压条件下抽出切割器,拔出套管,对穿刺点压迫 5min 左右。

6. 吸出物送病理检查。

(五)术后处理

1. 卧床休息1个月,生活自理。

2. 常规给予预防感染及止血药物。

(六)并发症

1. 神经损伤。

2. 大血管损伤。

3. 腰肌内血肿。

4. 腰椎间盘感染及局部感染。

5. 异位结肠及输尿管损伤。

6. 术后出现腰肌痉挛。

九、经皮椎体成形术

(一)适应证

1. 各种良恶性病变引起的椎体压缩性骨折。

2. 骨质疏松引起椎体压缩性骨折,经保守治疗4周后疼痛症状仍不能缓解或为防止长期卧床可能引发的并发症。

3. 椎体骨髓瘤或淋巴瘤,疼痛症状明显者。

4. 椎体转移瘤,疼痛症状明显,化疗或放疗后不能缓解者或椎体不稳者。

5. 侵袭性椎体血管瘤,疼痛症状明显者。

(二)禁忌证

无绝对禁忌证,下列情况可视位相对禁忌证。

1. 椎体骨折线越过椎体后缘、椎体后缘骨质破坏或椎体不完整者。

2. 椎体压缩程度超过75%。

3. 出凝血功能障碍,有出血倾向。

4. 体质极度虚弱,不能耐受手术者。

5. 成骨性转移性肿瘤者。

(三)术前检查与准备

1. 胸片、心电图、三大常规,出凝血时间检查。

2. 术前必须做CT或MRI检查,明确诊断,排除禁忌证。

3. 对成骨性转移性肿瘤患者,为了准确选择适应证,术前检查至少包括X线平片和CT,必要时应包括MRI和核素扫描。

4. 术前谈话及签署有创检查和治疗知情同意书。

5. 手术区皮肤准备

6. 手术器械:骨穿刺针和骨水泥等。

7. 术中用药:生理盐水和对比剂等。

(四)基本操作步骤

1. 下腰部皮肤消毒铺巾。

2. 在CT或DSA引导下确定穿刺部位,局部麻醉,行病变椎体穿刺。

3.确认穿刺针在椎体中央，在X线透视监视下先行骨髓造影，以确定穿刺针不在静脉内。

4.在将骨水泥注入椎体时，密切观察骨水泥弥散情况，一旦发现骨水泥进入椎旁静脉，应立即停止注入。

5.注入骨水泥的量一般控制在骨水泥弥散至椎体体积的1/2左右。

6.手术完毕后，对穿刺点压迫5min左右后再包扎创口。

(五)术后处理

1.术后卧床24h后可以下床正常活动。

2.术后常规给予预防感染及止血药物。

(六)并发症

1.神经损伤。

2.大血管损伤。

3.腰肌内血肿。

4.骨水泥过敏反应。

5.骨水泥异位栓塞。

6.骨水泥外漏可压迫神经根或脊髓。

7.异位结肠及输尿管损伤。

8.术后出现腰肌痉挛。

9.感染

十、经皮穿刺肿瘤冷冻治疗术

(一)适应证

胸、腹部及体内深部的良、恶性肿瘤。

(二)禁忌证

1.出凝血功能异常，有严重出血倾向者。

2.肝、肺和肾等重要器官功能不良者。

3.穿刺部位皮肤及伴有严重感染未控制者。

4.肿块紧贴大血管无法区分者。

5.肿瘤位置接近皮肤的应慎重。

6.空腔脏器如消化管、胆囊、胆管、尿道和膀胱病变。

7.肺部肿瘤，一侧肺已切除者。

8.邻近膈面及膈下病变，无合适的穿刺通道，术中可能损伤膈肌。

9.肺部和肝脏弥漫性病变。

(三)术前检查

1.血常规和出凝血时间。

2.不同部位的影像学资料(X片、B超、CT或MRI等)。

3.肝肾功能及肿瘤标记物检测。

(四)术前准备

1.穿刺部位皮肤清洁。

2.术前禁食4h,必要时给予镇静剂。

3.选用合适的冷冻针及冷冻仪器。

4.术前30min给予适量镇静剂和止痛剂。

5.术前向患者告知冷冻治疗术的优缺点,以及可能出现的并发症等。

(五)基本操作步骤

1.根据病变部位选择超声、CT或MRI影像导引设备,常用的检查手段为CT。根据病灶位置取合适的体位。特殊患者在全麻下进行。

2.给予心电和血压动态监护,对于行肺部手术者要给予吸氧。冷冻范围较大者予以保暖。

3.常规消毒铺巾,局部麻醉。

4.根据肿瘤大小确定使用冷冻针数量,较大病灶应遵循多针组合和适形布针的原则。对多个病灶可以一次同时冷冻,对巨大病灶应分次冷冻。

5.在CT等设备引导下定位穿刺,冷冻针头到达病变中央后并予以适当固定。

6.冷冻过程中监控冰球大小和温度变化,必要时调整氩气输出功率以控制冰球大小,注意保护正常组织器官,观察全身情况。

7.原则上实施2个循环的冷冻治疗以巩固治疗效果。

8.冷冻结束升温到25℃以上方能拔出冷冻针,以避免器官撕裂,拔针后压迫止血。必要时可用止血绫或明胶海绵条堵塞穿刺通道。

9.标本送病理及其他化验检查。

(六)术后处理原则

1.静卧4～12h,观察血压、脉搏和呼吸等生命体征,以及早发现气胸、内出血等。

2.视情况给予抗生素。

3.对症处理。

(七)并发症

1.术后发冷、发热、局部疼痛和皮肤冻伤甚至休克。

2.肺部及胸腔肿瘤冷冻后出现咯血、气胸、胸腔积液、皮下气肿及皮下瘀斑。

3.肝脏肿瘤冷冻后出现肝破裂出血、胆囊胆管肠管损伤、膈肌损伤及一过性肝功能影响等。

4.肾脏及肾上腺肿瘤冷冻后出现肾盂损伤、尿液外渗、血尿、局部血肿、肾上腺功能减退和高血压危象等。

5.前列腺肿瘤冷冻后出现尿失禁、直肠膀胱损伤和阳痿。

6.胰腺癌冷冻后出现胰瘘、胰腺炎和肠管损伤等。

7.穿刺针道种植转移。

十一、经皮穿刺无水乙醇消融术

(一)适应证

1.原发性肝癌、转移性肝癌和肝癌术后复发。一般直径小于4cm,病灶数目小于3个。

2.肝癌栓塞化疗后残留病灶及栓塞化疗后为巩固疗效。

3.其他部位的实体肿瘤及腹膜后淋巴结转移。

4.腹部恶性肿瘤晚期引起顽固性癌性疼痛的,应做腹腔神经丛阻滞术。

(二)禁忌证

1.对乙醇过敏。

2.严重的心、肺、肝和肾功能不全。

3.凝血功能明显异常。

4.肝癌伴有大量腹水。

(三)术前检查

1.血常规和出凝血时间检测。

2.不同部位的影像学资料(X片、B超、CT或MRI)。

3.肝肾功能和肿瘤标记物检测。

(四)术前准备

21～22G细针或注射乙醇专用针、无水乙醇、碘化油和利多卡因。术前30min肌肉注射止痛针。

(五)基本操作步骤

1.在B超、CT或X线透视下进行。

2.常规消毒铺巾及局部麻醉。

3.在影像导引下穿刺肿瘤,对较大病灶可以行多点和多针穿刺,根据病灶大小、乙醇弥散情况及患者耐受情况决定乙醇用量。一般一次用量不超过30ml,缓慢注入。加入少量碘化油有利于弥散范围的观察。

(六)术后处理

部分患者术中即有疼痛,可注入少量利多卡因。

(七)并发症

1.发烧、疼痛和醉酒感常为一过性。

2.无水乙醇进入正常组织可导致组织坏死。

3.穿刺器官出血。

4.肺部穿刺可致气胸。

十二、经皮穿刺射频消融术

(一)适应证

1.肝癌,如不宜手术及不愿手术的原发性肝癌,不能手术的中晚期肝癌的姑息治疗,肝癌术后复发病灶较局限,栓塞化疗术后病灶残留及转移性肝癌肿瘤数目在3～4个以内。

2.肺癌,如不宜或不能手术的非小细胞周围型肺癌,化疗和放疗后疗效不佳者,转移性肺癌,单侧肺内病灶在4个以内。

3.肾及肾上腺肿瘤,各种原因不宜手术的肾癌,单发转移性肾癌及肾上腺肿瘤。

4.其他原发及转移性肿瘤,如各种软组织肿瘤、胰腺癌、乳腺癌和盆腔肿瘤等,如病灶部位和大小合适均可进行射频消融治疗。

(二)禁忌证

1.装有心脏起搏器者。

2.肝脏和肺部弥漫性病变。

3.全身情况差,心、肺、肝、肾功能严重不良,大量胸腹腔积液。

4.凝血功能明显异常者。

5.全身感染活动期。

6.病灶靠近大血管、胆囊、膈肌和肠腔为相对禁忌证。

(三)术前检查

1.血常规和出凝血时间。

2.不同部位的影像学资料(X片、B超、CT或MRI等)。

3.肝肾功能和肿瘤标记物检测。

(四)术前准备

1.禁食4h,局部皮肤清洁。

2.如有糖尿病、高血压和水电解质紊乱等应于术前纠正。

3.各类射频针和射频消融仪等设备。

4.术前30min给予适量镇静剂和止痛剂。

(五)基本操作步骤

1.根据病变部位选择超声或CT影像进行导引,根据病变部位取合适的治疗体位。特殊患者在全麻下进行。

2.选择针具:以肿瘤大小、位置、形状及邻近结构的关系选择合适的射频针。

3.对穿刺部位皮肤进行消毒铺巾,用1%利多卡因对穿刺点行局部浸润麻醉,做皮肤小切口,射频针在超声引导下精确进入肿瘤内。如采用CT引导,选择合适的路径和角度进针,重复扫描确认针尖位置。注意呼吸运动对针尖位置的影响。

4.确认射频针位置满意后与射频仪连接,按照设定的消融方案消融肿瘤,对较大肿瘤应先消融深部病灶后再消融浅部病灶,先消融上部后再消融下部。肿瘤消融范围应完全覆盖肿瘤并至少超越肿瘤边缘0.5cm。最后消融针道。

(六)术后处理

1.卧床休息24h。可应用止血剂3d。

2.有疼痛和发热者予以对症处理。

(七)并发症

1.术后疼痛和发热。

2.感染。

3.皮肤灼伤。

4.气胸、胸腔积液和咯血。

5.腹腔出血和脏器破裂出血等。

6.周围器官损伤。

7.针道种植转移。

第七节 神经介入治疗

一、颅内动脉瘤栓塞术

(一)适应证

1.破裂动脉瘤

如患者全身情况可耐受麻醉,介入技术可以达到治疗目的,可以行介入治疗。Hunt-Hess 分级为Ⅰ～Ⅲ级的,应积极治疗;Ⅳ～Ⅴ级的,应酌情处理。

2.未破裂动脉瘤

患者全身情况可耐受麻醉,且介入技术可以达到治疗目的,可以行介入治疗。

(二)禁忌证

1.全身情况不能耐受麻醉。

2.目前介入技术不能达到治疗目的。

3.患者和(或)家属拒绝介入治疗。

4.凝血功能障碍。

5.碘对比剂的禁忌证。

(三)术前准备

1.血尿常规、出凝血时间、肝肾功能和心电图等常规检查。

2.CT、CTA、MRI、MRA 或 DSA。

(四)操作方法

1.动脉瘤囊内栓塞

尽可能采用全身麻醉,全身肝素化(蛛网膜下腔出血后 4h 之内除外)。造影后根据动脉瘤的位置及形态进行微导管塑形。微导管的操作要缓慢平滑地进行。弹簧圈的选择要根据测量动脉瘤的结果而定。对于新近出血的小动脉瘤,应尽可能选择柔软的弹簧圈。弹簧圈的位置放置合适后要进行造影证实,确认无正常血管闭塞再行解脱。

2.球囊再塑形保护技术

适用于宽颈动脉瘤,应尽可能缩短球囊闭塞载瘤动脉的时间,一般每次不超过 5min。

3.支架辅助技术

适用于宽颈动脉瘤、梭形动脉瘤和夹层动脉瘤的病例。术前和术后应充分给予抗血小板聚集药物。

4.载瘤动脉闭塞技术

适用于颈内动脉及后循环动脉的梭形、宽颈和巨大动脉瘤。

二、颅内动静脉畸形栓塞术

(一)适应证

1.不能手术的颅内动静脉畸形,患者有明显的临床症状。

2.深部颅内动静脉畸形。

3.功能区和巨大的脑动静脉畸形。

4.伴有动脉瘤或巨大动静脉瘘等。

(二)禁忌证

1.全身情况不能耐受麻醉者。

2.目前介入技术不能达到治疗目的。

3.患者和家属拒绝介入治疗。

4.凝血功能障碍。

5.碘对比剂的禁忌证。

(三)术前准备

1.血尿常规、出凝血时间、肝肾功能和心电图等常规检查。

2.CT、CTA、MRI、MRA或DSA检查。

3.对病变位于功能区皮质并有癫痫发病者,建议给予抗癫痫治疗。

(四)操作方法

1.使用气管插管全身麻醉。

2.根据血管走向选择漂浮导管或导丝导引导管。

3.使用导丝导引微导管时,要防止导丝或导管刺破血管。微导管要尽可能进入畸形团内进行栓塞。

4.微导管到位后,要反复进行多角度超选择性造影,尽量避免栓塞正常血管。

5.根据超选择造影显示的血管畸形团结构和血流速度,选择注胶的浓度和速度。

6.栓塞应该在路径图、减影或高清晰的透视下进行。

(五)注意事项

1.术前有癫痫病史患者,术后继续服用抗癫痫药物。

2.术中闭塞大的动静脉瘘、高血流病变及巨大动静脉畸形,一次栓塞超过30%者,应该控制性降低血压达24～48h。

3.微导管到位后,行超选择造影时,应该进行反复多角度观察,确认被栓塞区域内无正常供血动脉方可进行栓塞。

(六)手术后并发症

颅内出血、脑缺血和脑水肿。

三、硬脑膜动静脉瘘栓塞术

(一)适应证

1.有以下情况需要积极治疗

(1)有脑出血史。

(2)难以忍受的颅内杂音。

(3)进行性神经功能障碍。

(4)有局部压迫症状。

(5)颅内压增高。

(6)有潜在的颅内出血和神经功能障碍风险。

2.急诊处理适应证

(1)有皮质静脉引流伴出血。

(2)伴有多发静脉和静脉窦血栓形成或明显扩张。

(3)海绵窦、颅中窝和颅前窝病变,引起视力恶化。

(4)颅内压增高或渐进性神经功能障碍。

(二)禁忌证

1.全身情况不能耐受麻醉。

2.目前介入技术不能达到治疗目的。

3.患者和家属拒绝介入治疗。

4.凝血功能障碍。

5.碘对比剂的禁忌证。

(三)术前准备

1.充分了解症状、体征与病变的关系,包括意识状况、颅内压和脑积水程度。绵窦区的病变要检查眼部体征。

2.行CT、CTA、MRI和MRA检查,必要时行全脑血管造影(包括颈外动脉造影)。

(四)操作方法

1.经动脉途径栓塞

微导管尽可能靠近瘘口,彻底栓塞瘘口以达到解剖学治愈;注意危险吻合及血管变异。

2.经静脉途径栓塞

靶区要致密和充分填塞,防止有残余引流。尽量保持正常引流静脉通畅。经颈静脉途径无法到位者,可以采用切开眼上静脉,上矢状窦钻孔,经横窦直接穿刺技术。

(五)并发症

1.眼静脉血栓形成及血栓延续使眼部症状加重。

2.脑出血。

3.脑缺血。

4.颅神经麻痹。

5.脑肿胀或静脉性脑梗死。

6.颈外动脉栓塞后局部疼痛。

四、头颈部动静脉瘘栓塞术

(一)适应证

1.颈部动静脉瘘。

2.急诊适应证

(1)视力在短时间内急剧下降、眼部症状逐渐加重和眼内压>40mmHg。

(2)急性脑缺血造成偏瘫和意识障碍。

(3)颅内血肿。

(4)海绵窦假性动脉瘤。

(5)伴有皮质引流。

(二)禁忌证

1.全身情况不能耐受治疗或患者和家属拒绝介入治疗。

2.凝血功能障碍。

3.碘对比剂的禁忌证。

(三)术前准备

1.常规全面体格检查,特别强调眼部症状与体征。

2.CT、MRI和MRA检查。必要时行全脑血管造影。

(四)操作方法

1.经动脉途径

(1)全身肝素化,根据瘘口大小及海绵窦状况,选择适当型号的球囊。

(2)必须确认球囊位于海绵窦内,方可解脱。

(3)瘘口过大需选用多个球囊闭塞瘘口时,采用双导引导管和双球囊交替解脱技术。

(4)若瘘口过小可选择微弹簧圈栓塞。

2.经静脉途径

(1)适合瘘口小或多发,经动脉途径导管无法到位者。

(2)栓塞途径

1)颈内静脉→岩下窦→海绵窦。

2)眼静脉→海绵窦。

3.动静脉联合治疗

对于复杂的病变,可能要联合两种方法才能达到治疗目的。

(五)注意事项

1.球囊解脱后应立即行正、侧位摄片,记录球囊大小和位置,作为术后复查的参照标准。

2.卧床24~36h,避免头部剧烈转动以防球囊移位。

3.术后1周适当使用镇痛和镇静药物,防止由于球囊占位引起的剧烈头痛。

4.“全盗血”者闭塞瘘口后,应该绝对保持镇静,给予控制性低血压和扩容治疗。

(六)并发症

1.脑神经瘫痪。

2.假性动脉瘤。

3.球囊早脱。

4.过度灌注。

5.球囊移位。

五、颈动脉狭窄支架植入术

(一)适应证

1.无症状者,血管管径狭窄程度>80%。有症状者(短暂脑缺血或卒中发作),血管管径狭窄程度>50%。

2.血管管径狭窄程度<50%,但有溃疡性斑块形成。

3.肌纤维发育不良者,在大动脉炎稳定期并有局限性狭窄。

4.放疗术后狭窄或内膜剥脱术后及支架置入术后再狭窄。

5.急性动脉溶栓后有残余狭窄。

6.由于颈部肿瘤等压迫而导致的狭窄。

(二)禁忌证

1.3 个月内有颅内出血,2 周内有新鲜脑梗死灶者。

2.不能控制的高血压者。

3.对肝素、阿司匹林或其他抗血小板聚集类药物禁忌者。

4.颈内动脉完全闭塞者。

5.伴有颅内动脉瘤,且不能提前或同时处理者。

6.在 30d 内,预计有其他部位行外科手术治疗者。

7.2 周内曾发生心肌梗死者。

8.严重心、肝和肾疾病患者。

9.凝血功能障碍。

10.碘对比剂的禁忌证。

(三)术前准备

1.术前评价,包括颈部血管超声、CTA、MRI 和 MRA,必要时行全脑血管造影。

2.术前 3～5d 口服抗血小板聚集药物。

3.术前 6h 禁食。

(四)操作方法

1.经股动脉采用 Seldinger 技术穿刺,一般放置 8F 导管鞘,加压等渗盐水经导管鞘持续滴注冲洗。

2.8F 导引导管后面接 Y 形阀或止血阀,并与加压等渗盐水连接,在泥鳅导丝导引下,导管置于患侧颈总动脉,头端位置距离狭窄段约 3～5cm。

3.通过导引导管进行血管造影,测量狭窄长度和直径,选择合适支架。

4.通过导引导管将保护装置小心地穿过狭窄段,并释放在狭窄远端 4～5cm 位置,撤出保护装置外套后,选择合适的球囊行预扩张,待扩张后进行造影。

5.撤出扩张球囊后置入支架,造影检查置入支架后有残余狭窄管径,酌情做支架内扩张。

6.撤出保护装置后再次行颈部及患侧颅内动脉造影。

(五)注意事项

1.动脉狭窄段过度迂曲或高度狭窄,保护装置到位困难时,可以选择导丝交换保护装置或使用直径较小的冠状动脉球囊,行扩张后置入保护装置。

2.术前心率＜50 次/min 或伴有慢性心功能不全者,可以预先放置临时起搏器。

3.尽量选择全身麻醉。

4.高度狭窄病变,狭窄远端无任何侧支循环者,扩张后要适当控制血压。

5.尽量使用保护装置。

6.3～6h 后拔除导管鞘。

7.围手术期 3d 口服抗血小板聚集药物,同时给予低分子肝素联合口服抗血小板聚集药物 3～6 个月,3 个月后酌情减量。

(六)并发症

1.心律失常。

2.血压下降。

3.栓子脱落。
4.血栓形成。
5.过度灌注。
6.血管痉挛。
7.支架内再狭窄。

第十二章

诊断报告书写规范

第一节 诊断报告书写常规

一、医学影像学诊断报告格式

X线片、CT、MRI和DSA等影像学资料反映疾病在某一阶段的病理变化和(或)功能改变,医学影像学诊断报告是提供给临床医师的重要诊断依据,对临床诊断治疗起到非常重要的作用。医学影像学诊断报告书的格式应包括以下5项。

1. 一般资料。
2. 检查名称、检查方法或检查技术。
3. 医学影像学表现。
4. 医学影像学诊断。
5. 书写报告应由医师签名。

二、医学影像学诊断报告书的内容

医学影像学诊断报告书的5个项目所包括的内容各不相同,但却有一定的联系。每一项目应书写的内容如下。

1. 一般资料

医学影像学的诊断报告书一般为表格式的,各家医院可以根据各种不同设备设计各自的表格,一般资料包括患者姓名、性别、年龄、科别、住院号、病区、病床、门诊号、检查号、检查日期和报告日期等。

2. 检查名称、检查方法或检查技术

对于常规检查要注明检查名称,特殊检查要注明检查方法或检查技术。

3. 医学影像学表现

(1)阐明有无临床所疑疾病的表现或征象,如有则应对出现病变的部位、大小、范围、密度、形态及其与周围组织的关系等加以描述,未出现相关表现要说明未见。

(2)临床所疑疾病以外的阳性发现。

1)意外或偶然发现临床所疑疾病以外疾病的征象。如骨外伤患者所摄骨骼片上偶然发现骨肿瘤。

2)正常变异的表现。

3)成像伪影。

4)难以定性的或可疑的征象。

(3)对有鉴别诊断意义的阴性征象应加以描述。

4. 医学影像学诊断

医学影像学诊断有其局限性,不同疾病可有类似表现,同一疾病又可以有不同表现,而且随时间的改变,病变可以发生变化。所以医学影像学诊断要密切结合临床资料,必要时要亲自检查患者以提高诊断符合率。医学影像学诊断为整个医学影像检查的结论,报告书写者必须根据医学影像学的表现恰如其分地做出检查结论。诊断结论一般分为以下 4 种情况:

(1)正常或未见异常。

(2)病变肯定,性质肯定。

(3)病变肯定,性质不肯定,这种结论又可分为以下 2 种情况。

1)以某一疾病为主但不典型。

2)病变表现无特征性,有多种可能性,可依次说明可能的疾病。

(4)可疑病变,所见表现不能肯定为病变,可能为正常变异或各种原因造成的假象。

如需要患者做进一步检查,可在诊断结论后提出建议,如建议增强 CT 扫描或加做 MRI 其他序列的检查等。

5. 书写报告的医师签名

签名医师即是此份医学影像诊断报告书的责任人,影像报告应由具备资质的医学影像诊断专业医师出具。如书写报告者为住院医师、进修医师或实习医师,则应由上级医师审核签名后出具报告。如只有一名医师签名必须由主治医师或主治医师以上医师签名。对于正常工作时间外(如夜间)或二级以下医院,可根据实际情况,由放射科主任或医院授权高年资住院医师签发诊断报告。

诊断报告描写要客观反映影像学改变,重点突出,条理清楚,术语准确,字迹清晰。重要字句修改后的诊断报告书应重抄。如近期有同一部位的检查,应与以前的影像资料相对照。

报告签发时间:普通报告精确到时,急诊报告精确到分。诊断报告要留底存档。

第二节 普通 X 线检查诊断报告书写要求

一、胸部

(1)胸廓:是否对称、有无畸形及骨骼异常改变。

(2)肺野:肺内有无病灶,如发现病灶要描述其部位、形态、边缘、大小及有无空洞等。

(3)肺门:正常、增大及有无肿块等。

(4)纵隔:气管是否正中,纵隔有无增宽及有无肿块发现等。

(5)横隔:位置和形态有无改变,肋膈角与心膈角情况。

(6)心脏:外形有无异常变化、心胸比率和心脏各房室大小。

二、心脏平片

(1)摄片位置。

(2)胸廓:纵隔与横膈形态有无异常。

(3)肺部:重点描述肺门、肺内动脉和静脉血管纹理的变化,有无肺动脉高压或肺瘀血等表现。

(4)心脏:心外形增大的类型,肺动脉段外形变化,各房室增大的情况,食道左房压迹变化。

三、泌尿系统

1.平片

(1)两肾轮廓、位置、形态与大小。

(2)全尿路区域有无钙化或结石样阴影。

(3)腰大肌及腹壁脂肪线是否清晰。

(4)脊椎、骨盆区和骨骼有无异常。

(5)肠道内容物情况,有无腹部异常阴影。

2.排泄性尿路造影

(1)两肾轮廓、位置、形态和大小。

(2)使用对比剂名称、剂量和浓度。

(3)两肾功能显影情况:正常、延迟或不显影。对肾功能差者,造影需延时45~60s或更长时间再行摄片观察。

(4)两侧肾盏和肾盂轮廓显示是否清晰。

(5)膀胱充盈情况。

(6)两侧输尿管显示情况。

(7)腰椎与骨盆区骨质有无改变。

3.逆行肾盂造影

(1)两肾轮廓、位置、形态和大小,注明导管位置。

(2)使用对比剂的名称、浓度和剂量。

(3)两侧肾盏、肾盂和输尿管充盈情况。

(4)腰骶椎与骨盆区骨质有无改变。

4.膀胱造影

(1)对比剂名称、浓度和剂量。

(2)膀胱充盈的轮廓、形态和大小。如有病变应说明病变范围、大小、边界及其与邻近脏器的关系。

(3)若观察膀胱壁者应测量其厚度、边缘及其与周围器官的关系。

(4)前列腺有无压迫膀胱。

(5)有无其他异常发现。

四、头颅和五官

1.头颅平片X线诊断报告

(1)头颅大小与形态。

(2)颅骨内外板与板障厚度与密度改变。

(3)颅缝与囟门有无异常。
(4)脑回压迹有无增多和增深。
(5)颅板血管压迹有无异常。
(6)蝶鞍大小、形态和骨质有无异常。
(7)颅内有无生理或病理性钙化及其位置、形态、大小和数目。
(8)头颅软组织情况。
2.副鼻窦X线诊断报告
(1)各组窦腔发育情况。
(2)各窦腔大小、形态和密度有无异常,黏膜有无增厚,是否液平。
(3)鼻腔与眼眶有无异常改变。
(4)如窦腔出现占位性病变应重点描述病理变化。
3.乳突X线诊断报告
(1)乳突类型(气化型、板障型或硬化型),气房大小及密度。
(2)鼓窦入口与鼓窦区有无扩大或骨质破坏。
(3)鼓室、天盖和乙状窦骨质情况。
(4)内外耳道情况。
(5)周围组织骨质结构有无改变。
4.眼眶X线诊断报告
(1)眶窝大小与形态。
(2)眶壁骨质结构。
(3)眶内软组织密度有何异常改变。
(4)眶裂、视神经孔形态和大小及骨壁情况。
(5)周围副鼻窦有无改变。
(6)下颌骨X线诊断报告。
(7)下颌骨骨质有无异常,如有病变应按基本病理变化予以重点描述。
(8)牙槽有无病变。
(9)软组织的变化。

五、骨与关节系统

1.骨与关节外伤X线诊断报告
(1)骨折或关节脱位的部位与名称。
(2)骨折断端移位程度和对位对线情况。
(3)软组织有无积气、异物或肿胀。
(4)有无骨质破坏或其他骨质改变。
2.关节病变X线诊断报告
(1)关节病变发生部位:干骺端、骨干或关节。
(2)骨与关节骨质结构有无异常,如有病变应按基本病理变化予以重点描述。
(3)关节间隙与软组织情况。

3.四肢长骨病变X线诊断报告

(1)病变发生部位及累及范围。

(2)四肢长骨病变基本病理改变予以应重点描述。

(3)软组织变化情况。

(4)如果是肿瘤病变应描述肿瘤生长方式(膨胀性、压迫性或浸润性破坏)及其与正常骨组织的分界情况。

4.脊柱病变X线诊断报告

(1)脊柱曲度有无变化。

(2)病变椎体的部位、数目与基本病理变化情况应予以重点描述。

(3)椎间隙有无改变。

(4)软组织特别是椎旁软组织有无改变。

六、急腹症平片

1.立位片

胃肠腔有无扩张、积气、积液或液平面,膈下有无游离气体。

2.卧位片

(1)膈肌位置、肝脏、脾脏和肾脏的轮廓。

(2)腰大肌与腹膜内外脂肪影是否清晰。

(3)肠道有无积气扩张、肠壁厚度、肠道分布及位置。有无肿块或高密度结石影。

(4)脊柱、盆腔骨骼有无异常。

七、消化道造影

1.食道造影诊断报告

(1)胸部常规透视情况、胃泡大小和食道内有无食物滞留。

(2)食道钡剂通过各段充盈情况,有无受阻、缺损或狭窄。

(3)食道壁柔软度、扩张度和黏膜情况。

(4)经过贲门钡流情况,有无受阻、受压、移位及局部有无肿块等。

(5)胃底部钡剂充盈情况,膈胃间距离有无增宽。

2.上胃肠造影诊断报告

(1)腹部常规透视情况。

(2)食道有无异常。

(3)胃的类型、位置、张力、蠕动和黏膜等情况。

(4)胃壁柔软度、移动度和排空程度。

(5)胃双重对比相,胃小区显示情况。

(6)十二指肠各部形态和功能变化。

(7)如为全胃肠道造影应观察各组小肠黏膜、位置、走行方向有无异常。并要连续观察直达回盲部显示为止。

3.结肠造影诊断报告

(1)腹部常规透视情况。

(2)导管插入顺利与否。

(3)结肠各段充盈情况,有无梗阻,结肠各段位置、袋形、外形、移动度、肠壁柔软性、排钡后结肠收缩功能和黏膜皱襞有无改变。

(4)气钡双重相:黏膜情况,有无充盈缺损或息肉样改变。

第三节　CT与MRI诊断报告书写要求

一、颅脑、五官

1.颅脑

(1)颅骨骨质有无异常改变。

(2)脑沟和脑池有无增宽或狭窄。

(3)脑回、脑灰质与脑白质情况。

(4)脑室大小、形态、位置与移位情况。

(5)中线结构有无移位。

如发现病灶则应重点描述其部位、形态、边界、累及范围、增强前后CT密度或MRI信号变化等。

2.眼眶

(1)眼眶顶、眼眶底和眶内外骨壁有无改变。

(2)眶裂与视神经管。

(3)眼球大小、形态与内部结构。

(4)视神经情况。

(5)眼外肌与眶内脂肪间隙是否清晰。

(6)如有增强扫描应注意眼部静脉与眼动脉是否清晰,有无扩张或狭窄。

(7)鼻窦与颅内有无异常。

如发现病灶则应重点描述其部位、形态、边界、累及范围、增强前后CT密度或MRI信号变化等。

3.耳与颞骨

(1)外耳道有无异常。

(2)中耳包括上鼓室、中鼓室、下鼓室、鼓上隐窝、耳咽管和听骨链等显示是否清晰,有无破坏。

(3)内耳包括耳蜗、半规管和面神经管等结构是否清晰。

(4)鼓窦入口、鼓窦区、天盖与乳突气房情况。

(5)颈静脉窝、颈动脉管、内耳道、乙状窦以及周围区域骨质有无破坏。

4.鼻与副鼻窦

(1)鼻腔骨质结构、鼻中隔和鼻甲情况。

(2)各组副鼻窦大小、形态及骨壁等有无改变。

(3)鼻腔内与各组副鼻窦内密度或信号有无异常。

(4)鼻后孔及周围结构如眼眶、上颌齿槽骨、颞下窝和鼻咽部等情况。

如发现病灶则应重点描述其部位、形态、边界、累及范围、增强前后 CT 密度或 MRI 信号变化等。

二、颈部

1. 鼻咽部

(1)鼻咽腔:腭帆、鼻咽腔侧壁、顶壁和咽隐窝等情况。

(2)咽旁间隙和咽鼓管隆突有无改变。

(3)咽后间隙有无增宽。

(4)咀嚼肌间隙、茎突前咽旁间隙与茎突后咽旁间隙有无占位病变。

(5)鼻咽部周围骨质有无破坏。

如发现病灶则应重点描述其部位、形态、边界、累及范围、增强前后 CT 密度或 MRI 信号变化等。

2. 喉部

(1)声门上区:会厌、杓会厌皱襞和假声带有无改变。

(2)声门区:真声带和喉室腔有无狭窄。

(3)声门下区情况。

(4)甲状腺与甲状旁腺大小、形态、CT 密度或 MRI 信号有无改变。

(5)舌骨、会厌软骨、甲状软骨、环状软骨和杓状软骨等情况。

(6)喉旁间隙与喉周结构及颈部其他结构有无异常情况。

如发现病灶则应重点描述其部位、形态、边界、累及范围、增强前后 CT 密度或 MRI 信号变化等。

3. 颈部

(1)脏器区情况:甲状腺、甲状旁腺、食管、喉部与气管及下咽部结构有无异常。

(2)两侧外侧区情况:有无淋巴结肿大和占位病灶。

(3)颈后区有无占位病灶。

4. 涎腺

(1)腮腺大小、形态、位置、密度或信号有无异常情况,有无占位病灶。

(2)颌下腺大小、形态、位置、密度或信号有无异常。

如发现病灶则应重点描述其部位、形态、边界、累及范围、增强前后 CT 密度或 MRI 信号变化等。

三、胸部

1. 气管、支气管及其各分支显示是否清晰,有无狭窄、中断或扩张。

2. 肺野是否清晰,有无实质性或间质性病变。

3. 肺门有无增大,有无淋巴结肿大。

4. 胸膜有无增厚或钙化,胸腔有无积液。

5. 纵隔有无增宽,有无淋巴结肿大。

6. 胸壁骨骼骨质结构与软组织有无异常。

7. 横膈情况。

如发现病灶则应重点描述其部位、形态、边界、累及范围、增强前后CT密度或MRI信号变化等。

四、心脏

1.心肌厚度、密度或信号有无异常。
2.心内膜情况。
3.心房大小和形态有无异常。
4.心室大小、形态和肌小梁等有无异常改变。
5.心瓣膜情况。
6.心包有无积液和钙化。
7.肺动脉主干与肺静脉主干有无改变。
8.冠状动脉有无钙化。
9.心脏内血流情况。

五、腹部

1.肝脏、胆囊
(1)肝脏外形与各叶比例有无失调。
(2)肝门结构是否清晰,肝内胆管与胆总管有无狭窄或扩张。
(3)肝内动静脉(包括门脉)主干与分支学术是否清晰。
(4)肝脏增强前后密度或信号变化情况,特别注意增强后各期扫描包括延时扫描其密度或信号变化。
(5)胆囊大小和形态有无变化,胆囊壁有无增厚,胆囊内有无占位病灶。
(6)腹腔内及周围脏器情况。
2.胰腺
(1)胰腺包括钩突、头、体、尾部大小与形态。
(2)胆总管下端与胰管情况。
(3)胰腺增强前后密度或信号变化。
(4)胰周有无异常情况。
(5)扫描区域内动、静脉和淋巴结情况。
(6)周围脏器情况。
3.脾脏
(1)脾脏大小、形态和密度或信号有无改变。
(2)增强前后密度或信号变化。
(3)脾门与脾周结构情况。
4.肾脏与肾上腺
(1)肾上腺大小、形态和密度或信号有无异常。
(2)肾脏外形、大小、肾皮质与髓质结构情况。
(3)增强前后肾上腺与肾脏密度或信号有无变化。
(4)肾盏、肾盂与输尿管上段情况。

(5)肾周间隙、肾筋膜、肾周血管、淋巴组织及肾周各脏器情况。

六、盆腔

1. 男性盆腔

(1)膀胱大小、形态、位置、膀胱壁厚度等有无变化。

(2)精囊情况。

(3)前列腺有无增大。

(4)直肠情况。

(5)盆腔各脏器间脂肪间隙情况。

(6)盆腔内其他组织情况。

(7)盆腔骨质有无破坏。

如发现病灶则应重点描述其部位、形态、边界、累及范围、增强前后CT密度或MRI信号变化等。

2. 女性盆腔

(1)膀胱情况。

(2)子宫、阔韧带和附件等脏器情况。

(3)宫颈和阴道情况。

(4)直肠情况。

(5)盆腔各脏器间脂肪间隙情况。

(6)盆腔内其他组织情况。

(7)盆腔骨质结构情况。

如发现病灶则应重点描述其部位、形态、边界、累及范围、增强前后CT密度或MRI信号变化等。

七、脊椎

1. 各椎体包括椎体、椎弓根、椎板、关节突、横突和棘突各部骨质结构以及密度或信号有无异常。

2. 各椎间盘结构、形态、密度或信号有无异常。

3. 椎管有无狭窄,椎管内有无占位病灶。

4. 脊膜情况。

5. 脊髓外形、位置、密度或信号有无异常改变。

6. 椎管内如有占位灶,其增强前后密度或信号有无变化。

八、四肢骨关节

1. 骨皮质、骨膜、骨髓腔和骨质结构情况。

2. 关节面、关节软骨和半月板等结构情况。

3. 关节腔情况。

4. 关节滑膜和滑膜囊情况。

5. 软组织情况。

如发现病灶则要求重点描述部位、大小、形态、边缘、累及或浸润周围结构情况，增强前后密度或信号变化情况。

第四节 DSA诊断报告书写要求

DSA诊断报告书写应根据需要说明导管插管的方式、导管型号、导管位置以及对比剂名称、浓度和剂量。

一、心脏大血管

1.对比剂在各房室及主肺动脉循环显影时间有无异常。
2.各房室大小和形态有无异常。
3.各房室、主动脉、肺动脉及分支的充盈情况。
4.大血管与心脏的连接关系。
5.有无异常分流。
6.有无异常连接血管。

二、主动脉

按时间顺序描述血管充盈显示情况，各支血管分布、形态、粗细、走行、位置、结构等有无改变，有无异常血供或病理循环。

三、脑血管

1.颈动脉造影
(1)颈内动脉颅内段及其分支充盈、管径粗细、位置与形态。
(2)大脑前动脉及各分支充盈、管径粗细、位置与形态。
(3)大脑中动脉及各分支充盈、管径粗细、位置与形态。
(4)有无异常血管、静脉早显或侧支循环。
(5)有无动脉瘤或动静脉畸形。
(6)深部静脉的位置与形态。
(7)颈外动脉及各分支情况。
2.椎动脉造影
(1)基底动脉位置、形态与充盈情况。
(2)大脑后动脉及各分支充盈情况，管径粗细、位置与形态。
(3)小脑前上动脉充盈情况、管径粗细、位置与形态。
(4)小脑后下动脉及各分支充盈情况、位置与形态。
(5)有无动脉瘤或其他异常发现。

四、四肢血管

按顺序描述各段血管及各分支血管充盈显影情况，各血管分布、形态粗细、走向、位置和有无病理血管出现等。

第十三章

放射科对比剂临床应用指南

第一节 放射科常用对比剂

对比剂概念:以医学成像为目的,将某种特定物质引入人体内,以改变机体局部组织的影像对比度,这种被引入的物质称为"对比剂"(Contrast Medium),也称之为"造影剂"。按用途分为X线对比剂、磁共振对比剂和超声对比剂。

一、X线对比剂

(一)碘水对比剂

碘水对比剂是放射科CT诊断和DSA检查中最常使用的药物。按在溶液中是否分解为离子,分为离子型对比剂和非离子型对比剂;按分子结构分为单体型对比剂和二聚体型对比剂;按渗透压(同血浆渗透压290mOsm/kg H_2O比较)分为高渗对比剂、低渗对比剂和等渗对比剂。低渗对比剂是相对高渗对比剂而言,碘对比剂使用指南(第2版)用次高渗对比剂代替低渗对比剂,事实上,低渗对比剂的渗透压仍高于血浆渗透压的数倍。等渗对比剂是相对于血浆渗透压而言。

1.离子型碘对比剂

离子型碘对比剂为高渗对比剂,相当于血液渗透压的5~7倍。这类对比剂包括泛影葡胺类药物,如泛影葡胺和复方泛影葡胺等。高渗对比剂的不良反应较多。目前,临床很少在血管内应用高渗对比剂。

2.非离子型碘对比剂

(1)低渗对比剂,渗透压为580~810mOsm/kg H_2O,为非离子型单体型对比剂,主要有:碘普罗胺(Iopromide,商品名:优维显),碘海醇(Iohexol,商品名:欧乃派克、欧苏、双北注射液),碘帕醇(Iopamidol,商品名:典必乐),碘喷托(Iopentol),碘美普尔(Iomeprol:典迈伦),碘比醇(Iobitridol,商品名:三代显)和碘佛醇(Ioversol,商品名:安射力)等。

(2)等渗对比剂,渗透压为285~295mOsm/kg H_2O,非离子型二聚体对比剂。目前临床上使用的有碘克沙醇(Iodixanol,商品名:威士派克)。

(二)脂类碘对比剂

脂类碘对比剂主要应用于瘘管造影和子宫造影等,在介入血管栓塞中常被用作为血管内栓塞剂。主要有碘化油、乙碘油(超液化碘油)和碘苯脂。

(三)其他X线对比剂

钡类对比剂,包括硫酸钡干粉和硫酸钡混悬剂等,主要用于消化道造影。

气体对比剂二氧化碳,主要用于对碘对比剂过敏患者的大血管造影。

二、磁共振对比剂

磁共振对比剂按增强效果分为阳性对比剂(信号增强—顺磁性离子)——钆、锰对比剂和阴性对比剂(信号降低)——超顺磁性氧化铁颗粒。按生物分布特性分为非特异性细胞外液间隙分布的对比剂、肝胆对比剂和血池对比剂。按使用途经分为血管内使用的注射液和胃肠道内使用的铁类对比剂。

(一)非特异性细胞外液对比剂

通过缩短周围质子的 T_1 弛豫时间,间接地改变质子所产生的信号强度,提高人体正常组织结构与病变之间的成像对比度,使组织的信号强度在 T_1 像上比注射对比剂前强。最常用的是钆类对比剂。

1.离子型钆对比剂

钆喷酸葡胺(商品名:马根维显、磁显葡胺)和钆特酸(商品名:多它灵)。

2.非离子型钆对比剂

钆双胺(商品名:欧乃影),钆布醇(商品名:加乐显),钆弗塞胺(商品名:Optimark)和钆特醇(商品名:普络显思)。

(二)特异性对比剂

特异性对比剂分为肝细胞特异性对比剂和网状内皮系统特异性对比剂。

1.肝细胞特异性对比剂

其由肝细胞摄取,并在肝细胞内滞留较长时间,缩短组织 T_1 弛豫时间以增强正常肝组织在 T_1WI 上的信号。部分通过胆汁排泄。主要药物有钆制剂:钆塞酸二钠(商品名:普美显)和钆贝葡胺(Gd-BOPTA,商品名:莫迪思)。锰制剂:泰乐影(Mn-DPDP)。

2.网状内皮系统特异性对比剂

菲立磁(ferumoxides)由 Kupffer 细胞摄取,现已很少使用。

3.血池对比剂

超顺磁性氧化铁颗粒(SPIO),在 T_2WI 上可使正常肝组织信号减低。

(三)胃肠道内使用对比剂

铁类对比剂,如枸橼酸铁铵制剂,在 T_2WI 上使胃肠道水的信号降低,提高 MRCP 成像效果。非特异性细胞外液对比剂稀释后口服也能达到同样效果。

第二节 放射科对比剂的适应证和禁忌证

一、水溶性碘制剂

由于离子型碘对比剂毒副反应较大,目前除"T"管造影、ERCP 和肾盂静脉造影等少数检查尚使用外,在 CT 或 DSA 检查中已大多被非离子型碘对比剂所取代。

(一)适应证

1.CT 增强扫描、CT 血管成像和 CT 灌注成像。

2.排泄性尿路造影和深静脉造影。

3. 体内腔道、瘘道造影和尿路逆行造影。

4. 经导管心血管造影等。

(二)禁忌证

碘过敏者及有明确严重甲状腺功能亢进表现的患者不能使用含碘对比剂。除药物说明书规定外,不用于椎管造影。高危人群慎用(详见本章"放射科对比剂不良反应的预防和处理")。

二、脂类碘对比剂

(一)适应证

1. 子宫输卵管造影、支气管造影和窦道造影等。

2. 介入治疗时作为栓塞剂。

(二)禁忌证

碘剂过敏者。有生殖器急性炎症、子宫出血、妊娠期、分娩后6个月内和剖宫术后30d内不得行子宫输卵管造影。除用作介入治疗栓塞剂外,严禁血管内使用。

三、磁共振对比剂

(一)非特异性细胞外液对比剂

1. 适应证

MRI增强扫描、增强MRA和MRI灌注成像。

2. 禁忌证

对MRI对比剂过敏和严重肾功能不全者慎用。

(二)肝细胞特异性对比剂

1. 适应证

除了非特异性细胞外液对比剂的适应证外,由于其肝胆期显影特点用于肝脏良、恶性肿瘤及非肝细胞性肿瘤的诊断和鉴别诊断。

2. 禁忌证

对MRI对比剂过敏和严重肾功能不全者慎用。

四、医用硫酸钡

1. 适应证

普通食管、胃肠造影和双对比造影;普通钡剂灌肠和双对比钡剂灌肠造影。

2. 禁忌证

消化道梗阻(禁用口服硫酸钡)、消化道穿孔及近期消化道大出血。

第三节 放射科对比剂不良反应的预防和处理

一、对比剂不良反应的种类和临床表现

碘对比剂和钆对比剂血管内使用及血管外的使用均可出现轻重不等的不良反应。急性

不良反应是指注射对比剂后1h之内发生的不良反应，按严重程度可分为轻度、中度和重度不良反应。迟发性不良反应主要是指对比剂注射后1h至1周内出现的不良反应。大量使用对比剂可以引起对比剂肾病。使用钆对比剂还可引起肾源性系统性纤维化。此外使用高压注射器、注射流率过高、被穿刺血管情况不佳以及淋巴和(或)静脉引流受损等可以造成对比剂血管外渗。

1.轻度反应

咳嗽、喷嚏、一过性胸闷、结膜炎、鼻炎、恶心、全身发热、皮肤潮红、皮肤瘙痒、荨麻疹、血管神经源性水肿、喉部紧缩感和注射肢体疼痛等。大多为一过性，可自行消退。

2.中度反应

上述反应加重或剧烈呕吐、重度荨麻疹、支气管痉挛、喉头(声门)水肿、呼吸困难、寒颤和短暂昏迷等。

3.重度反应

大量出汗、面色苍白、胸闷、气促发绀、血压下降、脉搏细弱、四肢湿冷、腹部绞痛、惊厥、震颤、抽搐、重度支气管痉挛、喉头水肿、急性肺水肿、大小便失禁、心动过缓、心室纤颤、血压显著下降、低血压性休克、意识丧失甚至呼吸和心搏骤停。

4.迟发性不良反应

对比剂引起的迟发性不良反应绝大多数情况下为皮肤相关不良反应，包括斑丘疹、红斑、荨麻疹和血管源性水肿。迟发性皮肤不良反应多为轻度至中度，并且具有自限性。

5.对比剂血管外渗

绝大多数情况下外渗的对比剂仅会引起皮肤轻微的肿胀、红斑或烧灼痛，不会引起长期后遗症。在极少数病例可出现严重皮肤坏死、溃疡或骨间膜室综合征，特别是使用高压注射器所致的短时间内大量对比剂外渗者。

6.对比剂肾病

对比剂肾病是指“血管内注射碘对比剂后的2～3d内出现无其他原因可以解释的急性肾功能下降”，临床检验血浆肌酐水平和基线相比的绝对值增加0.5mg/dl(或44μmol/L)以上或相对值增加超过了基线的25%以上。

7.肾源性系统性纤维化

其是指肾功能障碍患者发生皮肤损害并伴有多器官受累的系统性疾病，以广泛的组织纤维化为特征，通常会引起四肢皮肤的增厚和硬化，最后常常造成关节固定和挛缩，甚至可导致死亡。临床表现为急性、亚急性或慢性过程(数天至数周)。50%为快速进展或爆发型。皮肤增厚、硬结、变硬或类似橘皮样变，伴瘙痒、烧灼或锐疼。常为对称性，依受累顺序为腿部、臂部和躯干，也可有面部皮肤受累。关节邻近的皮肤改变可致关节僵硬、挛缩和致残。心、肺、骨骼肌和膈肌等均可受累。少数可缓解，但无自发痊愈的报道，50%(或不足)患者会快速死亡。

二、对比剂不良反应的预防

对比剂副反应分为剂量相关性反应(物理、化学性反应或毒性反应)和非剂量相关性特异性反应(过敏性反应)，尤其是后者的预防是极为困难的，目前尚无可靠的预防方法。做好对比剂选择和完善对比剂使用前的准备工作，可以减少对比剂不良反应的发生，如发生不良反应时能够进行及时规范的处理,可以避免严重不良后果。

1.掌握适应证和禁忌证

有明确严重甲状腺功能亢进表现的患者不能使用含碘对比剂。应了解病史,重视高危人群,高危人群如下。

(1)对比剂及其他药物过敏史。

(2)哮喘、荨麻疹和湿疹等过敏性疾病。

(3)肝、肾功能损害。

(4)肺及心脏疾病。

(5)糖尿病。

(6)婴幼儿、高龄患者,尤其是在禁水和脱水状态下的这类患者。

(7)多发性骨髓瘤。

(8)虚弱和恶病质患者,长期接受抗癌和激素治疗患者。

(9)重症肌无力。

2.合理选择对比剂

碘对比剂轻度急性不良反应的发生率在使用低渗非离子型对比剂的患者中不超过3%,而高渗离子型对比剂的发生率最高可达15%。中度不良反应的发生率在低渗非离子型对比剂中为0.2%~0.4%,而高渗离子型对比剂为1%~2%。重度不良反应的发生率在低渗非离子型对比剂为0.04%,而高渗离子型对比剂为0.2%。离子型和非离子型对比剂所导致的致命性不良反应的概率相似,均极罕见(1∶170000)。推荐使用低渗或等渗对比剂,避免使用高渗对比剂及离子型对比剂,使用满足诊断需要的最低剂量的对比剂。

3.补液,禁食不禁水

在注射碘对比剂前应进行适当地补液已经成为目前预防对比剂肾病最基础的方法。对于需要注射对比剂的所有患者,应在用药前仔细询问病史,了解有无肾功能障碍、糖尿病等危险因素。在注射前对所有患者进行适当的补液,急诊患者应在用药前、后口服与静脉补液,或并用乙酰半胱氨酸口服或静脉注射。所有患者使用碘对比剂应提前停止肾毒性药物的使用,且尽量避免在72h内反复多次地注射对比剂。

4.预防对比剂血管外渗的措施

静脉穿刺选择合适的血管,应操作细致。使用高压注射器时,选用与注射流率匹配的穿刺针头和导管。对穿刺针头进行恰当固定。与患者进行良好的沟通,以取得其配合。

5.其他

停用肾毒性药物至少要在用药后24h方才能再使用碘对比剂。尽量选用不需要含碘对比剂的影像检查方法或可以提供足够诊断信息的非影像检查方法。如果确实需要使用碘对比剂,在保证影像诊断质量要求的前提下,适当牺牲图像质量,建议使用能达到诊断目的的最小对比剂剂量,以减轻其对肾功能的损伤。避免短时间内重复使用诊断剂量的碘对比剂。避免使用甘露醇和利尿剂,尤其是髓袢利尿剂。

6.对比剂不良反应的观察

对比剂不良反应发生的时间:在对比剂注入的全部过程中均可能发生不良反应,但绝大多数均在注射后30min内,有资料显示90%的严重和致死性不良反应发生在注入对比剂的20min内,60%以上发生在最初的5min内。因此,对患者的最初30min观察和监护尤为重要。患者的任何轻微的症状和体征都可能是许多严重威胁生命的不良反应的开始。因此，只要患者有不适就应严密观察，尤其是生命体征，直至症状减轻或消失。

7. 预防用药

一般不主张预防用药，对高危人群检查前酌情使用皮质激素和抗组胺药物。检查前1～12h口服扑尔敏4mg或西咪替丁400mg或静脉内注入地塞米松10mg。

8. 放射科建立抢救应急预案

建立与急诊室或其他临床相关科室的应急快速增援机制，配备急救药品及设备，以便随时抢救。

9. 签署知情同意书

签署知情同意书是预防对比剂不良反应的重要环节，能够帮助患者及医务人员掌握适应证和禁忌证，签署"碘对比剂使用患者知情同意书"前，医生或护士需要询问患者或监护人的内容如下。

(1)既往有无使用碘对比剂出现中重度不良反应的历史。

(2)有无哮喘。

(3)有无糖尿病。

(4)有无肾脏疾病。

(5)有无肾脏手术。

(6)有无使用肾毒性药物或其他影响肾小球滤过率的药物。

(7)有无高血压。

(8)有无痛风病史。

(9)有无其他药物不良反应或过敏史。

(10)有无脱水和充血性心衰现象。

(11)需要高度关注的相关疾病，甲状腺功能亢进尚未治愈者为碘对比剂使用禁忌。

糖尿病肾病使用碘对比剂需要咨询内分泌专科医师和肾脏病专科医师。

三、对比剂不良反应的处理

1. 抢救工作的一般原则

(1)放射科检查人员必须熟悉对比剂可能发生的反应以及处理常规。

(2)检查室内应配备各种抢救药物、抢救设备和氧气等。

(3)少数患者的轻度反应可能是严重反应的先兆，应注意密切观察。出现严重反应时应及时与临床有关科室如麻醉科、急诊科和心脏科医师取得联系，密切配合抢救。

(4)停止注射对比剂，保持静脉通畅，予以静脉补液。保持呼吸道通畅，吸氧。采取仰卧位，头尽量后仰，有呕吐者头部应侧转，及时清除呕吐物，以免呕吐物被吸入。

(5)抢救工作应分秒必争，在呼叫临床救援的同时，首先投入抢救，决不可等待和依赖临床医师的抢救，以免延误宝贵的抢救时间。

2. 轻度反应的处理

停用对比剂，一般无须处理，可以自行缓解，或根据情况进行对症治疗。要严密观察，因为有可能是中重度反应的前兆。

3.中度反应的处理

(1)恶心和呕吐

一过性的恶心和呕吐,可以观察。重度的和持续时间长的恶心和呕吐,应考虑适当给予止吐药物。

(2)荨麻疹

散发性的和一过性的荨麻疹,应该注意观察和给予支持治疗。持续时间长的荨麻疹应考虑适当地给予组胺 H1 受体阻滞剂行肌肉内或静脉内注射,但要注意可能会发生嗜睡和(或)低血压。对于严重的荨麻疹可使用 1∶1000 肾上腺素 0.5～1ml 行皮下或肌肉注射,儿童应给予 0.01mg/kg 肾上腺素行肌肉注射,最大剂量不超过 0.3mg,必要时重复注射。

(3)支气管痉挛

吸氧,给予 β_2 受体激动剂如舒喘灵行雾化吸入,酌情使用 1∶1000 肾上腺素 0.5～1ml 行皮下或肌肉注射,儿童为 0.01mg/kg 行肌肉注射,最大剂量不超过 0.3mg,必要时重复注射。(对有冠状动脉疾病的患者或老年患者使用较小的剂量),肌注或静注地塞米松 10～20mg 或静滴氢化考的松 200～400mg。将氨茶碱 0.25g 加入 10%GS 中配置成溶液行静脉注射。

4.严重反应的处理

(1)过敏性休克

积极抗休克治疗,立即行皮下、肌肉或静脉注射 1∶1000 肾上腺素 0.5～1ml,小儿为 0.1ml。如症状不缓解,每 20～30min 继续应用 1 次,直至患者脱离危险。肌注或静注地塞米松 10～20mg 或静滴氢化考的松 200～400mg。迅速建立静脉通道,快速补充血容量,首次输液时应快速输入 500ml。酌情使用血管活性药物,如阿拉明 10～20mg 和多巴胺 10～20mg 等行静脉滴注。注意纠正酸碱中毒及电解质失衡。

(2)喉头水肿

吸氧,严重者应做气管切开或气管插管。在药物应用方面,应采取静脉内推注地塞米松 20mg 或氢化考的松 50～100mg,1∶1000 肾上腺素 1ml 行皮下或肌肉注射。将氨茶碱 0.25g 加入 10%GS 中配置成溶液行静脉注射。

(3)心跳呼吸停止:立即做心肺复苏。

心肺复苏的基本流程:

在与相关临床科室医师联系(应有预定的联系电话)的同时,进行以下操作。

1)评估意识:通过呼叫患者、轻拍肩膀或给予疼痛刺激,判断生命体征(意识、呼吸、脉搏和血压)和判断患者是否意识清醒,同时向陪同人员询问病史。

2)开放气道:保持患者的呼吸道畅通,使患者头向后仰,防止呕吐物误吸。

3)要求在心肺复苏全过程中要始终保持头后仰位。

4)检查呼吸情况:通过观察、听和感觉呼吸情况。

5)检查脉搏:检查颈动脉有无脉搏。

6)如 10s 内不能确定有无脉搏,立即进行心外按压,心外按压的具体位置为两乳头间胸部的中央。每分钟按压心脏≥100 次,按压深度≥5cm,每按压 30 次给予 2 次人工呼吸,可应用简易呼吸器进行人工呼吸,每次给气时间为 1s。每 2 分钟或操作 5 个循环检查 1 次脉搏。每次检查脉搏时间不超过 10s。判断操作是否有效的标准为:以能触及颈动脉或股动脉搏动为有效。

5.对比剂外渗的处理

(1)轻度外渗

多数损伤轻微,无须特殊处理,但要嘱咐患者注意观察,如局部肿胀加重应及时就诊。对个别疼痛明显者,可局部给予普通冷湿敷。

(2)中、重度外渗

1)抬高患肢以促进血液回流,适当顺静脉回流方向按摩。

2)早期使用50%硫酸镁湿冷敷,24h后改硫酸镁湿热敷,或者用0.05%的地塞米松局部湿敷。

3)对比剂外渗反应严重者,在外用药物基础上,可给予地塞米松10mg静脉推注,20%甘露醇静脉滴注。必要时咨询临床医师用药方案。

第十四章

放射防护管理

第一节 概 述

一、医用射线装置的分类

根据射线装置对人体健康和环境可能造成危害的程度，按照国家环境保护总局和卫生部联合制定的《射线装置分类办法》(环发 2006(26)号公告)，从高到低将射线装置分为以下三类。

Ⅰ类为高危险射线装置，发生事故时可以使短时间受照人员产生严重放射损伤，甚至死亡，或对环境造成严重影响。如能量大于 100 兆电子伏特的医用加速器。

Ⅱ类为中危险射线装置，发生事故时可以使受照人员产生较严重放射损伤，大剂量照射甚至导致死亡。如放射治疗用各类加速器、质子治疗装置、制备 PET 用放射性药物的加速器、X 射线深部治疗机和数字减影血管造影装置。

Ⅲ类为低危险射线装置，发生事故时一般不会造成受照人员的放射损伤。如放射诊断用普通 X 射线机、CT、牙科 X 射线机、乳腺 X 射线机和放射治疗模拟定位机等。

二、放射诊疗中照射的分类

照射是指辐射源发出电离辐射(波长小于 100nm 的电磁辐射)而使人或物受到照射的过程。辐射防护贯穿于整个照射过程，从对辐射源的安全管理到受照射的个人防护，以达到防止确定性效应的发生，将随机性效应的发生概率降低到可以接受的尽可能低的水平的防护目标。为有针对性地采取有效的防护措施，将医疗机构中的照射按照受照人员不同分为三类。

1. 职业照射

职业照射指在计划照射情况下，从事放射工作的人员由于工作所受到的照射。对职业照射的防护要用低于辐射源相关的最优化程序进行控制，保证工作人员的受照剂量不超过相应的剂量限值。

2. 公众照射

公众照射指公众成员接受的除职业照射及医疗照射之外的所有其他的电离辐射的照射。对公众照射的防护应用低于辐射源相关的最优化程序进行控制，确保公众成员的受照剂量不超过公众剂量限值。

3.医疗照射

医疗照射指接受放射诊断检查和治疗的患者受到的照射。这种照射旨在给患者以直接利益,患者所受剂量主要根据医疗需要来决定,不能应用对其他计划照射的控制方法来控制照射,只能通过医疗程序的正当性和防护的最优化来避免对患者不必要的照射以及尽可能降低正当照射的辐射剂量。对医学诊断,应用诊断参考水平(指导水平)来实现诊断程序的最优化。

人体受到电离辐射照射的方式有外照射和内照射两种,放射诊疗中的射线装置均以外照射方式对人体造成影响。

三、放射防护原则

1.正当性原则

对于一项放射实践,只有在考虑了社会、经济和其他有关因素之后,其对受照个人或社会所带来的利益足以弥补其可能引起的辐射危害时,该实践才是正当的。正当性要求净利益为正值,对于不具有正当性的实践不应实施。

2.防护与安全最优化原则

对于来自一项实践中的任一特定源的照射,应使防护与安全最优化,使得在考虑了经济和社会因素后,个人受照剂量的大小和受照射的人数以及受照射的可能性均保持在可合理达到的尽量低水平。这种最优化应以该辐射源所致个人剂量低于剂量约束为前提条件。

3.剂量限制

剂量限制即除了患者的医疗照射外,应对个人受到的正常综合照射所致的总有效剂量和有关器官或组织的总当量剂量加以限制,不得超过国家基本标准规定的相应限值。《电离辐射防护与辐射源安全基本标准》GB 18871—2002 规定的剂量限值如表 1 所示。

表 1 公众和放射职业人员辐射剂量限值

限值类型	职业照射	公众照射
有效剂量	20mSv/a(连续 5 年内平均)	1mSv/a
眼晶体当量剂量	150mSv/a	15mSv/a
皮肤	500mSv/a	50mSv/a
四肢	500mSv/a	~

四、外照射防护的基本方法

1.时间防护

X 线的输出量与照射时间成正比,曝光时间愈长,被检者的皮肤入射量愈大,工作人员累积剂量也就愈多。在保证医疗质量的前提下,一切工作人员应尽可能缩短曝光时间,或减少在辐射场所内的停留时间,避免不必要的曝光。这就要求工作人员诊断技术熟练,摄片时不出或少出废片。

2.距离防护

人体接受照射量与球管焦点间的距离平方成反比。焦片距增加 10 倍,其人体受照射量减少为原来的百分之一,如在1m处受到1伦琴照射,将人体移至10m处的照射量为0.01伦琴。所以在保证诊断质量的前提下,工作人员应尽量远离X线源。

3.屏蔽防护

屏蔽防护指在受照射人体和X线源之间安置可阻挡和吸收X线的合适的屏蔽物,利用时间和距离形式来减少X线照射的剂量是有限的,利用屏蔽防护可以取得最理想的防护效果,如铅衣、铅玻璃、铅防护屏等。

4.控源防护

在曝光时间和距离一定时,人体受到的照射量与X线机输出量的大小成正比,而输出量又受管电压、管电流和照射野等因素的影响。管电流从1mA增加到3mA时输出量增加了3倍多。有效地控制这些因素,可以减少照射量。实践中应特别注意调节及使用合适的隔光器。

在放射防护工作中,上述四种防护措施通常应配合使用,做到放射防护的最优化。

第二节　放射诊疗许可管理

一、放射诊疗许可申请

放射诊疗工作按照诊疗风险和技术难易程度分为放射治疗、核医学、介入放射学和X射线影像诊断四类管理。医疗机构开展放射诊疗工作,应当具备与其开展的放射诊疗工作相适应的条件,经所在地县级以上地方卫生行政部门的放射诊疗许可。开展放射治疗、核医学工作的,向省级卫生行政部门申请办理。开展介入放射学工作的,向设区的市级卫生行政部门申请办理。开展X射线影像诊断工作的,向县级卫生行政部门申请办理。同时开展不同类别放射诊疗工作的,向具有高类别审批权的卫生行政部门申请办理。

医疗机构取得《放射诊疗许可证》后,应当悬挂在明显位置,接受监督,并到核发《医疗机构执业许可证》的卫生行政部门办理相应诊疗科目登记手续,将医学影像科核准到二级诊疗科目。

二、放射诊疗许可证校验与变更

《放射诊疗许可证》与《医疗机构执业许可证》同时校验,申请校验时应当提交本周期有关放射诊疗设备性能与辐射工作场所的检测报告、放射诊疗工作人员健康监护资料和工作开展情况报告等资料。

医疗机构变更放射诊疗场所、诊疗设备或诊疗项目的,应当向放射诊疗许可批准机关提出许可变更申请,并提交变更许可项目名称和放射防护评价报告等资料,在《放射诊疗许可证》副本中应及时增添变更项目。

三、辐射安全许可管理

根据《浙江省辐射环境管理办法》,生产、销售、使用放射性同位素和射线装置的单位,应当依法取得《辐射安全许可证》。《辐射安全许可证》应当在环境影响评价文件依法报经批准后申领。使用放射性同位素和射线装置从事放射诊疗的医疗卫生机构,应当建立和完善管理制度，加强内部管理和安全教育培训，定期检测设备，防止因操作失误、设备故障以及剂量差错等造成事故性照射。从事放射诊疗的医疗卫生机构应当公示放射诊疗的操作流程和服务规范，指导就诊人员安全就诊。需要报废X射线装置的，使用单位应当对射线装置内的高压射线管进行拆解，并报颁发辐射安全许可证的环境保护部门核销。变更放射诊疗设备的，在《辐射安全许可证》副本及时增添变更项目。

第三节　放射诊疗设备和工作场所防护要求

一、放射诊疗设备防护要求

1. 放射诊疗设备性能的技术要求

医疗照射所使用的放射诊断设备应符合国家标准规定的要求，备有设备性能规格和操作及维修说明书，设置辐射束控制装置，并带有射束对中准直装置，以便于将照射尽可能限制于被检查或治疗的部位。在设备功能的设计上，对于摄影用X射线机，应有能调节有用线束照射野的限束装置，并且应提供可标示照射野的灯光野指示装置。对于牙科X射线机和移动式X射线机应配备有能阻止使用焦皮距过短的装置和符合标准长度的连接电缆。在X射线管套的防护性能上，其在最大输出能量加载条件下的泄漏辐射的平均空气比释动能率应符合标准的限值。在影像质量控制的要求上，其管电压指示的偏离、输出量、有用线束半值层和几何学特性等检测指标应符合相应标准的要求。

2. 放射诊疗设备性能的定期检测

医疗机构的放射诊疗设备应定期进行稳定性检测、校正和维护保养，由省级以上卫生行政部门资质认证的检测机构每年至少进行一次状态检测，检测合格的方可使用。对检测结果不符合相应标准的，应采取可行的校正措施。如无法校正的，应考虑更换部件、限制使用范围或更换设备。

二、放射工作场所防护要求

1. 机房防护设施的技术要求

医用诊断X射线机机房的设置必须充分考虑邻室及周围场所的防护与安全，一般可设在建筑物底层的一端。机房应有足够的使用面积，一般每台X射线机均应有独立的机房。新建机房，单管头200mA X线机房最小使用面积应不少于$20m^2$，双管头的宜不小于$30m^2$。CT机房一般应不小于$30m^2$。牙科X射线机的机房不少于$5m^2$。

摄影机房中有用线束朝向的墙壁应有2mm铅当量的防护厚度，其他侧墙壁应有1mm铅当量的防护厚度。透视机房各侧墙壁应有1mm铅当量的防护厚度。CT机房各侧墙壁一般要求不低于2.5mm铅当量的屏蔽。设于多层建筑中的机房，天棚和地板应视为相应侧墙壁考虑，充分注意上下邻室的防护与安全。机房下面无建筑室的地板和设于二层以上的机房窗外10m之内无建筑物时相应的窗墙可不考虑建筑屏蔽。

机房内布局要合理，不得堆放与诊断工作无关的杂物。机房要保持良好的通风。机房门外要有电离辐射标志，并安设醒目的工作指示灯。

2.放射工作场所的防护检测

医疗机构应当每年委托取得省级以上卫生行政部门资质认可的放射卫生技术服务机构对放射诊疗工作场所和防护设施进行放射防护检测，保证辐射水平符合有关规定或标准。

三、个人防护用品的配置要求

放射诊疗工作场所必须根据所开展的放射诊疗工作特点，配备适用和足够的供工作人员和患者使用的个人防护用品。使用中的用品每年应至少自行检查2次，防止因老化、断裂或损伤降低防护质量，个人防护用品的正常使用年限为5年，经检查并符合防护要求时可延至6年。每个放射诊疗工作区域应配置适当的备用个人防护用品，以备陪护者或应急时使用。

四、放射诊疗建设项目管理

放射诊疗建设项目按照可能产生的放射性危害程度与诊疗风险分为危害严重和危害一般两类。普通放射科的建设项目均为危害一般类。

1.医疗机构新建、改建和扩建放射诊疗建设项目，应当在建设项目施工前向相应的卫生行政部门提交职业病危害放射防护预评价报告，申请进行建设项目卫生审查，经审查符合国家职业卫生标准和卫生要求的方可施工。

2.在放射诊疗建设项目竣工验收前，应当进行职业病危害控制效果评价。并向相应的卫生行政部门提交资料申请进行卫生验收，验收合格后方可投入使用。

第四节　放射工作人员的健康管理措施

一、放射工作人员的条件

放射工作人员是指在放射工作单位从事放射职业活动中受到电离辐射照射的人员，不仅包括放射科的工作人员，对于心内科、骨科、口腔科和体外碎石等职业性接触电离辐射的医护人员均属于放射工作人员的范畴。放射工作人员应当具备下列基本条件。

1.年满18周岁。经职业健康检查，符合放射工作人员的职业健康要求。

2.放射防护和有关法律知识培训考核合格。

3.遵守放射防护法规和规章制度，接受职业健康监护和个人剂量监测管理。持有《放射工作人员证》。

放射工作人员上岗前，放射工作单位应负责向为其许可《放射诊疗许可证》的卫生行政部门为其申请办理《放射工作人员证》，该证是放射工作人员经放射防护及有关法律知识培训考核合格、职业健康体检合格和个人剂量监测的证明材料。

二、放射工作人员培训

1.放射工作人员上岗前应当接受放射防护和有关法律知识培训，考核合格后方可参加相应的工作。

2.放射工作单位应当定期组织本单位的放射工作人员接受放射防护和有关法律知识培

训,两次培训的时间间隔不超过2年,并将每次培训的情况及时记录在《放射工作人员证》中。

3.辖区内医疗机构放射工作人员的培训由各市级卫生监督机构承担。在杭省级医疗机构放射工作人员的培训由省卫生监督所承担。

三、放射性职业健康检查和休假

1.放射工作单位应组织放射工作人员到经过省卫生厅批准的职业健康体检机构接受上岗前、在岗期间定期和离岗前的职业健康检查,定期检查的时间间隔不超过2年。

2.放射工作单位应当在收到职业健康检查报告的7日内,如实告知放射工作人员职业健康检查情况,并将检查结论记录在《放射工作人员证》中。

3.对发现不宜继续从事放射工作的人员,应当及时调离放射工作岗位并妥善安置。对需要复查和医学随访观察的人员应当及时予以安排。

4.放射工作单位应当为放射工作人员建立并终生保存职业健康监护档案。

5.在国家统一规定的休假外,放射工作人员每年可以享受保健休假2~4周。享受寒假和暑假的放射工作人员不再享受保健休假。从事放射工作满20年的在岗放射工作人员,可以由所在单位利用休假时间安排健康疗养。

四、放射工作人员个人剂量监测

1.放射工作单位应当安排本单位的放射工作人员接受个人剂量监测,外照射个人剂量监测周期一般为30天,最长不超过90天。

2.监测结果应及时记录在《放射工作人员证》中。

3.放射工作人员在进入放射工作场所时,应当正确佩戴个人剂量计。

4.发现监测结果超过本单位的管理目标值或年剂量可能超过5mSv的,应进行大剂量辐射情况调查。

第五节 医疗照射的防护措施

一、辐射危害告知

放射诊疗工作人员对患者进行医疗照射时,应事先告知患者辐射对健康的影响。对孕妇的X射线检查应向患者说明可能的危害,在患者本人知情同意并本人或直系亲属签字后才可实施此类检查。

二、防护用品实施

医疗照射时应对患者(特别是儿童和孕龄妇女)邻近照射野的敏感器官和组织进行屏蔽防护,避免非检查部位受到有用线束的照射,以减少眼睛、甲状腺、乳腺、活性骨髓和卵巢等敏感器官的受照。

三、放射工作人员操作的防护技术措施

1.实施放射诊断检查前应当对不同检查方法进行利弊分析,在保证诊断效果的前提下,

优先采用对人体健康影响较小的诊断技术。

2. 尽量缩小照射野。缩小照射野不仅减少直接受照射的器官和组织,邻近器官所受散射线的照射也相应减少。同时缩小照射野,减少散射线,对提高影像的对比度也有很大好处。

3. 缩短透视时间。用透视法进行放射诊断时,患者剂量大于同类诊断的直接摄片法,但目前有些放射诊断造影、介入诊断和治疗不得不用透视方法,为了尽可能地缩短透视时间,术前对病情应充分了解,做到有的放矢。在不影响操作的前提下,开展低剂量透视。

4. 患者防护用品的使用。只要可行,就要酌情对辐射灵敏的器官,如性腺、眼晶状体、乳腺和甲状腺进行屏蔽,对育龄妇女的腹部及婴幼儿的X线检查必须严格掌握适应证,对孕妇,特别是受孕8～10周,非特殊需要,不得进行下腹部X线检测。无关人员不要进入正在工作的机房。如确需陪护,做好陪护人员的防护,并尽可能远离球管。

5. 注意摄影条件和体位的选择。尽量选择最佳的工作条件,在不影响摄影质量前提下应尽可能采用"高电压、低电流、厚滤过和小视野"进行操作。摄影时尽量使非受检的重要器官远离照射野。如照射手部时,患者不要面对X线球管。球管焦点至人体表面不得少于30cm。

6. 摄片时,必须根据使用不同管电压更换合适的附加滤过片。在进行X线检查、CT检查和介入造影时,无关人员不应留在机房内。

7. 用携带式或移动式X线机摄片时,工作人员必须离开X线机球管2m以外,并注意周围人员的防护安全。只有在把患者转移到固定放射学检查设备是不现实的或医学上不可接受的情况下,并采取相应防护措施(包括距离和屏蔽防护等)后,才可使用移动或便携式X射线机施行检查。携带式X射线机不宜用于常规透视。

8. 优化CT扫描程序,在不影响诊断的情况下,尽量缩小扫描野,降低扫描条件。扫描中尽可能取得患者的合作,减少不必要的重复扫描。胸部CT体检应采用低剂量扫描,扫描剂量控制在1mSv左右。

9. 在行DSA检查过程中,在不影响观察的情况下,尽量缩小视野,采用脉冲透视。

10. 应保证实施放射诊断的设备是合适的,在考虑了相应专业机构所制订的可接受图像质量标准和有关医疗指导水平后,确保患者所受到的照射是达到预期诊断目标所需的最小照射,并注意查阅以往的检查资料以避免不必要的额外检查。

11. 应认真选择并综合使用各种参数(如检查部位、准直、管电压和管电流等),以使患者所受到的照射是与可接受的图像质量和临床检查目的相一致的最低照射。

第六节　放射防护台账管理

放射诊疗安全不仅关系到医务人员的身体健康,同时也影响到患者、检查者和公众的身体健康和生命安全。医疗机构是本单位放射防护工作的第一责任人,必须依法接受放射诊疗许可等一系列管理要求,明确管理组织和管理人员,承担放射防护管理职能。医疗机构应结合本单位的放射诊疗实际,既注重实体工作,又重视台账建设。建立由单位领导统一协调、有关科室分工负责的放射诊疗管理机制,制订并实施针对性的放射诊疗管理制度,落实岗位责任制,检查、督促本单位放射诊疗相关科室落实各项要求,逐步培养科学的安全文化素养，进一步提高管理效能和水平，确保国家的各项放射诊疗管理制度和要求得到有效落实。根据医院放射科的工作实际，可建立以下四类放射防护工作台账。

一、放射诊疗许可档案

1. 放射诊疗建设项目评价与卫生审查文件(含建设项目职业病危害预评价和控制效果评价报告表(书)和卫生行政部门出具的相应建设项目审查批复文件等)。

2. 放射诊疗许可管理文件(含放射诊疗许可、校验及变更等申办资料。放射诊疗许可证正、副本复印件。法人证书或营业执照、医疗机构执业许可证和辐射安全许可证等复印件)。

3. 辐射源管理(含放射诊疗设备清单和每台射线装置照片和大型医用设备配置许可文件)等。

二、放射防护管理制度档案

1. 放射诊疗管理法规标准文件。

2. 放射诊疗管理责任制相应文件。

3. 质量保证方案及监测规范。

4. 年度放射防护工作计划与实施方案和总结等。

三、质量控制与安全防护实施档案

1. 放射诊疗设备定期状态检测及维护证明材料。

2. 放射工作场所防护管理，含工作场所清单、工作场所防护检测评价报告书、入口处警示标志张贴、工作指示灯设置记录(可附照片)和危害告知牌。

3. 放射防护用品管理。

4. 自我管理与接受监督资料，包括自查自纠记录，年度放射诊疗工作量统计记录，卫生行政部门检查形成的现场监督笔录、卫生监督意见书和整改报告等。

四、放射工作人员职业健康管理档案

1. 放射工作人员管理，包括放射工作人员清单(含持证情况)、放射工作人员证、申请资料及清单和CT、介入放射等特殊资格要求证书(专业技术人员任职资格证书和大型医用设备上岗证等)。

2. 工作人员职业健康检查管理，包括放射工作人员历年职业健康检查(含岗前、在岗和离岗)报告书。职业健康损害可疑人员的复查结果。

3. 个人剂量管理，包括历次个人剂量监测报告书和异常结果处理资料。

4. 法规与防护知识培训管理，包括防护知识培训组织资料和培训合格证明。

5. 放射性职业病患者管理(包括职业病诊断证明书、定期复查报告、诊疗记录和职业病待遇情况)等。

第十五章

放射科质量管理与评价

第一节 放射科日常质量控制

一、建立各项规章制度和操作规范

1. 根据本规范第二章、第三章内容，结合本院和本科室工作实际情况，制订各项规章制度，各个岗位职责和各级人员职责。根据医院和放射科工作需要以及医院管理要求，可补充其他管理制度。

2. 制订放射科X线机、CT、MRI和DSA等各种检查设备的操作程序。无X线自动摄影的，应设有曝光条件表，供实际工作中参考。

3. 提供与医院功能与任务相适应的医学影像检查服务项目，满足临床诊疗需要。根据放射科工作规模，建立完善的工作流程，方便患者检查。缩短大型设备检查预约时间，提供24h急诊影像检查，急诊X线摄片和急诊CT检查可在30min内出具诊断报告。

4. 制订科室医疗质量与医疗安全工作方案、教育与培训计划和质量与安全目标。医学影像诊断与手术符合率：三级甲等医院≥94%，三级乙等医院≥92%，二级甲等医院≥90%。大型设备检查阳性率：CT和MRI检查阳性率≥60%，大型X线设备检查阳性率≥50%。普通X线片优良率≥80%，CR和DR图像优良率≥90%。CT和MRI图像符合质控要求，优良率≥90%。每年与介入诊疗操作相关的严重并发症发生率应当低于5%，死亡率应当低于2%。

5. 需要上墙的制度包括各种检查设备的操作程序、放射科辐射安全管理制度和放射科危重患者抢救预案。

6. 对各项规章制度进行培训，定期对各项规章制度，各个岗位职责和各级人员职责落实情况进行督查，抽查工作人员对工作制度和岗位职责等的知晓情况。放射科危重患者抢救预案要定期进行演练。

二、放射科技术质量的评价

1. 开展技术质控至少要每月1次，由专人负责，每次至少抽查X线、CT、MRI图像各20份。通过图像质量评价，对照影像质量指标，从患者检查前准备、登记、检查、设备和图像后处理各个环节，分析存在问题，提出解决办法，有评价结果分析与持续改进措施，不断提高放射科影像质量，使影像质量得到持续改进。

2. 诊断质控应每月1次，由专人负责，抽查X线、CT、MRI诊断报告至少各20份。分析图像质量和诊断报告书写是否符合临床要求，发现存在问题，提出改进意见，有评价结果分析与反馈，使诊断报告质量得到持续改进。通过手术或出院病例随访对照，定期进行手术病例讨论，尤其要分析诊断不符合病例的原因，统计影像诊断符合率，不断提高影像诊断报告质量。

3.至少每季度对介入诊疗质量进行1次定期评价，包括病例选择、手术成功率、严重并发症、死亡病例、术后患者管理、平均住院日、患者生存质量、患者满意度和病历质量等。对介入诊疗病例进行随访，随访率≥90%，统计介入诊疗并发症。如有死亡病例，一周内必须进行讨论，分析死亡原因，有无医疗缺陷。

4.科主任组织科室质量控制小组，至少每3个月进行1次，在检查技术质量、诊断报告质量、介入诊疗质量、放射科护理质量、设备维护和管理等方面对放射科全科医疗质量和医疗安全进行全方位评价，有评价结果分析与持续改进措施，不断提高放射科影像质量，使影像质量得到持续改进。

第二节　放射科图像和诊断报告评价

一、DR影像质量要求

(一)一般要求

1.X线照片满足影像诊断要求。

2.X线照片的左右标志正确，检查号、检查日期、检查医院、被检者姓名、性别、年龄、病历号、图像放大比例或比例尺等信息完整。

3.用片统一，用片尺寸合理，分格规范，照射野大小控制适当。成人胸片不小于11英寸×14英寸。

4.图像放大比例一致，正位片与侧位片或斜位片放大比例一致。同一部位不同时间摄片放大比例一致。成人胸片放大比例不小于65%。

5.整体画面布局美观，影像无失真变形。

(二)除上述一般要求外，优质图像标准

1.密度合适(照片中诊断密度范围控制在0.25～2.00之间)。

2.层次分明(参照本技术规范中“放射科技术质量标准”)。

3.摄影体位标准参照本技术规范中放射科技术质量标准。影像应符合正常的解剖投影，无失真。

4.照射野大小合适：被检部位影像全部在照片上显示，但不应过多包含非检查部位，尤其是内分泌腺。重点组织分界清楚。脊柱应含相邻椎体。四肢长骨应至少包括1个邻近关节。肋骨应包括第1或第12肋骨。

5.无体外伪影。

6.无运动伪影。

7.特殊检查体位应予以标注。

8.胶片无污片、划片、粘片和指纹。

二、CT、MRI 影像质量要求

1. 根据临床检查要求和疾病诊断需要,合理选择扫描范围、扫描参数和检查序列。

2. 扫描范围必须包括整个被检查器官或部位。

3. 选择合适窗宽窗位,因头部外伤的头颅 CT 扫描必须有骨窗。肺部扫描必须有肺窗和纵隔窗。

4. 对于 CT 检查,在满足诊断的前提下,尽量减少 X 线剂量。

5. 增强扫描的增强效果良好。

6. 定位标识明确,一般信息完整。

7. CT 和 MRI 照片应有定位相。

8. CT 和 MRI 照片排列应按照一定顺序。横断位:躯干从上到下,四肢由近到远。冠状位:由前到后。矢状位:由右到左。

9. 不同检查部位的 CT 影像质量标准应参照本技术规范"第六章第二节 CT 影像标准"。

三、DR、CT、MRI 影像质量评价内容和方法

DR、CT、MRI 影像质量评价按照图像缺陷及其权重实行倒扣分,具体如表 1、表 2 及表 3 所示。

表 1　DR 影像评价内容及方法

项　目	评价内容和方法	扣　分
图像对比	查看电脑图像或胶片图像,对比欠佳	5
图像层次	看电脑图片或胶片,层次欠分明	5
投照野控制	投照野过大或包括不全	5
伪影	不影响诊断的伪影,如内衣扣、金属线等	5
	有可能误认为病变的伪影	50
	伪影范围较大,掩盖诊断区。	50
	呼吸伪影或运动伪影	5～10
	抽查胶片,有污片、划片或粘片	5
图像标识	不完整	5
图像重要标识	如左右、姓名或性别错误	50
摄影体位	不标准	15～20
特殊体位	无标注,如腹部立位位,水平侧位	10
摄影部位错误	对照申请单和摄影部位是否一致	50
图像放大比例	抽查胶片,图像放大比例是否一致	5
用片统一,尺寸合理	抽查胶片	5

注:质量等级评价方法:结合 DR 影像质量要求,每份图像为 100 分,扣完为止。
优:≥90 分;良:80～89 分;差:70～79 分;不合格:<70 分。

表 2 CT、MRI 影像评价内容及方法

项 目	评价内容和方法	扣分
图像对比	查看电脑图像或胶片图像,对比欠佳	5
图像层次	查看电脑图像或胶片,层次欠分明	5
扫描范围	过大或包括不全	5
人为伪影	如未去除金属物引起的伪影	10
运动伪影	不影响诊断的伪影	5～10
设备伪影	不影响诊断的伪影	5～10
增强扫描增强效果	欠佳,但不影响诊断	10～15
图像标识	不完整	5
图像重要标识错误	如左右、姓名或性别错误	50
定位相	抽查胶片,应有定位相	5
照片排列顺序不规范	抽查胶片	5
检查部位错误	对照申请单和检查部位是否一致	50

注:质量等级评价方法:结合 CT、MR 影像质量要求,每份图像为 100 分,扣完为止。
优:≥90 分;良:80～89 分;差:70～79 分;不合格:<70 分。

表 3 影像诊断报告评价内容及方法

项 目	备 注	扣 分
描述内容与诊断结论欠一致		10
主要征象未描述		15
主要征象描述不全		5
主要征象描述错误		25
主要阴性征象未描述	指有鉴别诊断意义的阴性征象	5
用语不规范		10
逻辑错误	如男性盆腔检查出现子宫等词汇	10
描写简单		5
左右错误		50
特殊检查体位未描述	如 DR 站立位摄片、CT 俯卧位扫描	5
增强扫描情况未描述		15
明显的漏诊或误诊		50

注:质量等级评价方法:结合诊断报告书写规范,每份报告为 100 分,扣完为止。
优:≥90 分;良:80～89 分;差:70～79 分;不合格:<70 分。

附录一

常见部位磁共振扫描序列

磁共振成像技术发展迅速,新的成像序列不断出现,实际工作中可根据患者病情采用不同的序列进行检查。以下介绍常见部位的磁共振扫描序列,供实际工作中参考。

一、颅脑

(一)大脑半球

1. 常规平扫

横断位 T_1WI、T_2WI。

2. 增强扫描

根据诊断需要行增强扫描,选择横断位、矢状位 T_1WI 和(或)冠状位 T_1WI。

3. 特殊扫描序列

(1)液体衰减反转恢复序列(FLAIR):抑制自由水的 T_2 加权图像,便于鉴别组织或器官的自由水与其周围高信号病灶(如多发性硬化、脑室旁梗死灶等),有助于与脑脊液信号难于鉴别的蛛网膜下腔出血、肿瘤及肿瘤周围水肿等。

(2)弥散加权成像(DWI):用于急性脑缺血性病变、肿瘤、脓肿等多种疾病的诊断与鉴别,还可用于评价脑白质的发育及解剖。

(3)灌注加权成像(PWI):通过显示组织毛细血管水平的血流灌注情况,评价局部组织的活动及功能状况。对于脑梗后的再灌注和侧支循环的建立和开放很敏感,并用于鉴别肿瘤复发和放疗后组织坏死的早期改变,推断肿瘤的分化程度。

(4)磁敏感加权成像(SWI):主要应用于外伤性脑损伤、脑血管疾病、血管畸形、脑铁含量增高等疾病的诊断与鉴别。

(5)弥散张量成像(DTI):一些组织(如神经纤维)存在特定方向密集排列的结构,水分子沿着该方向的弥散和其他方向的弥散难易程度不同,也即各向异性。各向异性的大小能够反映这些组织的规则结构是否完整,常用于判断病变对白质纤维的破坏,指导手术范围的制订。

(6)磁共振波谱成像(MRS):脑组织代谢及生理生化改变的定量分析方法,主要用于颅脑肿瘤、感染性疾病、脑白质病变、代谢性疾病、系统性疾病、新生儿脑病以及 AIDS 等疾病。

(7)磁共振脑功能成像(fMRI):血氧水平依赖对比增强技术,被广泛用于视觉、运动、感觉、听觉以及语言中枢等功能的观察。为术中保护脑功能区及偏瘫患者的功能恢复提供参考证据。

(二)鞍区

1.常规平扫

矢状位 T_1WI 和冠状位 T_1WI、T_2WI,观察细小结构或病灶可采用高分辨、薄层(3mm)扫描,必要时做横断位扫描。

2.增强扫描

矢状位 T_1WI、冠状位 T_1WI,必要时做横断位扫描。根据需要可采用动态增强 MRI,常用冠状位 T_1WI,如垂体微腺瘤的强化慢于正常垂体组织、漏斗、海绵窦等,可通过动态增强来鉴别。

3.特殊扫描序列

鉴别鞍区病变的出血或脂肪成分,需加做 T_1W 脂肪抑制序列。

二、脊柱、脊髓

1.常规平扫

观察脊髓、椎间盘常采用矢状位 T_1WI、T_2WI,横断位 T_2WI 和(或)T_1WI。如观察脊柱肿瘤、炎症、外伤性疾病等需加扫矢状位 T_2WI 脂肪抑制序列或短时反转恢复序列(STIR)。

2.增强扫描

横断位、矢状位 T_1WI 和(或)冠状位 T_1WI。

3.特殊扫描序列

(1)FLAIR:抑制自由水的 T_2 加权成像,便于鉴别组织或器官的自由水与其周围高信号病灶(如多发性硬化、脑室旁梗死灶等),有助于与脑脊液信号难于鉴别的蛛网膜下腔出血、肿瘤及肿瘤周围水肿等。

(2)横断位 GRE T_2WI:对于椎体及其附件的骨质解剖及病变显示好,脑脊液与椎间盘,以及髓内信号灰白质对比好,用于观察髓内肿瘤。

(3)2D/3D FIESTA:图像 SNR 高,能很好地显示解剖细节。对于 T_1/T_2 对比大的组织显示好,液体(包括流动血液)与软组织间对比好,3D FIESTA 重建后用以观察神经根的走行,以及椎管内肿瘤的情况。

(4)3D SPGR:主要用于观察脊柱侧凸、椎间盘轻度突出,椎间盘突出术后复发、肿瘤等。

(5)2D SSFSE(GE)与 T_2-HASTE(西门子):厚块采集,单次激发脑脊液成像。由于极长的 TR 使周围组织信号迅速衰减,仅有液体显像,类似脊髓造影,能清晰显示椎管内肿瘤、椎管畸形、脊神经鞘袖病变、脊柱退行性病变、脊柱外伤等。

4.各脊段扫描注意点

(1)颈椎由于受吞咽和呼吸运动的影响,颈部采集会产生伪影。对颈前、后应加局部预饱和。

(2)胸椎常规在靠近胸椎前加局部预饱和,消除主动脉及心脏搏动伪影。对脑脊液流动伪影大者应使用流动同步采集技术。在横断位扫描时,采用层位选择方向流动去相位序列,能明显改善脑脊液流动伪影。对于脊髓血管畸形,由于血管细小,无法进行常规 MRA,可以使用长回波时间(TE>200ms)的高分辨(512×512)TSE-T_2W 序列,使畸形血管呈流空表现,即“黑血”影像。也可使用流动去相位序列,产生“黑血”效应。

(3)腰部椎管受脑脊液流动影响小,一般不产生脑脊液流动伪影。但需预饱和腹主动脉及腹部高信号组织,以消除肠蠕动及腹主动脉搏动伪影。

三、胸部

(一)纵隔

1. 常规平扫

横断位 FSE T_1WI 和 T_2WI,矢状位 T_1WI,用于纵隔内各类病变的显示。冠状位 Triple IR-FSE/STIR 主要用于显示纵隔内淋巴结转移及肿瘤侵犯等情况。

2. 增强扫描

横断位 T_1WI、冠状位 T_1WI,必要时矢状位 T_1WI。

(二)心脏

1. 常规平扫

心脏 MR 扫描技术相对复杂,通常以其长轴位和短轴位作为诊断心脏疾病主要扫描断面。心电门控的快速梯度回波序列(如 Fastcard、Fastcine、Fiesta cine 等),采集心动周期中不同时相的图像,并用电影播放的形式观察其动态过程。该序列即"白血"技术,心腔内的血液由于流入相关增强效应而显示为高信号,瓣膜、心肌和涡流表现为低信号,易于观察瓣膜运动及血流状况。Double IR 即"黑血"技术,在 FSE 序列的基础上采用了预饱和脉冲,使心腔中的血液信号被饱和而消失,有利于观察心肌壁的病变。

2. 增强扫描

横断位 T_1WI、矢状位 T_1WI、冠状位 T_1WI。

(三)乳腺

1. 平扫

横断位 FRFSE T_2WI/FSE T_1WI 显示解剖结构。横断位 STIR 序列对脂肪的抑制比较均匀,将乳腺的脂肪信号抑制后,能更好地显示病变情况及双侧腋下淋巴结转移情况。

2. 增强扫描

乳腺 MR 成像通常需动态增强扫描,先用梯度回波 3D-T_1WI 行对比剂注射前扫描,再于注射后连续 5～6 次行不同时相动态增强采集,观察时间—信号强度曲线类型,行 MIP、MPR 或减影处理。

3. 特殊扫描序列

DWI 用于观察病变内水分子弥散的情况,有助于乳腺良、恶性疾病的鉴别。

四、腹部

(一)肝胆胰脾

1. 平扫

横断位 FSE 或 GRE T_1WI、T_2WI,其中 T_2WI 加做脂肪抑制,横断位 DWI,冠状位 T_1WI。

2. 增强扫描

根据情况选择 2D FSPGR T_1WI FS 或 3D FAME T_1WI FS,后者即 3D 多时相肝脏动态增强快速扫描,加做脂肪抑制。冠状位 T_1WI。

3. 特殊扫描序列

(1)T_1WI BH Dual Echo FSPGR:双回波的化学位移 in-phase/out-phase 成像(同相/反

相位成像)。对同一层面出两幅图像,用于水脂混合性病灶的诊断。在肝脏主要用于局限性脂肪肝或判断肝局灶性病变是否含有脂质,同相时信号升高,反相时信号降低。

(2) T_2WI SSFSE FS屏气扫描:对于呼吸不规律的患者可采用。因为有效TE在120ms以上,对肝脏来说,T_2加权太重,不利于实性病变的显示,但有利于囊性病变与实性病变的对比。实性病变信号与肝实质接近,但良性富含水的病变(肝囊肿和血管瘤)表现为明显的亮信号。

(3)FIESTA:图像SNR高,精细显示腹部脏器的解剖细节、化学位移效应。液体(包括流动血液)与软组织间对比好,清晰显示肝静脉、门静脉、淋巴结及病变侵犯的情况。对于长T_2的病变如海绵状血管瘤和囊肿,能反映出很好的对比。成像速度快,对呼吸运动不敏感,即使不能屏气的患者也能获得好的图像。但对T_2稍短的组织,如肝细胞癌和转移癌,T_2对比差,容易漏诊。

(4)LAVA:即肝脏三维容积快速扫描,大范围覆盖全肝、高时间分辨力和空间分辨力,能进行多个动脉时相扫描,可分辨微小病变。

(5)TSE T_2_HASTE:图像所有信息都在单次激发脉冲后获取,一次激发完成一个层面的扫描,快速成像降低运动伪影影响。

(二)肾及肾上腺

1. 平扫:与肝脏扫描序列基本一致,即横断位FSE或GRE T_1WI、T_2WI,其中T_2WI加做脂肪抑制,横断位DWI,冠状位T_1WI。

2. 增强扫描:横断位T_1WI、冠状位T_1WI。

3. 特殊扫描序列:参见本附录一中的“肝胆胰脾部分”。

(三)盆腔

1. 平扫:横断位FSE T_1WI和T_2WI,横断位或冠状位T_2WI FSE FS(压脂可较清晰地显示骨性骨盆、男性前列腺或女性子宫、卵巢等的病变)。

2. 增强扫描:横断位、矢状位、冠状位SPGR T_1WI。

3. 特殊扫描序列

MRS:前列腺波谱(如PROBE序列),对前列腺良、恶性病变的鉴别具有重要意义。

五、骨肌

(一)关节

1. 常规平扫

FSE T_1WI、T_2WI以及T_2WI FS或STIR抑制脂肪,有利于关节病变的显示。扫描断面如下。

(1)肩关节:横断位、平行于冈上肌腱的斜冠状位和与之垂直的斜矢状位。

(2)肘关节:以横断位与矢状位为主,必要时加做冠状位。

(3)腕关节:以冠状位与矢状位为主,必要时加做横断位。

(4)髋关节:以横断位与冠状位为主。

(5)膝关节:以冠状位与矢状位为主,观察髌股关节横断位和矢状位较佳。

(6)踝关节:以横断位与矢状位为主。

2. 增强扫描

关节扫描少用,如需增强则根据病变情况选择横断位、矢状位或冠状位 T_1WI 加脂肪抑制。

3. 特殊扫描序列

软骨成像序列主要用于观察关节软骨,包括 3D FSPGR、GRE T_2WI、3D FISP、3D DESS 等。

(二)软组织

1. 常规平扫

FSE T_1WI、T_2WI 以及 T_2WI FS 或 STIR 抑制脂肪,有利于软组织病变的显示。

2. 增强扫描

横断位、矢状位或冠状位 T_1WI 加脂肪抑制。

3. 特殊扫描序列

DWI 用于观察病变内水分子弥散,有助于疾病的鉴别。

六、MR 血管成像

1. 3D-TOF-MRA 主要用于流速较快的动脉血管成像,成像层面取横断位,与多数血管垂直,在颅顶设定饱和带,一般采用多个 3D 模块重叠采集,以减小流体的饱和效应。成像序列采用 3D-FISP 或 3D-FLASH 序列,所得原始图像行 MIP 后处理。

2. 2D-TOF-MRA 主要用于矢状窦、乙状窦的静脉血管成像。成像层面取冠状位或斜矢状位,与多数血管相垂直或成角,在颅底设定饱和带,成像序列采用 2D-FLASH 序列,所得原始图像行 MIP 后处理。

3. 3D-PC-MRA 仅血流呈高信号,背景抑制优于 3D-TOF,空间分辨力高。成像容积内信号均匀一致,对流速敏感,可显示动脉与静脉,能进行定量和定性分析。可用于分析可疑病变区的细节,检查流量与方向,大量血肿未被吸收时,观察被血肿掩盖的血管病变。

4. 2D-PC-MRA 具有血流呈高信号、采集时间短的特点,因此可用于显示需极短时间内成像的病变,亦可用于筛选流速成像,即用于 3D-PC-MRA 的流速预测,对欲行 3D-PC-MRA 的靶血管做 2D-PC-MRA,预测其大致流速,再行 3D-PC-MRA。多用于静脉系成像。

5. 3D-CE-MRA 主要用于主动脉等大血管和门静脉、下肢血管等病变的诊断,可在不同期相观察动脉或静脉病变,亦可做减影显示病变,所得图像行 MIP 后处理。与上述血管成像方法不同的是,CE-MRA 需注射顺磁性对比剂。

附录二

常用磁共振成像术语缩写与中英文对照

DESS:Double Echo Steady State 双回波稳态成像

DTI:Diffusion Tensor Imaging,弥散张量成像

DWI:Diffusion Weighted Imaging,弥散加权成像

FAME:Fast Acquisition with Multiphase Enhanced Gradient Echo,多时相增强快速采集梯度回波成像

FIESTA:Fast Imaging Employing Steady State Acquisition,稳态采集快速成像

FISP:Fast Imaging with Steady Precession,稳态快速进动

FLAIR:Fluid Attenuated Inversion Recovery,液体衰减反转恢复成像

FOV:Field of View,视野

FSE:Fast Spin Echo,快速自旋回波

GRE:Gradient Echo,梯度回波

HASTE:Half-fourier Acquisition Single-shot-turbo-SE,半傅立叶单次激发快速自旋回波序列

LAVA:Liver Acquisition with Volume Acceleration,肝脏容积快速多期动态成像

MIP:Maximum Intensity Projection,最大密度投影

MPR:Multiplanar Resconstruction,多平面重建

MRI:Magnetic Resonance Imaging,磁共振成像

MRS:Magnetic Resonance Spectroscopy,磁共振波谱成像

NEX:Number of Excitations,激励次数

PC:Phase Contrast,相位对比法

PWI:Perfusion Weighted Imaging,灌注加权成像

SE:Spin Echo,自旋回波

SNR:Signal-to-noise Ratio,信噪比

SPGR:Spoiled Gradient-recalled Acquisition,扰相梯度回波

SSD:Surface Shaded Display,表面遮盖显示

SSFSE:Single-shot Fast Spin Echo,单次激发快速自旋回波

STIR:Short Time Inversion Recovery,短时反转恢复序列

SWI:Susceptibility Weighted Imaging,磁敏感加权成像

T_1WI:T_1 Weighted Imaging,T_1加权成像

T_2WI:T_2 Weighted Imaging,T_2加权成像

TOF:Time of Flight,时间飞越法

VR:Volume Rendering 容积重建

附录三

对比剂使用知情同意书推荐格式

××医院碘对比剂使用知情同意书

因CT增强扫描、DSA、X线造影需要使用碘对比剂,有关碘对比剂相关内容告知如下:

一、使用碘对比剂可能出现不同程度的不良反应如下:

(1)轻度不良反应:咳嗽、喷嚏、一过性胸闷、结膜炎、鼻炎、恶心、呕吐、全身发热、荨麻疹、瘙痒和血管神经源性水肿等。

(2)重度不良反应:喉头水肿、反射性心动过速、惊厥、震颤、抽搐、意识丧失、休克等,甚至死亡或其他不可预测的不良反应。

(3)迟发性不良反应:注射碘对比剂1小时至1周内也可能出现各种迟发性不良反应,如恶心、呕吐、头痛、骨骼肌肉疼痛和发热等。

二、注射部位可能出现碘对比剂漏出,造成皮下组织肿胀、疼痛、麻木感,甚至溃烂和坏死等。

三、使用高压注射器时,存在注射针头脱落和局部血管破裂的潜在危险。

四、其他补充说明:____。

我已详细阅读并理解以上告知内容,本人(或患者)既往无使用碘剂发生不良反应的病史,无甲状腺功能亢进、严重肾功能不全和哮喘病史。因检查的需要,经慎重考虑,同意使用碘对比剂。

主诊医师:____________

患者姓名:____________ 签署人:____________ 与患者的关系:__________

年 月 日

××医院钆对比剂使用知情同意书

因MRI增强扫描需要使用磁共振对比剂(钆对比剂),有关钆对比剂相关内容告知如下:

一、使用钆对比剂可能出现的不适和不同程度的过敏或不良反应如下:

(1)轻度不良反应:咳嗽、喷嚏、一过性胸闷、结膜炎、鼻炎、恶心、全身发热、荨麻疹、瘙痒和血管神经源性水肿等。

(2)重度不良反应:喉头水肿、反射性心动过速、惊厥、震颤、抽搐、意识丧失和休克等。

(3)迟发性不良反应:肾功能不全的患者注射钆对比剂后可能会引起四肢皮肤的增厚和硬化,最后可造成关节固定和痉挛。极个别甚至可能引起致死性肾源性系统性纤维化。

二、注射部位可能出现钆对比剂漏出,个别患者可能引起皮下对比剂积存,造成皮下组织肿胀、疼痛和麻木感,甚至发生溃烂和坏死等。极个别患者可能发生非感染性静脉炎。

三、使用高压注射器时,存在注射针头脱落和局部血管破裂的潜在危险。

四、注射部位及全身可能出现其他不能预测的不良反应。

五、其他补充说明:____。

我已详细阅读并理解以上告知内容,本人(或患者)既往无使用钆对比剂不良反应史,无严重肾功能不全。经慎重考虑,同意使用钆对比剂。

主诊医师:______________

患者姓名:______________签署人:______________与患者的关系:__________

年　月　日

附录四

放射诊疗管理规定

中华人民共和国卫生计生委令(第46号)

《放射诊疗管理规定》已于2005年6月2日经卫生部(现为卫生计生委)部务会议讨论通过,现予以发布,自2006年3月1日起施行。二〇〇六年一月二十四日

第一章 总 则

第一条 为加强放射诊疗工作的管理,保证医疗质量和医疗安全,保障放射诊疗工作人员、患者和公众的健康权益,依据《中华人民共和国职业病防治法》、《放射性同位素与射线装置安全和防护条例》和《医疗机构管理条例》等法律、行政法规的规定,制定本规定。

第二条 本规定适用于开展放射诊疗工作的医疗机构。

本规定所称放射诊疗工作,是指使用放射性同位素、射线装置进行临床医学诊断、治疗和健康检查的活动。

第三条 卫生部(现为卫生计生委)负责全国放射诊疗工作的监督管理。

县级以上地方人民政府卫生行政部门负责本行政区域内放射诊疗工作的监督管理。

第四条 放射诊疗工作按照诊疗风险和技术难易程度分为四类管理:

(一)放射治疗;

(二)核医学;

(三)介入放射学;

(四)X射线影像诊断。

医疗机构开展放射诊疗工作,应当具备与其开展的放射诊疗工作相适应的条件,经所在地县级以上地方卫生行政部门的放射诊疗技术和医用辐射机构许可(以下简称放射诊疗许可)。

第五条 医疗机构应当采取有效措施,保证放射防护、安全与放射诊疗质量符合有关规定、标准和规范的要求。

第二章 执业条件

第六条 医疗机构开展放射诊疗工作,应当具备以下基本条件:

(一)具有经核准登记的医学影像科诊疗科目;

(二)具有符合国家相关标准和规定的放射诊疗场所和配套设施;

(三)具有质量控制与安全防护专(兼)职管理人员和管理制度,并配备必要的防护用品和监测仪器;

(四)产生放射性废气、废液、固体废物的,具有确保放射性废气、废物、固体废物达标排

放的处理能力或者可行的处理方案；

(五)具有放射事件应急处理预案。

第七条 医疗机构开展不同类别放射诊疗工作，应当分别具有下列人员：

(一)开展放射治疗工作的，应当具有：

1.中级以上专业技术职务任职资格的放射肿瘤医师；

2.病理学、医学影像学专业技术人员；

3.大学本科以上学历或中级以上专业技术职务任职资格的医学物理人员；

4.放射治疗技师和维修人员。

(二)开展核医学工作的，应当具有：

1.中级以上专业技术职务任职资格的核医学医师；

2.病理学、医学影像学专业技术人员；

3.大学本科以上学历或中级以上专业技术职务任职资格的技术人员或核医学技师。

(三)开展介入放射学工作的，应当具有：

1.大学本科以上学历或中级以上专业技术职务任职资格的放射影像医师；

2.放射影像技师；

3.相关内、外科的专业技术人员。

(四)开展X射线影像诊断工作的，应当具有专业的放射影像医师。

第八条 医疗机构开展不同类别放射诊疗工作，应当分别具有下列设备：

(一)开展放射治疗工作的，至少有1台远距离放射治疗装置，并具有模拟定位设备和相应的治疗计划系统等设备；

(二)开展核医学工作的，具有核医学设备及其他相关设备；

(三)开展介入放射学工作的，具有带影像增强器的医用诊断X射线机、数字减影装置等设备；

(四)开展X射线影像诊断工作的，有医用诊断X射线机或CT机等设备。

第九条 医疗机构应当按照下列要求配备并使用安全防护装置、辐射检测仪器和个人防护用品：

(一)放射治疗场所应当按照相应标准设置多重安全联锁系统、剂量监测系统、影像监控、对讲装置和固定式剂量监测报警装置；配备放疗剂量仪、剂量扫描装置和个人剂量报警仪；

(二)开展核医学工作的，设有专门的放射性同位素分装、注射、储存场所，放射性废物屏蔽设备和存放场所；配备活度计、放射性表面污染监测仪；

(三)介入放射学与其他X射线影像诊断工作场所应当配备工作人员防护用品和患者个人防护用品。

第十条 医疗机构应当对下列设备和场所设置醒目的警示标志：

(一)装有放射性同位素和放射性废物的设备、容器，设有电离辐射标志；

(二)放射性同位素和放射性废物储存场所，设有电离辐射警告标志及必要的文字说明；

(三)放射诊疗工作场所的入口处，设有电离辐射警告标志；

(四)放射诊疗工作场所应当按照有关标准的要求分为控制区、监督区，在控制区进出口及其他适当位置，设有电离辐射警告标志和工作指示灯。

第三章 放射诊疗的设置与批准

第十一条 医疗机构设置放射诊疗项目,应当按照其开展的放射诊疗工作的类别,分别向相应的卫生行政部门提出建设项目卫生审查、竣工验收和设置放射诊疗项目申请:

(一)开展放射治疗、核医学工作的,向省级卫生行政部门申请办理;

(二)开展介入放射学工作的,向设区的市级卫生行政部门申请办理;

(三)开展X射线影像诊断工作的,向县级卫生行政部门申请办理。

同时开展不同类别放射诊疗工作的,向具有高类别审批权的卫生行政部门申请办理。

第十二条 新建、扩建、改建放射诊疗建设项目,医疗机构应当在建设项目施工前向相应的卫生行政部门提交职业病危害放射防护预评价报告,申请进行建设项目卫生审查。立体定向放射治疗、质子治疗、重离子治疗、带回旋加速器的正电子发射断层扫描诊断等放射诊疗建设项目,还应当提交卫生部(现为卫生计生委)指定的放射卫生技术机构出具的预评价报告技术审查意见。

卫生行政部门应当自收到预评价报告之日起30日内,作出审核决定。经审核符合国家相关卫生标准和要求的,方可施工。

第十三条 医疗机构在放射诊疗建设项目竣工验收前,应当进行职业病危害控制效果评价;并向相应的卫生行政部门提交下列资料,申请进行卫生验收:

(一)建设项目竣工卫生验收申请;

(二)建设项目卫生审查资料;

(三)职业病危害控制效果放射防护评价报告;

(四)放射诊疗建设项目验收报告。

立体定向放射治疗、质子治疗、重离子治疗、带回旋加速器的正电子发射断层扫描诊断等放射诊疗建设项目,应当提交卫生部(现为卫生计生委)指定的放射卫生技术机构出具的职业病危害控制效果评价报告技术审查意见和设备性能检测报告。

第十四条 医疗机构在开展放射诊疗工作前,应当提交下列资料,向相应的卫生行政部门提出放射诊疗许可申请:

(一)放射诊疗许可申请表;

(二)《医疗机构执业许可证》或《设置医疗机构批准书》(复印件);

(三)放射诊疗专业技术人员的任职资格证书(复印件);

(四)放射诊疗设备清单;

(五)放射诊疗建设项目竣工验收合格证明文件。

第十五条 卫生行政部门对符合受理条件的申请应当即时受理;不符合要求的,应当在5日内一次性告知申请人需要补正的资料或者不予受理的理由。

卫生行政部门应当自受理之日起20日内作出审查决定,对合格的予以批准,发给《放射诊疗许可证》;不予批准的,应当书面说明理由。

《放射诊疗许可证》的格式由卫生部(现为卫生计生委)统一规定(见附件)。

第十六条 医疗机构取得《放射诊疗许可证》后,到核发《医疗机构执业许可证》的卫生行政执业登记部门办理相应诊疗科目登记手续。执业登记部门应根据许可情况,将医学影像科核准到二级诊疗科目。

未取得《放射诊疗许可证》或未进行诊疗科目登记的,不得开展放射诊疗工作。

第十七条 《放射诊疗许可证》与《医疗机构执业许可证》同时校验，申请校验时应当提交本周期有关放射诊疗设备性能与辐射工作场所的检测报告、放射诊疗工作人员健康监护资料和工作开展情况报告。

医疗机构变更放射诊疗项目的，应当向放射诊疗许可批准机关提出许可变更申请，并提交变更许可项目名称、放射防护评价报告等资料；同时向卫生行政执业登记部门提出诊疗科目变更申请，提交变更登记项目及变更理由等资料。

卫生行政部门应当自收到变更申请之日起20日内做出审查决定。未经批准不得变更。

第十八条 有下列情况之一的，由原批准部门注销放射诊疗许可，并登记存档，予以公告：

(一)医疗机构申请注销的；

(二)逾期不申请校验或者擅自变更放射诊疗科目的；

(三)校验或者办理变更时不符合相关要求，且逾期不改进或者改进后仍不符合要求的；

(四)歇业或者停止诊疗科目连续1年以上的；

(五)被卫生行政部门吊销《医疗机构执业许可证》的。

第四章 安全防护与质量保证

第十九条 医疗机构应当配备专(兼)职的管理人员，负责放射诊疗工作的质量保证和安全防护。其主要职责是：

(一)组织制定并落实放射诊疗和放射防护管理制度；

(二)定期组织对放射诊疗工作场所、设备和人员进行放射防护检测、监测和检查；

(三)组织本机构放射诊疗工作人员接受专业技术、放射防护知识及有关规定的培训和健康检查；

(四)制定放射事件应急预案并组织演练；

(五)记录本机构发生的放射事件并及时报告卫生行政部门。

第二十条 医疗机构的放射诊疗设备和检测仪表，应当符合下列要求：

(一)新安装、维修或更换重要部件后的设备，应当经省级以上卫生行政部门资质认证的检测机构对其进行检测，合格后方可启用；

(二)定期进行稳定性检测、校正和维护保养，由省级以上卫生行政部门资质认证的检测机构每年至少进行1次状态检测；

(三)按照国家有关规定检验或者校准用于放射防护和质量控制的检测仪表；

(四)放射诊疗设备及其相关设备的技术指标和安全、防护性能，应当符合有关标准与要求。

不合格或国家有关部门规定淘汰的放射诊疗设备不得购置、使用、转让和出租。

第二十一条 医疗机构应当定期对放射诊疗工作场所、放射性同位素储存场所和防护设施进行放射防护检测，保证辐射水平符合有关规定或者标准。

放射性同位素不得与易燃、易爆、腐蚀性物品同库储存；储存场所应当采取有效的防泄漏等措施，并安装必要的报警装置。

放射性同位素储存场所应当有专人负责，有完善的存入、领取、归还登记和检查的制度，做到交接严格，检查及时，账目清楚，账物相符，记录资料完整。

第二十二条 放射诊疗工作人员应当按照有关规定佩戴个人剂量计。

第二十三条　医疗机构应当按照有关规定和标准,对放射诊疗工作人员进行上岗前、在岗期间和离岗时的健康检查,定期进行专业及防护知识培训,并分别建立个人剂量、职业健康管理和教育培训档案。

第二十四条　医疗机构应当制定与本单位从事的放射诊疗项目相适应的质量保证方案,遵守质量保证监测规范。

第二十五条　放射诊疗工作人员对患者和患者进行医疗照射时,应当遵守医疗照射正当化和放射防护最优化的原则,有明确的医疗目的,严格控制受照剂量;对邻近照射野的敏感器官和组织进行屏蔽防护,并事先告知患者和患者辐射对健康的影响。

第二十六条　医疗机构在实施放射诊断检查前应当对不同检查方法进行利弊分析,在保证诊断效果的前提下,优先采用对人体健康影响较小的诊断技术。

实施检查应当遵守下列规定:

(一)严格执行检查资料的登记、保存、提取和借阅制度,不得因资料管理、患者转诊等原因使患者接受不必要的重复照射;

(二)不得将核素显像检查和X射线胸部检查列入对婴幼儿及少年儿童体检的常规检查项目;

(三)对育龄妇女腹部或骨盆进行核素显像检查或X射线检查前,应问明是否怀孕;非特殊需要,对受孕后8至15周的育龄妇女,不得进行下腹部放射影像检查;

(四)应当尽量以胸部X射线摄影代替胸部荧光透视检查;

(五)实施放射性药物注射和X射线照射操作时,应当禁止非患者进入操作现场;因患者病情需要其他人员陪检时,应当对陪检者采取防护措施。

第二十七条　医疗机构使用放射影像技术进行健康普查的,应当经过充分论证,制定周密的普查方案,采取严格的质量控制措施。

使用便携式X射线机进行群体透视检查,应当报县级卫生行政部门批准。

在省、自治区、直辖市范围内进行放射影像健康普查,应当报省级卫生行政部门批准。

跨省、自治区、直辖市或者在全国范围内进行放射影像健康普查,应当报卫生部(现为卫生计生委)批准。

第二十八条　开展放射治疗的医疗机构,在对患者实施放射治疗前,应当进行影像学、病理学及其他相关检查,严格掌握放射治疗的适应证。对确需进行放射治疗的,应当制定科学的治疗计划,并按照下列要求实施:

(一)对体外远距离放射治疗,放射诊疗工作人员在进入治疗室前,应首先检查操作控制台的源位显示,确认放射线束或放射源处于关闭位时,方可进入;

(二)对近距离放射治疗,放射诊疗工作人员应当使用专用工具拿取放射源,不得徒手操作;对接受敷贴治疗的患者采取安全护理,防止放射源被患者带走或丢失;

(三)在实施永久性籽粒插植治疗时,放射诊疗工作人员应随时清点所使用的放射性籽粒,防止在操作过程中遗失;放射性籽粒植入后,必须进行医学影像学检查,确认植入部位和放射性籽粒的数量;

(四)治疗过程中,治疗现场至少应有2名放射诊疗工作人员,并密切注视治疗装置的显示及患者情况,及时解决治疗中出现的问题;严禁其他无关人员进入治疗场所;

(五)放射诊疗工作人员应当严格按照放射治疗操作规范、规程实施照射;不得擅自修改

治疗计划;

(六)放射诊疗工作人员应当验证治疗计划的执行情况,发现偏离计划现象时,应当及时采取补救措施并向本科室负责人或者本机构负责医疗质量控制的部门报告。

第二十九条　开展核医学诊疗的医疗机构,应当遵守相应的操作规范、规程,防止放射性同位素污染人体、设备、工作场所和环境;按照有关标准的规定对接受体内放射性药物诊治的患者进行控制,避免其他患者和公众受到超过允许水平的照射。

第三十条　核医学诊疗产生的放射性固体废物、废液及患者的放射性排出物应当单独收集,与其他废物、废液分开存放,按照国家有关规定处理。

第三十一条　医疗机构应当制定防范和处置放射事件的应急预案;发生放射事件后应当立即采取有效应急救援和控制措施,防止事件的扩大和蔓延。

第三十二条　医疗机构发生下列放射事件情形之一的,应当及时进行调查处理,如实记录,并按照有关规定及时报告卫生行政部门和有关部门:

(一)诊断放射性药物实际用量偏离处方剂量50%以上的;

(二)放射治疗实际照射剂量偏离处方剂量25%以上的;

(三)人员误照或误用放射性药物的;

(四)放射性同位素丢失、被盗和污染的;

(五)设备故障或人为失误引起的其他放射事件。

第五章　监督管理

第三十三条　医疗机构应当加强对本机构放射诊疗工作的管理,定期检查放射诊疗管理法律、法规、规章等制度的落实情况,保证放射诊疗的医疗质量和医疗安全。

第三十四条　县级以上地方人民政府卫生行政部门应当定期对本行政区域内开展放射诊疗活动的医疗机构进行监督检查。检查内容包括:

(一)执行法律、法规、规章、标准和规范等情况;

(二)放射诊疗规章制度和工作人员岗位责任制等制度的落实情况;

(三)健康监护制度和防护措施的落实情况;

(四)放射事件调查处理和报告情况。

第三十五条　卫生行政部门的执法人员依法进行监督检查时,应当出示证件;被检查的单位应当予以配合,如实反映情况,提供必要的资料,不得拒绝、阻碍、隐瞒。

第三十六条　卫生行政部门的执法人员或者卫生行政部门授权实施检查、检测的机构及其工作人员依法检查时,应当保守被检查单位的技术秘密和业务秘密。

第三十七条　卫生行政部门应当加强监督执法队伍建设,提高执法人员的业务素质和执法水平,建立健全对执法人员的监督管理制度。

第六章　法律责任

第三十八条　医疗机构有下列情形之一的,由县级以上卫生行政部门给予警告、责令限期改正,并可以根据情节处以3000元以下的罚款;情节严重的,吊销其《医疗机构执业许可证》。

(一)未取得放射诊疗许可从事放射诊疗工作的;

(二)未办理诊疗科目登记或者未按照规定进行校验的;

(三)未经批准擅自变更放射诊疗项目或者超出批准范围从事放射诊疗工作的。

第三十九条　医疗机构使用不具备相应资质的人员从事放射诊疗工作的，由县级以上卫生行政部门责令限期改正，并可以处以5000元以下的罚款；情节严重的，吊销其《医疗机构执业许可证》。

第四十条　医疗机构违反建设项目卫生审查、竣工验收有关规定的，按照《中华人民共和国职业病防治法》的规定进行处罚。

第四十一条　医疗机构违反本规定，有下列行为之一的，由县级以上卫生行政部门给予警告，责令限期改正；并可处1万元以下的罚款：

(一)购置、使用不合格或国家有关部门规定淘汰的放射诊疗设备的；

(二)未按照规定使用安全防护装置和个人防护用品的；

(三)未按照规定对放射诊疗设备、工作场所及防护设施进行检测和检查的；

(四)未按照规定对放射诊疗工作人员进行个人剂量监测、健康检查、建立个人剂量和健康档案的；

(五)发生放射事件并造成人员健康严重损害的；

(六)发生放射事件未立即采取应急救援和控制措施或者未按照规定及时报告的；

(七)违反本规定的其他情形。

第四十二条　卫生行政部门及其工作人员违反本规定，对不符合条件的医疗机构发放《放射诊疗许可证》的，或者不履行法定职责，造成放射事故的，对直接负责的主管人员和其他直接责任人员，依法给予行政处分；情节严重，构成犯罪的，依法追究刑事责任。

第七章　附　则

第四十三条　本规定中下列用语的含义：

放射治疗：是指利用电离辐射的生物效应治疗肿瘤等疾病的技术。

核医学：是指利用放射性同位素诊断或治疗疾病或进行医学研究的技术。

介入放射学：是指在医学影像系统监视引导下，经皮针穿刺或引入导管做抽吸注射、引流或对管腔、血管等做成型、灌注、栓塞等，以诊断与治疗疾病的技术。

X射线影像诊断：是指利用X射线的穿透等性质取得人体内器官与组织的影像信息以诊断疾病的技术。

第四十四条　已开展放射诊疗项目的医疗机构应当于2006年9月1日前按照本办法规定，向卫生行政部门申请放射诊疗技术和医用辐射机构许可，并重新核定医学影像科诊疗科目。

第四十五条　本规定由卫生部(现为卫生计生委)负责解释。

第四十六条　本规定自2006年3月1日起施行。2001年10月23日发布的《放射工作卫生防护管理办法》同时废止。

附录五

放射工作人员职业健康管理办法

中华人民共和国卫生部令(第55号)

《放射工作人员职业健康管理办法》已于2007年3月23日经卫生部(现为卫生计生委)部务会议讨论通过,现予以发布,自2007年11月1日起施行。二〇〇七年六月三日

第一章 总则

第一条 为了保障放射工作人员的职业健康与安全,根据《中华人民共和国职业病防治法》(以下简称《职业病防治法》)和《放射性同位素与射线装置安全和防护条例》,制定本办法。

第二条 中华人民共和国境内的放射工作单位及其放射工作人员,应当遵守本办法。

本办法所称放射工作单位,是指开展下列活动的企业、事业单位和个体经济组织:

(一)放射性同位素(非密封放射性物质和放射源)的生产、使用、运输、贮存和废弃处理;

(二)射线装置的生产、使用和维修;

(三)核燃料循环中的铀矿开采、铀矿水冶、铀的浓缩和转化、燃料制造、反应堆运行、燃料后处理和核燃料循环中的研究活动;

(四)放射性同位素、射线装置和放射工作场所的辐射监测;

(五)卫生部规定的与电离辐射有关的其他活动。

本办法所称放射工作人员,是指在放射工作单位从事放射职业活动中受到电离辐射照射的人员。

第三条 卫生部主管全国放射工作人员职业健康的监督管理工作。

县级以上地方人民政府卫生行政部门负责本行政区域内放射工作人员职业健康的监督管理。

第四条 放射工作单位应当采取有效措施,使本单位放射工作人员职业健康的管理符合本办法和有关标准及规范的要求。

第二章 从业条件与培训

第五条 放射工作人员应当具备下列基本条件:

(一)年满18周岁;

(二)经职业健康检查,符合放射工作人员的职业健康要求;

(三)放射防护和有关法律知识培训考核合格;

(四)遵守放射防护法规和规章制度,接受职业健康监护和个人剂量监测管理;

(五)持有《放射工作人员证》。

第六条 放射工作人员上岗前，放射工作单位负责向所在地县级以上地方人民政府卫生行政部门为其申请办理《放射工作人员证》。

开展放射诊疗工作的医疗机构，向为其发放《放射诊疗许可证》的卫生行政部门申请办理《放射工作人员证》。

开展本办法第二条第二款第(三)项所列活动以及非医用加速器运行、辐照加工、射线探伤和油田测井等活动的放射工作单位，向所在地省级卫生行政部门申请办理《放射工作人员证》。

其他放射工作单位办理《放射工作人员证》的规定，由所在地省级卫生行政部门结合本地区实际情况确定。

《放射工作人员证》的格式由卫生部统一制定。

第七条 放射工作人员上岗前应当接受放射防护和有关法律知识培训，考核合格方可参加相应的工作。培训时间不少于 4 天。

第八条 放射工作单位应当定期组织本单位的放射工作人员接受放射防护和有关法律知识培训。放射工作人员两次培训的时间间隔不超过 2 年，每次培训时间不少于 2 天。

第九条 放射工作单位应当建立并按照规定的期限妥善保存培训档案。培训档案应当包括每次培训的课程名称、培训时间、考试或考核成绩等资料。

第十条 放射防护及有关法律知识培训应当由符合省级卫生行政部门规定条件的单位承担，培训单位可会同放射工作单位共同制定培训计划，并按照培训计划和有关规范或标准实施和考核。

放射工作单位应当将每次培训的情况及时记录在《放射工作人员证》中。

第三章 个人剂量监测管理

第十一条 放射工作单位应当按照本办法和国家有关标准、规范的要求，安排本单位的放射工作人员接受个人剂量监测，并遵守下列规定：

(一)外照射个人剂量监测周期一般为 30 天，最长不应超过 90 天；内照射个人剂量监测周期按照有关标准执行；

(二)建立并终生保存个人剂量监测档案；

(三)允许放射工作人员查阅、复印本人的个人剂量监测档案。

第十二条 个人剂量监测档案应当包括：

(一)常规监测的方法和结果等相关资料；

(二)应急或者事故中受到照射的剂量和调查报告等相关资料。

放射工作单位应当将个人剂量监测结果及时记录在《放射工作人员证》中。

第十三条 放射工作人员进入放射工作场所，应当遵守下列规定：

(一)正确佩戴个人剂量计；

(二)操作结束离开非密封放射性物质工作场所时，按要求进行个人体表、衣物及防护用品的放射性表面污染监测，发现污染要及时处理，做好记录并存档；

(三)进入辐照装置、工业探伤、放射治疗等强辐射工作场所时，除佩戴常规个人剂量计外，还应当携带报警式剂量计。

第十四条 个人剂量监测工作应当由具备资质的个人剂量监测技术服务机构承担。个人剂量监测技术服务机构的资质审定由中国疾病预防控制中心协助卫生部组织实施。

个人剂量监测技术服务机构的资质审定按照《职业病防治法》、《职业卫生技术服务机构管理办法》和卫生部有关规定执行。

第十五条　个人剂量监测技术服务机构应当严格按照国家职业卫生标准、技术规范开展监测工作,参加质量控制和技术培训。

个人剂量监测报告应当在每个监测周期结束后1个月内送达放射工作单位,同时报告当地卫生行政部门。

第十六条　县级以上地方卫生行政部门按规定时间和格式,将本行政区域内的放射工作人员个人剂量监测数据逐级上报到卫生部。

第十七条　中国疾病预防控制中心协助卫生部拟定个人剂量监测技术服务机构的资质审定程序和标准,组织实施全国个人剂量监测的质量控制和技术培训,汇总分析全国个人剂量监测数据。

第四章　职业健康管理

第十八条　放射工作人员上岗前,应当进行上岗前的职业健康检查,符合放射工作人员健康标准的,方可参加相应的放射工作。

放射工作单位不得安排未经职业健康检查或者不符合放射工作人员职业健康标准的人员从事放射工作。

第十九条　放射工作单位应当组织上岗后的放射工作人员定期进行职业健康检查,两次检查的时间间隔不应超过2年,必要时可增加临时性检查。

第二十条　放射工作人员脱离放射工作岗位时,放射工作单位应当对其进行离岗前的职业健康检查。

第二十一条　对参加应急处理或者受到事故照射的放射工作人员,放射工作单位应当及时组织健康检查或者医疗救治,按照国家有关标准进行医学随访观察。

第二十二条　从事放射工作人员职业健康检查的医疗机构(以下简称职业健康检查机构)应当经省级卫生行政部门批准。

第二十三条　职业健康检查机构应当自体检工作结束之日起1个月内,将职业健康检查报告送达放射工作单位。

职业健康检查机构出具的职业健康检查报告应当客观、真实,并对职业健康检查报告负责。

第二十四条　职业健康检查机构发现有可能因放射性因素导致健康损害的,应当通知放射工作单位,并及时告知放射工作人员本人。

职业健康检查机构发现疑似职业性放射性疾病患者应当通知放射工作人员及其所在放射工作单位,并按规定向放射工作单位所在地卫生行政部门报告。

第二十五条　放射工作单位应当在收到职业健康检查报告的7日内,如实告知放射工作人员,并将检查结论记录在《放射工作人员证》中。

放射工作单位对职业健康检查中发现不宜继续从事放射工作的人员,应当及时调离放射工作岗位,并妥善安置;对需要复查和医学随访观察的放射工作人员,应当及时予以安排。

第二十六条　放射工作单位不得安排怀孕的妇女参与应急处理和有可能造成职业性内照射的工作。哺乳期妇女在其哺乳期间应避免接受职业性内照射。

第二十七条　放射工作单位应当为放射工作人员建立并终生保存职业健康监护档案。

职业健康监护档案应包括以下内容：

(一)职业史、既往病史和职业照射接触史；

(二)历次职业健康检查结果及评价处理意见；

(三)职业性放射性疾病诊疗、医学随访观察等健康资料。

第二十八条　放射工作人员有权查阅、复印本人的职业健康监护档案。放射工作单位应当如实、无偿提供。

第二十九条　放射工作人员职业健康检查、职业性放射性疾病的诊断、鉴定、医疗救治和医学随访观察的费用，由其所在单位承担。

第三十条　职业性放射性疾病的诊断鉴定工作按照《职业病诊断与鉴定管理办法》和国家有关标准执行。

第三十一条　放射工作人员的保健津贴按照国家有关规定执行。

第三十二条　在国家统一规定的休假外，放射工作人员每年可以享受保健休假 2～4 周。享受寒、暑假的放射工作人员不再享受保健休假。从事放射工作满 20 年的在岗放射工作人员，可以由所在单位利用休假时间安排健康疗养。

第五章　监督检查

第三十三条　县级以上地方人民政府卫生行政部门应当定期对本行政区域内放射工作单位的放射工作人员职业健康管理进行监督检查。检查内容包括：

(一)有关法规和标准执行情况；

(二)放射防护措施落实情况；

(三)人员培训、职业健康检查、个人剂量监测及其档案管理情况；

(四)《放射工作人员证》持证及相关信息记录情况；

(五)放射工作人员其他职业健康权益保障情况。

第三十四条　卫生行政执法人员依法进行监督检查时，应当出示证件。被检查的单位应当予以配合，如实反映情况，提供必要的资料，不得拒绝、阻碍、隐瞒。

第三十五条　卫生行政执法人员依法检查时，应当保守被检查单位的技术秘密和业务秘密。

第三十六条　卫生行政部门接到对违反本办法行为的举报后应当及时核实、处理。

第六章　法律责任

第三十七条　放射工作单位违反本办法，有下列行为之一的，按照《职业病防治法》第六十三条处罚：

(一)未按照规定组织放射工作人员培训的；

(二)未建立个人剂量监测档案的；

(三)拒绝放射工作人员查阅、复印其个人剂量监测档案和职业健康监护档案的。

第三十八条　放射工作单位违反本办法，未按照规定组织职业健康检查、未建立职业健康监护档案或者未将检查结果如实告知劳动者的，按照《职业病防治法》第六十四条处罚。

第三十九条　放射工作单位违反本办法，未给从事放射工作的人员办理《放射工作人员证》的，由卫生行政部门责令限期改正，给予警告，并可处 3 万元以下的罚款。

第四十条　放射工作单位违反本办法，有下列行为之一的，按照《职业病防治法》第六十五条处罚：

(一)未按照规定进行个人剂量监测的;

(二)个人剂量监测或者职业健康检查发现异常,未采取相应措施的。

第四十一条 放射工作单位违反本办法,有下列行为之一的,按照《职业病防治法》第六十八条处罚:

(一)安排未经职业健康检查的劳动者从事放射工作的;

(二)安排未满 18 周岁的人员从事放射工作的;

(三)安排怀孕的妇女参加应急处理或者有可能造成内照射的工作的,或者安排哺乳期的妇女接受职业性内照射的;

(四)安排不符合职业健康标准要求的人员从事放射工作的;

(五)对因职业健康原因调离放射工作岗位的放射工作人员、疑似职业性放射性疾病的患者未做安排的。

第四十二条 技术服务机构未取得资质擅自从事个人剂量监测技术服务的,或者医疗机构未经批准擅自从事放射工作人员职业健康检查的,按照《职业病防治法》第七十二条处罚。

第四十三条 开展个人剂量监测的职业卫生技术服务机构和承担放射工作人员职业健康检查的医疗机构违反本办法,有下列行为之一的,按照《职业病防治法》第七十三条处罚:

(一)超出资质范围从事个人剂量监测技术服务的,或者超出批准范围从事放射工作人员职业健康检查的;

(二)未按《职业病防治法》和本办法规定履行法定职责的;

(三)出具虚假证明文件的。

第四十四条 卫生行政部门及其工作人员违反本办法,不履行法定职责,造成严重后果的,对直接负责的主管人员和其他直接责任人员,依法给予行政处分;情节严重,构成犯罪的,依法追究刑事责任。

第七章 附则

第四十五条 放射工作人员职业健康检查项目及职业健康检查表由卫生部(现为卫生计生委)制定。

第四十六条 本办法自 2007 年 11 月 1 日起施行。1997 年 6 月 5 日卫生部发布的《放射工作人员健康管理规定》同时废止。